现代护理要点与护理管理

刘明月　王　梅　夏丽芳　主编

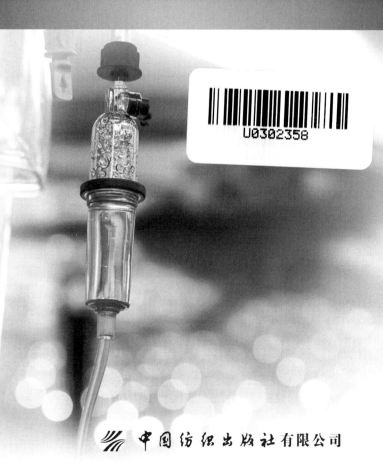

中国纺织出版社有限公司

图书在版编目（CIP）数据

现代护理要点与护理管理 / 刘明月，王梅，夏丽芳
主编. -- 北京：中国纺织出版社有限公司，2023.7
　　ISBN 978-7-5229-0723-9

　　Ⅰ.①现…　　Ⅱ.①刘…②王…③夏…　　Ⅲ.①护理学
Ⅳ.①R47

　　中国国家版本馆CIP数据核字（2023）第120778号

责任编辑：舒文慧　　　责任校对：高　涵　　　责任印制：王艳丽

中国纺织出版社有限公司出版发行

地址：北京市朝阳区百子湾东里A407号楼　邮政编码：100124

销售电话：010—67004422　传真：010—87155801

http://www.c-textilep.com

中国纺织出版社天猫旗舰店

官方微博 http://weibo.com/2119887771

三河市宏盛印务有限公司印刷　各地新华书店经销

2023年7月第1版第1次印刷

开本：787×1092　1/16　印张：12.75

字数：300千字　定价：88.00元

凡购本书，如有缺页、倒页、脱页，由本社图书营销中心调换

编　委　会

宋玲玲　哈尔滨医科大学附属第四医院

鲍莉莉　哈尔滨医科大学附属第二医院

周静静　哈尔滨医科大学附属第二医院

张海英　哈尔滨医科大学附属第二医院

崔婧瑶　哈尔滨医科大学附属第六医院

马建清　哈尔滨医科大学附属第二医院

鲍　晶　哈尔滨医科大学附属第二医院

王　坤　哈尔滨医科大学附属第四医院

刘　维　中国人民解放军联勤保障部队第九八〇医院

翟世柳　中国人民解放军联勤保障部队第九八九医院

蔡天蕊　佳木斯大学附属第一医院

潘雯琦　中国人民解放军联勤保障部队第九八九医院

闻　洋　北部战区总医院

高翠华　北部战区空军医院

金玉婷　北部战区总医院

吴欣欣　哈尔滨医科大学附属肿瘤医院

前　言

  临床护理是一门技术性很强的综合性应用学科，护理工作是卫生健康事业的重要组成部分，广大临床护理人员是"健康中国"建设的中坚力量。随着国民生活水平的提高，科学技术的飞速发展和医学科学的不断进步，护理学科的内涵也不断扩展，新观点、新技术和新方法不断涌现，护理学也已发展为一级学科。

  本书重点介绍了临床常用护理技术、肿瘤科护理技术、血液透析护理技术、中医护理技术、常见疾病的康复管理以及护理管理的相关内容，同时结合表格、图片等多种编撰和展现形式，进一步提高本书的可读性与临床实用性。本书内容简要而不失详尽，浅显易懂又全面丰富，既包含临床知识技能，又纳入许多相关知识和经验总结，让全书不致过于严肃死板，读者在丰富临床理论之余，还能了解更多其他知识，使临床各专科护理的学习变得更为生动有趣，提高了读者阅读学习的积极性。

  在本书编写过程中，我们得到了各位专家的指导和帮助，对此表示衷心的感谢。但因时间仓促和水平所限，疏漏或不足之处在所难免，敬请各位护理学界同仁及读者提出宝贵意见，不胜感激！

编　者

2023 年 4 月

目　录

第一章　采血技术 ··· 1

    第一节　血小板采集技术 ··· 1

    第二节　粒细胞采集技术 ··· 7

    第三节　血浆采集技术 ·· 10

第二章　生命体征的观察和测量技术 ····································· 12

    第一节　体温的观察与测量 ·· 12

    第二节　脉搏的观察与测量 ·· 15

    第三节　呼吸的观察与测量 ·· 16

    第四节　血压的观察与测量 ·· 18

第三章　ICU 护理 ·· 21

    第一节　心电监护 ··· 21

    第二节　循环系统的监护 ··· 26

    第三节　中枢神经系统的监护 ······································· 40

第四章　肿瘤科基础护理 ··· 46

    第一节　癌症疼痛 ··· 46

    第二节　癌因性疲乏 ·· 59

    第三节　癌性发热 ··· 61

    第四节　恶心、呕吐 ·· 63

第五章　血液净化护理 ·· 68

    第一节　低分子量肝素抗凝护理 ··································· 68

    第二节　局部枸橼酸钠抗凝护理 ··································· 72

    第三节　血液滤过与血液透析滤过护理 ·························· 74

    第四节　血浆置换护理 ··· 82

第六章　血液透析护理 ·· 90

    第一节　血液透析常规护理 ·· 90

    第二节　血液透析治疗的观察与处理 ····························· 92

    第三节　血液透析远期并发症的防治及护理 ···················· 98

    第四节　糖尿病肾病血液透析患者的护理 ······················· 105

第七章　中医内科疾病护理 ·· 113

    第一节　心悸护理 ··· 113

第二节　不寐护理·· 117

第八章　护理安全管理及护理质量管理 ··· 122

第一节　概述··· 122

第二节　护理安全文化的构建·· 124

第三节　护理安全管理组织架构、职责··· 128

第四节　护理不良事件上报系统的构建与管理·· 129

第五节　护理安全分级·· 134

第六节　患者参与患者安全·· 141

第七节　护理质量管理的基本方法··· 144

第八节　医院分级管理与护理标准类别··· 146

第九节　护理质量评价·· 150

第十节　医院安全·· 154

第九章　护理管理制度 ·· 160

第一节　组织体系建设·· 160

第二节　人力资源管理·· 165

第三节　临床护理管理·· 173

参考文献 ·· 194

第一章

采血技术

第一节　血小板采集技术

血小板采集技术是利用血细胞分离机从献血者血液中一次采集 1 个或 2 个治疗量的血小板，其他血液成分还输给献血者的一种成分血采集技术。

一、准备

1. 材料

根据工作需求备齐用物，整齐摆放在操作台上。查看所用材料生产日期、批号、有效期，确保在有效期内使用。检查抗凝剂、一次性采血护理包、一次性血液成分分离管路（简称分离管路）外包装有无破损、漏气。检查抗凝剂有无浑浊、变色、异物、霉变，分离管路护针帽有无脱落，关闭血样袋管路和采血针头管路上的止流夹。

2. 仪器设备

开启血细胞分离机、高频热合机、血小板振荡保存箱等仪器设备，确认其性能正常。

3. 献血者

（1）请献血者服用葡萄糖酸钙口服液 20 mL，饮用温糖水或温开水 200～400 mL。

（2）征求献血者意见，选择采血手臂。

（3）嘱献血者脱去或卷起衣袖至肘部以上，用肥皂水清洁手臂，流动温水冲洗，清洗 2 遍以上。

（4）嘱献血者取半卧位或坐位，采血手臂伸直平放在采血椅的手臂架上，采血人员将采血垫置于献血者肘部下方。

参考语言：

为防止您在采集过程中出现一些不舒服的感觉，请服用两支葡萄糖酸钙口服液。

请问您，从哪个胳膊上采血方便呀？

为方便献血，请您把外衣脱掉好吗？

请用肥皂水清洗手臂，再用温水冲洗干净，最少洗两遍，要把手臂上的灰尘和污物洗干净。

二、采集步骤

1. 安装管路

检查分离管路有无皱褶、破损、污染，护针帽有无脱落。根据血细胞分离机显示屏提示的安装路径，将管路正确安装至设备相应部位。

2. 预冲管路

再次检查抗凝剂、生理盐水是否在有效期内，有无异物、混浊。将抗凝剂袋悬挂在血细胞分离机抗凝剂挂钩上，取下穿刺针护针帽，将穿刺针垂直刺入抗凝剂溶液袋的穿刺部位，液面达到所使用血细胞分离机要求的标准。使用 Amicus 血细胞分离机采集血小板时，将生理盐水袋悬挂在血细胞分离机生理盐水挂钩上，取下穿刺针护针帽，将穿刺针垂直刺入生理盐水溶液袋的穿刺部位，挤压液体滴壶至 1/2 满状态。

3. 输入参数

在血细胞分离机参数输入界面，依次输入献血者性别、身高、体重、血细胞比容、采前血小板计数、目标产量、容量（单份 2.5×10^{11}，250 mL；双份 5.0×10^{11}，250 mL）。

4. 贴签

将献血条码正确粘贴于血小板保存袋、献血登记表、血液成分单采记录表和标本试管上。

5. 静脉穿刺

（1）嘱献血者脱去或卷起衣袖至肘部以上，充分裸露采血手臂，伸直平放在采血椅的手臂架上。采血护士给献血者调节舒适的体位，将一次性垫巾平铺在采血垫上，放于献血者穿刺手臂肘部下方。展平袖带，气袋管路向上，气袋中部对准肘窝，距肘窝上 5~6 cm 处顺时针缠绕袖带，袖带紧贴皮肤。运行设备自动加压功能，袖带自动进行充气加压，当袖带压力达到设定值 50 mmHg（6.6 kPa）时，自动停止加压。

（2）检查一次性采血护理包无漏气、无过期。用消毒棉签消毒穿刺部位，然后进行穿刺。

6. 留取血样

穿刺成功，一手固定针头，另一手打开采血管路和血样袋管路上的止流夹，血液流入血样袋内，约 10 mL 时，关闭血样袋管路止流夹。用胶布固定针头及采血管路，用止血贴覆盖针眼。

7. 采集

运行血细胞分离机，开始采集血小板。

8. 标本留取

再次询问献血者，核对献血者姓名、血型。核对献血登记表、血液成分单采记录表和标本试管上的献血条码一致后，留取血液检测标本。取一次性血样采集针，将血样采集针的穿刺端刺入留样袋内，血样采集针留样端垂直插入真空采血管，使血液缓慢注入管内。留取完毕，先拔下真空采血管，然后将血样采集针从留样袋内拔出，放入锐器盒内。标本管放在试管架上，放于 2~6 ℃冰箱保存。

9. 采集过程观察

（1）献血者护理：观察献血者面色、表情，及时发现并处理献血不良反应。采血过程中可通过调节采血椅的手臂架，不断调整手臂的高度和位置，也可在腕部或肘部垫上小毛巾，达到放松手臂肌肉的目的，避免长时间采集使手臂出现麻木等不适感。嘱献血者在血液采集袖带充气加压状态下，做松、握拳动作，每 10 秒一次，以保持血流通畅。血液还输，袖带放气状态下，可暂停松拳、握拳动作。

参考语言：

请不要随意活动您的手臂，不然您会感到疼痛的。

请您把左/右手握紧、松开，每 10 秒做一次。对，就是这样，很好。

请您和我一起做握拳、松手动作。很好，就这样做下去，谢谢！

采集时间大约需要××分钟，时间比较长，您有什么需要请及时告诉我好吗？

（2）观察血小板收集情况，血浆颜色有无异常。

（3）每次循环运行结束，及时记录采集数据。

（4）采集过程中，若出现口唇麻木、献血者血管细造成的血流速度慢等现象，应及时降低采集和还输速度。

（5）血小板采集达到目标产量时，设备停止采集血小板，将停留在管路中的血液还输到献血者体内。结束采集，取下袖带，关闭采血管上的止流夹，一手拇指、示指按住穿刺针眼上方的采血贴，另一手捏住针翼迅速拔针。嘱献血者用示指、中指、无名指三指沿血管走向平行按压针眼 5～10 分钟，切勿弯曲肘关节、揉搓穿刺部位皮肤，防止局部出血。前推针头保护器，将针头完全卡入保护器的卡槽中。

10. 信息录入

运行采供血信息管理系统，录入单采血小板信息，打印标签，粘贴于血小板保存袋血型标签的下方。

11. 记录

将血细胞分离机采集参数，包括总处理血量、抗凝剂用量、盐水用量、采集时间、目标采集量、产品质量及献血者状态等，记录在血液成分单采记录表上。

12. 拆卸管路

按血细胞分离机拆卸管路提示及要求，拆卸管路。使用 Amicus 血细胞分离机采集血小板，进行产品转输时，将分离袋卷成筒状，右手握住分离袋，左手持收集袋尾部，两手稍用力外拉，使收集袋保持竖直平整，利用前臂力量来回摇动收集袋，使血小板充分悬浮，直到肉眼看不到微小颗粒。

13. 产品整理

（1）排气：一手捏住血小板保存袋上方三通口部位，竖直拿起保存袋；另一手托住保存袋底部，向上轻轻推压保存袋，使袋内血小板和气体集中于上方，缓缓打开保存袋上方的止流夹，气体从管路中排出。当袋内存有少量气体，不易排出时，左、右倾斜袋体，使袋内气体集中于管路出口处，排净袋内气体，关闭止流夹。

（2）热合：在保存袋三通口上方 2 cm 处热合、断开管路。将分离管路放入专用医疗废物箱内。

14. 产品存放

双手平托血小板保存袋，顺时针方向轻轻摇动 1～2 分钟，使血小板充分混匀。将保存袋标签向下平放于平坦、绝缘性的工作台上，静止约 20 分钟，温度保持在 20～24 ℃。打开血小板振荡保存箱，将搁架轻轻拉出，双手分别捏住血小板保存袋上下两端边缘，将血小板保存袋轻轻平放于搁架上。注意不要有袋体折叠、管路硌压等现象。将搁架轻轻推入，使单采血小板在 20～24 ℃ 的环境下振荡保存。

15. 献血后处理

告知献血者献血后注意事项，发放献血证和纪念品。

三、运输、交接

执行"血液交接"中的待检测血液交接方法，将单采血小板送交待检库；执行"全血采集技术"中的血液标本交接内容，将血液标本送交血液检测部门。

四、常见故障处理

1. MCS + 血细胞分离机常见故障处理

（1）采血压力过低（进血管路阻塞）：常见原因一是血液流入管路扭曲、弯折、止流夹未打开。这时应打开止流夹，重新安装扭曲、弯折的管路；二是袖带未充气、充气管扭曲，应理顺袖带充气管，重新充气；三是针头贴壁，应调整针头位置；四是穿刺部位渗血，应立即拔针，终止采集，或征得献血者同意更换针头，进行第二次穿刺。

（2）还输压力过高：检查流入管路有无阻塞、扭曲。若有阻塞、扭曲，疏通管路，应重新安装管路，关闭采血管路上的止流夹，打开红色阀门，顺时针旋转血泵，压力恢复至正常状态。

（3）系统压力监测器压力高：常见原因一是离心杯右侧的流出管路阻塞、扭曲、弯折。应检查流出管路上的止流夹是否未打开，打开止流夹，理顺管路，重新安装扭曲、弯折的管路；二是 SPM 滤器被打湿，关闭 SPM 上的止流夹，打开 SPM 滤器释放压力。

（4）系统压力监测器压力低：常见原因一是离心杯左侧的流入管路阻塞、扭曲，检查流入管路上的止流夹是否未打开，打开止流夹，理顺管路，重新安装扭曲、弯折的管路；二是排气袋管路未装入阀门中，排气袋内无气体。这种情况应及时将排气袋管路装入阀门中，将血浆收集袋内的气体挤入排气袋内。

（5）血小板峰值太低：常见原因一是采集前血小板计数太低，不能检测到血小板峰值，淘洗收集血小板时，红细胞进入管路探测器，如出现上述现象，及时按"STOP"键停止收集，防止产品冲红，待该循环还输完毕，设备自动采集；二是采集前血小板计数太高，不能有效分离血小板。这种情况下不断调整抗凝剂比率，防止产品冲红。

2. Trima 血细胞分离机常见故障处理

（1）抗凝剂灌注故障：常见原因一是抗凝剂管路扭曲，这时应理顺扭曲管路；二是抗凝剂过早通过空气滤器，显示屏显示"终止程序"，终止运行，更换管路。

（2）管路套件压力测试失败：常见原因一是采血针及样品袋上的止流夹未关闭，及时查找关闭止流夹；二是过早连接抗凝剂，则终止运行，更换管路；三是卡匣、泵导管装入不正确、管路扭曲，应重新安装管路，经处理后仍持续报警，则终止运行，更换管路。

（3）检测到漏液：分离机自动检查到抗凝剂及血液漏出时，自动报警。

1）自检过程报警：用干纱布擦拭漏液监测器。也可用清水棉签清洁漏液监测器，再用干纱布擦干。如报警持续存在，停止工作，与厂方联系维修。

2）运行过程报警：打开离心仓门，分离槽和离心仓内如有漏液，则终止运行，更换管路。如没有漏液，用清水棉签清洁漏液监测器，再用干纱布擦干。如报警持续存在，停止工作，与厂方联系维修。

（4）回输压力太大：常见原因一是管路扭曲、阻塞，应理顺管路，打开关闭的止流夹；二是压脉带缠绕过紧，应放松压脉带，降低回输阻力；三是穿刺部位渗血，应立即拔针，停止采集，征得献血者同意，更换针头，进行第二次穿刺。

（5）采血压力太低：常见原因一是压脉带缠绕过松，应重新缠绕；二是穿刺部位渗血，应立即拔针，停止采集，征得献血者同意，更换针头，进行第二次穿刺；三是针头贴壁，应调整针头位置至正常水平；四是采血管路扭曲、阻塞，应理顺管路，打开关闭的止流夹。

（6）采集进行20分钟后，收集袋内未出现收集的血小板，上下拉动收集袋管路上的止流夹数次，仍无血小板流入时，暂停采集，打开离心仓门，如采集仓和LRS仓管路有扭曲或阻塞，理顺管路，用手指轻轻弹动LRS仓管，关闭离心仓门，继续采集，血小板流入收集袋。如血小板仍未流入收集袋，重复上述方法，直至血小板流入收集袋。

3. Amicus血细胞分离机常见故障处理

（1）初始化过程报警。

1）液流故障：①如初始化进行至30%时出现，生理盐水管路上的止流夹未完全打开，管路有缠绕、弯折或堵塞，应及时理顺管路，打开生理盐水管路上的止流夹；②33%～36%时出现，抗凝剂管路的止流夹未完全打开，管路有缠绕、弯折或堵塞，应及时理顺管路，打开抗凝剂管路上的止流夹；③37%～41%时出现，进血/返血管路有缠绕、弯折或堵塞，应及时理顺进血/返血管路；④45%～56%时出现，多腔管路上、下端接合头处管路有弯折或堵塞，应打开离心仓门，理顺多腔管路。

2）监控盒压力超限：血小板保存袋管路上的止流夹未打开，应打开保存袋管路上的止流夹，将ACD管路从管路夹中拉出。触按"恢复程序"，尝试恢复。

3）离心机管路阻塞：常见原因一是浓缩红细胞袋管路上的止流夹未打开，应打开浓缩红细胞袋管路上的止流夹；二是离心机内分离组件管路有弯折、阻塞，应打开离心仓门，理顺管路。

4）离心机门锁故障：常见原因一是检查离心机门两侧的缝隙中有异物，应清洁离心机门两侧的缝隙，清除异物；二是离心机门未完全关闭，打开离心机仓门，重新用力关上。如故障仍不能消除，与厂方联系维修。

（2）采集过程报警。

1）ACD液流故障：抗凝剂管路受到干扰、抗凝剂管路有弯折或堵塞，应理顺抗凝剂管路，挤压抗凝剂滴壶直至抗凝剂充满1/2。

2）ACD量不足：根据采集剩余时间，判断抗凝剂袋中的抗凝剂剩余量是否满足采集需要，如不能满足，触按"暂停/冲洗"，更换抗凝剂；如可以满足，在抗凝剂重量秤挂钩上挂上一物品，触按"ACD量不足"报警条，恢复采集程序。

3）监控盒压力超出极限：常见原因是抗凝剂管路、血浆收集管路、血小板保存袋管路弯折，管路上的止流夹未打开导致。遇此情况应及时打开管路上的止流夹，理顺弯折管路，触按"恢复程序"，尝试恢复；如果压力始终保持在1000 mmHg以上，终止程序，拆下管路，检查监控盒和监控盒垫圈上是否有碎片和异物、垫圈是否有损坏，如有异物或损坏，清除异物或更换垫圈后，重新安装管路；如仍不能消除故障，与厂方联系维修。

4）液流故障：检查各管路是否扭结、是否有气体。如 PRP 管路有气体，说明进入离心机气体过多，遇此情况应按"STOP"键，待离心机停止后，离心机内气体自动排出，触按"恢复程序"，尝试恢复。

5）离心机管路阻塞：①检查空气蓄积壶是否处于直立状态、空气蓄积壶下端的管路有无弯折，如有弯折，理顺管路，重新放置空气蓄积壶；②打开离心仓门，检查分离组件管路内是否有空气、PRP 管路是否有空气。如有空气，触按"排气"，设备将自动排除空气，恢复程序。因气体过多无法恢复时，可取出并抬高转筒，取下浓缩红细胞袋放置于低于转筒的位置，用手沿分离袋平面移动，将气体推入浓缩红细胞袋，待排气完毕，装入转筒，关闭浓缩红细胞袋上的止流夹，再将浓缩红细胞袋挂回原位，打开止流夹，触按"恢复程序"。

6）进血管路阻塞：常见原因一是进血管路有弯折或阻塞，应理顺进血管路、打开管路上的止流夹；二是穿刺部位渗血，应立即停止采集，拔出穿刺针，征得献血者同意，更换针头，进行第二次穿刺；三是针头贴壁，应调整针头至合适的位置；四是袖带压力低，设定合适的袖带压力，嘱献血者适当握拳，加速静脉充盈。

7）返血管路阻塞：常见原因一是返血管路有弯折或阻塞，应理顺返血管路、打开管路上的止流夹；二是穿刺部位渗血，应立即停止采集，拔出穿刺针，征得献血者同意，更换针头，进行第二次穿刺。

8）探测到空气：①检查返血管路是否正确安装到空气探测器里，将返血管路正确安装在空气探测器内，触按"排气"，设备自动进行排气，恢复程序；②检查浓缩红细胞重量秤是否受到干扰，在还输过程观察浓缩红细胞袋内液体，若袋内血液完全还输干净后，程序仍继续还输，浓缩红细胞袋内气体被还输进入返血管路，说明浓缩红细胞重量秤受到干扰。遇此情况应先触按"排气"，设备自动排气后进行采集过程，当还输血液时，待浓缩红细胞袋内液体剩余约 1 cm 高度时，用手轻轻托起浓缩红细胞袋，直到开始采集，可避免浓缩红细胞袋内气体进入管路。

9）手动还输血液：若遇到不可恢复的故障，需要手动还输血液。手动还输血液步骤：①关闭除采血管路之外的管路上所有止流夹，包括血小板保存袋上的止流夹；②用止血钳夹住中、右监控盒下方的所有管路，夹住左监控盒左侧和中间的管路，拆卸管路；③取下全血袋挂在机器左侧，取出分离袋挂在浓缩红细胞袋重量秤挂钩上，然后打开浓缩红细胞袋上的止流夹，使浓缩红细胞袋和分离袋内的血液全部流入全血袋内；④关闭浓缩红细胞袋上的止流夹，用止血钳夹住左监控盒下方的右侧管路；⑤将全血袋挂在重量秤挂钩上，打开返血管路上的止流夹，血液回输到献血者体内，注意观察返血管路有无气泡。

10）遇到产品转输故障，血细胞分离机不能自动转输产品时，则需要手动转输产品。手动转输产品步骤：①拔针后，关闭所有管路上的止流夹；②用止血钳夹住左、中、右监控盒上方的管路；夹住右监控盒下方左侧和中间的管路；夹住中间监控盒下方右侧和左侧的管路；③拆卸管路；④先打开血浆袋止流夹，血浆进入收集袋至半满，关闭血浆袋止流夹，充分混匀血小板。再将收集袋挂在浓缩红细胞重量秤挂钩上，打开血小板保存袋上的止流夹，血小板流入保存袋，流入完毕，关闭保存袋上的止流夹。然后打开血浆袋止流夹，血浆进入收集袋至半满，关闭血浆袋止流夹，充分混匀血小板。重复上述步骤将血小板转入保存袋，直到血浆袋内血浆全部转输完成，关闭所有管路上的止流夹，取下管路。

（于 丹 吴欣欣）

第二节 粒细胞采集技术

粒细胞采集技术是利用血细胞分离机从献血者血液中一次采集 1 个治疗量的粒细胞，其他血液成分还输给献血者的一种成分血采集技术。由于从正常献血者体内不易采集足够量的粒细胞，采集前使用细胞生长因子或皮质类固醇药物进行刺激动员，使外周血中粒细胞增加 27% ~ 50%。

以使用 Cs3000-plus 血细胞分离机采集粒细胞为例介绍粒细胞采集技术。

一、准备

1. 材料

根据工作需求备齐用物，整齐摆放在操作台上。查看所用材料生产日期、批号、有效期，确保在有效期内使用。检查抗凝剂、一次性采血护理包、一次性血液成分分离管路（简称分离管路）外包装有无破损、漏气。检查抗凝剂有无浑浊、变色、异物、霉变，分离管路护针帽有无脱落，关闭血样袋管路和采血针头管路上的止流夹。

2. 仪器设备

开启血细胞分离机、高频热合机、20 ~ 24 ℃储血冰箱等仪器设备，确认其性能正常。

3. 献血者

根据献血者粒细胞计数，可选择在采前 4 小时给其口服皮质类固醇和（或）粒细胞集落刺激因子（G-CSF），增加外周血中粒细胞数量。

二、采集步骤

1. 选择程序

选择 "2-Granulocyte Collection"（粒细胞收集程序）。运转参数：蓝色分离夹；黄色收集夹；全血流速 50 mL/min；全血抗凝剂比例为 11 ∶ 1；离心速度 1000 r/min；IDO 值 35 ~ 45；处理血量 3500 ~ 4000 mL。

2. 安装管路

选取蓝色分离夹和黄色收集夹，放入离心转筒内。检查分离管路有无皱褶、破损、污染，护针帽有无脱落，将管路正确安装至设备相应部位。连接抗凝剂、生理盐水，进行管路初始化。

3. 输入参数

初始化结束，按 "Display/Edit" 键，显示参数选择菜单，用 "▲▼" 键，选择 "终点量" "IDO" 值，更改参数值，按 "Enter" 键确认。

4. 贴签

将献血条码正确粘贴于粒细胞保存袋、献血登记表、血液成分单采记录表和标本试管上。

5. 静脉穿刺

执行本章第一节 "血小板采集技术" 中的相同内容要求，在两侧手臂分别建立采血静脉通路和还输静脉通路。

6. 标本留取

执行本章第一节"血小板采集技术"中的相同内容要求。

7. 采集过程观察

（1）献血者护理：执行本章第一节"血小板采集技术"中的相同内容要求。

（2）调节抗凝剂：采集过程中持续观察采血速度和抗凝剂滴速，参照抗凝剂比率表，根据采血速度调节抗凝剂滴数。每20分钟记录一次处理血量、处理血浆量、采血速度、抗凝剂滴速。

（3）开始运转后5～10分钟内出现第一次溢出，显示屏显示"80"，此时全血流速减慢，血浆泵逆转。当富成分血浆管路变得清澈时，血浆泵恢复原方向转动，全血泵恢复原流速，溢出过程完成。从第二次溢出开始，由于红细胞的混入，溢出会变得频繁、持续时间长、颜色红，0.5～2.5分钟发生一次，溢出过程中血浆泵不再倒转，只减慢速度，富成分血浆管路中的红细胞不再返回分离袋。

（4）调整IDO值：在第二次溢出完成后，当显示屏显示"89"时，观察富成分血浆管路和贫成分血浆管路上的颜色。富成分血浆管路颜色应为浅红色（洗肉水色），颜色太深说明IDO值设的太高，应调低IDO值；颜色太浅说明IDO值设的太低，应调高IDO值。按"Display/Edit"键，显示参数选择菜单，用"▲▼"键，选择"IDO"值，修改参数值，按"Enter"键确认。在下一次溢出完成后，根据富成分血浆管路颜色，进一步调整IDO值，直至富成分血浆管路颜色变为浅红色。调整幅度不宜太大，每次增减参数值最多5个单位。

8. 拆卸管路

完成目标采集量，按"Halt"键终止采集，此时盐水自动滴注冲洗采集管路。当采血管路颜色变得清澈，说明采血管路内血液被冲洗干净，关闭采血管路上的止流夹，拔出采集管路针头。按"MODE"键，选择"REINFUSE"状态。按"START"键，分离机自动冲洗管路内的血细胞还输给献血者。冲洗完毕，关闭返血管路上的止流夹，拔出返血管路针头。按顺序拆卸管路。

9. 记录

查看显示屏采集参数，在血液成分单采记录上记录总处理血量、处理血浆量、抗凝剂用量、盐水用量、采集时间、目标采集量、产品质量及献血者状态等。

10. 信息录入

运行采供血信息管理系统，录入单采粒细胞产品信息，打印产品标签，粘贴在收集袋血型标签的下方。

11. 产品整理

（1）热合管路：距收集袋15 cm处与多腔管路相连的两条管路上分别热合、断开。用止流夹夹紧收集袋上方的管路，来回拉动止流夹3～5次，使管路内的血液与收集袋内的血液充分混匀。然后在距收集袋2 cm处的管路上热合，留取交叉配血管。

（2）混匀：将收集袋底部悬挂口挂在一手中指上，另一手捏住收集袋穿刺部位，使收集袋保持竖直平整，袋体贴紧手掌心，前后轻轻摇晃收集袋，频率约2次/秒，5分钟以上，使产品充分混匀。

12. 产品存放

采粒细胞袋平放入20～24 ℃的恒温保存箱内，单层摆放，不得积压。制备后应尽快移交待检库。

13. 献血后处理

告知献血者献血后注意事项，发放献血证和纪念品。

三、运输、交接

执行"血液交接"中的待检测血液交接方法，将单采粒细胞送交待检库；执行"全血采集技术"中的血液标本交接内容，将血液标本送交血液检测部门。

四、常见故障处理

1. 采血管路血流不足

常见原因一是采血管路有扭结、弯折或堵塞，应理顺管路，打开采血管路上的止流夹；二是穿刺部位有渗血，应停止采集，立即拔针，征得献血者同意后，更换针头进行第二次采集；三是针头贴壁，应调整针头至合适的位置；四是压脉带压力太低，调整合适的压力。嘱献血者适当握拳，加速静脉充盈。

2. 溢出延迟

按"HALT"键，调整盐水滴速，维持静脉通畅，用止血钳夹住多腔管路上的 5 根管路，打开离心仓门，检查富成分血浆管路是否堵塞或错位，多腔管路是否扭曲。打开血浆泵盖，用止血钳夹住浓缩红细胞管路，按"START"键运行，直至溢出发生，关上血浆泵盖，取下止血钳。

3. 采血管路不能形成负压

常见原因一是全血泵上的管路未装好，应打开全血泵，重新安装管路；二是抗凝剂管路上的止流夹未打开，应打开抗凝剂管路上的止流夹；三是盐水管路和采血管路上的止流夹未打开，应打开盐水和采血管路上的止流夹。

4. 还输管路正压错误

常见原因一是血浆收集管路和排气管路上的止流夹未打开，检查管路，打开血浆还输管路和排气管路上的止流夹；二是富成分血浆管路和贫成分血浆管路有泄漏或扭结，应打开离心仓门，检查富成分血浆管路和贫成分血浆管路，理顺管路，如有泄漏，应终止采集，更换管路。

5. 管路内部正压错误

常见原因一是多腔管路和分离袋有堵塞或扭曲，应打开离心仓门，理顺管路，重新安装多腔管路和分离袋，打开然后再关闭两个泵释放压力；二是排气管路的止流夹未打开，应检查管路，打开排气管路上的止流夹。

6. 离心机不平衡

收集袋和分离袋安装错误、袋体不平整，应打开离心仓门，取出收集袋和分离袋，重新安装收集袋和分离袋，确保袋体平整。

（于　丹　吴欣欣）

第三节　血浆采集技术

血浆采集技术是利用血细胞分离机从献血者血液中一次采集400~600 mL血浆，其他血液成分还输给献血者的一种成分血采集技术。

以使用PCS2血细胞分离机采集血浆为例介绍血浆采集技术。

一、准备

1. 材料

根据工作需求备齐用物，整齐摆放在操作台上。查看所用材料生产日期、批号、有效期，确保在有效期内使用。检查抗凝剂、一次性采血护理包、一次性血液成分分离管路（简称分离管路）外包装有无破损、漏气。检查抗凝剂有无浑浊、变色、异物、霉变，分离管路护针帽有无脱落，关闭血样袋管路和采血针头管路上的止流夹。

2. 仪器设备

开启血细胞分离机、高频热合机、微电脑采血控制仪等仪器设备，确认其性能正常。

3. 献血员准备

执行本章第一节"血小板采集技术"中的相同内容要求。

二、采集步骤

1. 检查耗材

检查分离管路有无皱褶、破损、污染，护针帽有无脱落。

2. 安装管路

根据血细胞分离机显示屏提示的安装路径，将管路正确安装至设备相应部位。

3. 预冲管路

再次检查抗凝剂有无渗漏、浑浊、异物，确认无误后，将其悬挂在设备左侧支架上，去除抗凝剂管路上的穿刺针护针帽，将穿刺针垂直刺入抗凝剂溶液袋的穿刺部位。按"PRIME"键，预冲管路。预冲完毕，显示屏显示"READY"，提示可以开始采集。

4. 输入参数

按"MODIFY"键，显示屏显示采集参数，按"YES"或"NO"键进行更改，输入每循环血浆采集量和目标采集总量，按"SAVE"键保存。

5. 贴签

将献血条码正确粘贴于血浆保存袋、献血登记表、血液成分单采记录表和标本试管上。

6. 静脉穿刺

执行本章第一节"血小板采集技术"中的相同内容要求。穿刺成功后留取标本。

7. 采集过程观察

（1）献血者护理：执行本章第一节"血小板采集技术"中的相同内容要求。

（2）观察血浆收集情况，血浆颜色有无异常。

（3）每循环运行结束，及时记录采集数据。

（4）故障处理。

1）献血员无血流：常见原因一是离心杯左侧的流入管路扭曲、阻塞，应理顺管路；二是采血泵中的管路未安装到位，应重新安装管路；三是袖带未充气、充气管扭曲，应理顺充气管，重新充气；四是针头贴壁，应调整针头至正确位置；五是穿刺部位渗血，应停止采集，立即拔针，征得献血者同意后更换针头，进行第二次穿刺。

2）献血员压力监测器压力过高：常见原因一是离心杯左侧的流入管路扭曲、阻塞，应理顺管路；二是穿刺部位渗血，应停止采集，立即拔针，征得献血者同意后更换针头，进行第二次穿刺。

8. 拔针

完成目标采集量，设备停止采集，显示屏显示"最后循环还输"，将管路中的血液还输到献血者体内。还输完毕，设备发出"滴滴"的报警音，采集结束。取下献血者上臂袖带，拔出采血针。

9. 记录

按"DRAW"键，查看显示屏采集参数，在血液成分单采记录表上记录总处理血量、已用时间、抗凝剂使用量、循环数、血浆采集量等。

10. 拆卸管路

用止血钳夹住血浆收集袋上方的管路。按顺序拆卸管路。

11. 录入信息

运行采供血信息管理系统，录入单采血浆信息，打印产品标签，粘贴于血浆收集袋血型标签的下方。

12. 整理产品

距血浆收集袋 15 cm 处热合、断开管路，取下血浆收集袋。将废弃管路放入专用医疗废物箱内。将单采血浆平放于 2～6 ℃储血冰箱内，单层摆放，不得挤压。

13. 献血后处理

告知献血者献血后注意事项，发放献血证和纪念品。

三、运输、交接

执行"血液交接"中的待检测血液交接方法，将单采血浆送交待检库；执行"全血采集技术"中的血液标本交接内容，将血液标本送交血液检测部门。

（于　丹　吴欣欣）

第二章

生命体征的观察和测量技术

生命体征是指体温、脉搏、呼吸及血压，是机体内在活动的一种客观反映。当机体出现异常时，生命体征可发生不同程度的变化，因而生命体征成为衡量患者身体健康状况的基本指标。正确观察生命体征可以为疾病的预防、诊断、治疗及护理提供参考资料和依据。

第一节　体温的观察与测量

体温（temperature）指身体内部的温度，正常情况下，人的体温保持在相对恒定的状态，通过大脑和丘脑下部的体温调节中枢的调节及神经体液的作用，使产热和散热保持动态平衡。人体产热主要是通过内脏器官尤其是肝代谢和骨骼肌运动而进行的，散热则是通过辐射、传导、对流、蒸发等方式进行的。

测量体温所采用的单位是摄氏度（℃）或华氏度（°F），一般常用摄氏度。两者换算关系如下：

℃ =（°F − 32）×5/9 或 °F = ℃ ×9/5 + 32

一、体温的观察

（一）正常体温

1. 体温的范围

正常体温常以口腔、直肠、腋下温度为标准。这3个部位测得的温度与机体深部体温相接近。正常人口腔舌下温度在36.3～37.2 ℃；直肠温度受外界环境影响小，故比口腔温度高出0.3～0.5 ℃；腋下温度受体表散热、局部出汗、潮湿等因素影响，比口腔温度低0.3～0.5 ℃。同时对这3个部位进行测量，其温度差一般不超过1 ℃。直肠温度虽然与深部体温更为接近，但由于测试不便，故临床上除小儿外，一般都测口腔温度或腋下温度。

2. 体温的生理性变动

体温可随年龄、昼夜、运动、情绪等变化而出现生理性变动，但在这些条件下体温的改变往往在正常范围内或呈一过性改变。

（1）年龄的差异：新生儿因体温调节中枢发育不完善，其体温易受环境温度的影响，并随之波动；儿童由于代谢旺盛，体温可略高于成人；老年人由于代谢低下，体温可在正常范围内的低值。

（2）昼夜差异：体温一般在清晨 2～6 时最低，下午 2～8 时最高，其变动范围不超过平均值 ±0.5 ℃。这种昼夜的节律波动与人体活动、代谢、血液循环等周期性变化有关，如长期夜班工作的人员，则可出现夜间体温升高，日间体温下降的现象。

（3）性别差异：女性体温略高于男性。女性的基础体温还随月经周期而出现规律性的变化，即月经期和月经后的前半期体温较低，排卵日最低，而排卵后到下次月经前体温逐步升高，月经来潮后，体温又逐渐下降，体温升降范围在 0.2～0.5 ℃。这种体温的周期性变化与血液中孕激素（黄体酮）及其他激素浓度的变化有关。

（4）运动影响的差异：剧烈运动时，骨骼肌紧张并强烈收缩，使产热量激增；同时由于交感神经兴奋，释放肾上腺素、甲状腺素和肾上腺皮质激素增多，代谢率增高而致体温上升。

（5）受情绪影响的差异：情绪激动、精神紧张都可使体温升高，这与交感神经兴奋有关。

（6）其他：进食、沐浴可使体温升高，睡眠、饥饿可使体温降低。

（二）异常体温

1. 发热

在致热原的作用下或体温调节中枢的功能障碍时，机体产热增加，而散热减少，体温升高超过正常范围，称为发热。

发热时，体温升高（以口腔温度为准）不超过 38 ℃ 为低热，38～38.9 ℃ 为中等热，39～40.9 ℃ 为高热，超过 41 ℃ 为超高热。发热过程可分为 3 个阶段。

（1）体温上升期：患者主要表现为畏寒、皮肤苍白、无汗，甚至寒战。

（2）发热持续期：患者主要表现为颜面潮红、皮肤灼热、口唇干燥、呼吸和脉搏增快。

（3）退热期：患者主要表现为大量出汗和皮肤温度降低。

将发热时所测得的体温值绘制成曲线图，可呈现不同的形态，称为热型。常见的热型有稽留热、弛张热、间歇热和不规则热。热型常能提示某种疾病的存在。

2. 体温过低

体温在 35 ℃ 以下称为体温过低。可见于早产儿及全身衰竭的危重患者。

体温过低，开始时可出现寒战，当体温继续下降时，四肢开始麻木，并丧失知觉，血压下降，呼吸减慢，甚至意识丧失，出现昏迷。

二、测量体温的方法

（一）体温计

最为常用的是玻璃汞（水银）柱式体温计。水银端受热后，水银膨胀沿毛细管上升，所达刻度即为体温的度数。摄氏体温计的刻度为 35～42 ℃，每一大格为 1 ℃，每一小格为 0.1 ℃。测量不同部位的体温计，其外形也有所不同，如口表和肛表的玻璃管呈三棱状，腋表的玻璃管呈扁平状；口表和腋表的水银端细长，肛表水银端粗短。

此外，还有各种电子体温计，采用电子感温探头来测量体温，测量迅速，读数直观，使用方便；化学体温计（点阵式体温计）则是将对特定温度敏感的化学试剂制成点状，在体温计受热 45 秒内，即可从试剂点颜色的改变上来得知所测得的体温值，该体温计为一次性用品，用后即可丢弃，不会引起交叉感染。

红外线耳式体温计是通过测量耳朵鼓膜的辐射亮度，非接触地实现对人体温度的测量，只要将探头对准外耳道，按下测量钮，仅有几秒钟就可得到测量数据，非常适合急重病患者、老年人、婴幼儿等使用。

（二）测量方法

1. 用物

测量盘内盛体温计、纱布、弯盘、记录本、笔及有秒针的表。

2. 操作方法

检查体温计有无破损，水银柱是否甩到 35 ℃以下，以免影响测量结果。备齐用物，携至床边，向患者解释并交代注意事项，以取得配合，并根据病情需要选择测量体温的部位。

（1）口腔测量法：将口表水银端斜放于舌下靠近磨牙处的深部，此处称热袋（heat pocket）系舌动脉经过处，所测出的温度最接近身体深部体温。嘱患者闭口用鼻呼吸，勿咬体温计。3 分钟后取出体温计，用纱布擦净，与视线平行，稍转动看清度数并记录，将水银柱甩至 35 ℃以下，放在弯盘内。

（2）腋下测量法：沾干腋下汗液，将体温计的水银端放于腋窝中央，紧贴皮肤，屈臂过胸夹紧。10 分钟后取出，余同口腔测量法。

（3）直肠测量法：患者取侧卧位，小儿可取俯卧位，露出臀部，用液状石蜡润滑肛表水银端，分开臀部，看清肛门，轻轻插入肛门内 3～4 cm。婴幼儿测量，只需插入肛门即可。3 分钟后取出，用卫生纸擦净，余同口腔测量法。

将所测体温绘制于体温单上，口腔温度用蓝圆点表示，腋下温度用蓝叉表示，直肠温度用蓝圆圈表示，并以蓝线与前一次的相连。高热患者降温 30 分钟后，所测体温绘制在降温前体温的同一纵格内，用红圆圈表示，并以红虚线与降温前体温相连，下一次测得的体温仍与降温前的体温相连。

3. 注意事项

（1）体温计应轻拿轻放，甩动时注意勿触及周围物体，以防损坏。

（2）幼儿、精神异常或昏迷患者、口鼻部施行手术者、呼吸困难者，不可采用口腔测温；腹泻、直肠或肛门施行手术者，不可采用直肠测温。

（3）进食或面颊部做冷敷、热敷者，须过 30 分钟后再测口腔温度；坐浴或灌肠后须待30 分钟后，方可测量直肠温度。

（4）幼儿、精神异常或昏迷患者测量时，护士应在旁守护并用手扶托，以防发生意外。

（5）发现体温与病情不符合时，应重新测量。如有异常应立即通知医生，并采取相应措施。

（6）若患者不慎咬碎体温计将水银吞下时，首先应及时清除口腔内玻璃碎屑，以免损伤口腔与消化道组织；再口服蛋清液或牛奶，以延缓汞的吸收；若不影响病情，还可给予粗纤维食物，以加快汞的排泄。

（三）体温计的消毒及检查法

1. 体温计的清洁与消毒

目的是保持体温计清洁，防止交叉感染。常用消毒液有 70% 酒精、1% 过氧乙酸、

2000 mg/L 有效氯等。

（1）容器：所有盛消毒液和体温计的容器均应有盖，消毒液容器内有尼龙网兜。消毒液每天更换 1 次，容器每周消毒 1 次。

（2）方法：先将所用过的体温计全部浸没于一只盛有消毒液的容器内，5 分钟后取出，再放入另一盛有相同消毒液的容器内浸泡，30 分钟后取出，用冷开水冲净，再用消毒纱布擦干，存放于清洁盒内备用。肛表应按上述方法另行消毒。

2. 体温计的检查法

为保证测量准确，使用中的体温计应定期进行准确性检查。检查时，先将所有体温计的水银柱甩至 35 ℃以下，再同时置入 40 ℃的水中或恒温箱内，3 分钟后取出检视，若体温计误差超过 ±0.2 ℃或水银柱有裂隙者或自行下降者，则不再使用。

（温　馨　孙慧芳）

第二节　脉搏的观察与测量

脉搏（pulse）是指在身体浅表动脉上可触摸到的搏动，是由心脏节律性地收缩和舒张引起动脉血管壁的相应扩张和回缩所产生的。正常情况下，脉率和心率是一致的。

一、脉搏的观察

（一）正常脉搏

正常成年人的脉搏为 60～100 次/分。脉搏的节律规则，间隔时间相等，搏动强弱适中。脉搏可随年龄、性别、活动和情绪等因素而变动。一般幼儿的脉搏比成年人的快，同年龄女性的脉搏比男性的稍快。进食、运动和情绪激动时，脉搏可暂时增快，休息和睡眠时，脉搏会相对减慢。

（二）异常脉搏

1. 频率的改变

成年人脉率超过 100 次/分，称为速脉，见于发热、甲状腺功能亢进症及由于缺血、缺氧所致的心脏代偿情况；低于 60 次/分，称为缓脉，见于颅内压增高、房室传导阻滞。

2. 节律的改变

脉搏间隔时间不等，称为不整脉。有规律的不整脉是在一系列均匀的脉搏中，出现一次提前的搏动，随后有一补偿性的间歇，称为间歇脉。若每隔一个或两个正常搏动后出现一次提前搏动，呈二联脉或三联脉，见于各种原因引起的心肌损害。无规律的不整脉是在单位时间内脉率少于心率，且脉搏节律不等，强弱不同，称为细脉（脉搏短绌），见于心房纤颤。

3. 强弱的改变

当心排血量大、外周阻力小、动脉充盈度和脉压较大时，脉搏强大，称为洪脉，常见于高热、甲状腺功能亢进症；当有效循环血量降低、心排血量减少时，脉搏细弱，称为丝状脉，常见于大出血、休克、心脏功能衰竭。

二、测量方法

凡浅表靠近骨骼的大动脉都可以用来测量脉搏。常取的部位是桡动脉，其次是颞动脉、颈动脉、股动脉及足背动脉等。

（一）用物

有秒针的表、记录本、笔。

（二）操作方法

（1）患者取卧位或坐位，手臂自然放置。

（2）以示指、中指、环指三指的指端按在患者的桡动脉上，压力的大小以清楚触及动脉搏动为宜。计数30秒，将测得的脉率乘以2，记录。心脏病患者应测量1分钟。

（3）如患者有脉搏短绌时，应由两人测量，1人数脉率，1人听心率，由听心率者发出"起""停"口令，两人同时开始，测1分钟，记录方式：心率/脉率/分。

（4）将所测脉搏绘制于体温单上，脉率以红圆点表示，心率以红圆圈表示。如果脉搏与体温重叠于一点时，先画体温，再将脉搏用红圈画于其外；若系直肠温度，先以蓝圈表示体温，再在其内以红点表示脉搏。相邻脉搏之间应以红线连接。若需绘制脉搏短绌图，则于心率与脉率之间以红线连接。

（三）注意事项

（1）测量脉搏前，应使患者保持安静，活动后须休息15~30分钟再测。

（2）不可用拇指测量脉搏，因为拇指小动脉搏动易与患者的脉搏相混淆。

（3）测量时注意力集中，仔细测量脉搏的频率。

（4）节律、强弱，如与病情不符应重新测量。

（温　馨　孙慧芳）

第三节　呼吸的观察与测量

呼吸（respiration）是指机体与环境之间进行气体交换的过程。通过呼吸，机体不断地从外界摄取氧和排出二氧化碳，以满足机体新陈代谢的需要和维持内环境的相对稳定。通过观察呼吸运动，可以判断机体内外环境气体交换情况，进而帮助判断病情。

一、呼吸的观察

（一）正常呼吸

正常呼吸时，胸廓、腹壁呈平稳、有节律的起伏运动，呼气较吸气略长，吸与呼之比为1：（1.5~2.0）。成人呼吸频率为16~20次/分，呼吸与脉搏的比例为1：4。

呼吸频率和深浅度可随年龄、性别、活动、情绪、意识等因素而改变。一般幼儿呼吸比成人呼吸快，同年龄女性呼吸比男性呼吸稍快，活动和情绪激动时呼吸增快，休息和睡眠时呼吸较慢，意识也能控制呼吸的频率、节律及深浅度。

（二）异常呼吸

1. 频率的改变

成人呼吸超过24次/分为呼吸增快，多见于高热、缺氧；少于10次/分，为呼吸缓慢，多见于颅内压增高、巴比妥类药物中毒。

2. 节律的改变

常表现为周期性呼吸，即呼吸运动与呼吸暂停呈周期性交替出现，有以下两种形式。

（1）潮式呼吸：又称陈—施（Chyne-Stokes's）呼吸，其特点为呼吸由浅慢逐渐加深加快，达高潮后，又逐渐变浅变慢，然后呼吸暂停 5～30 秒，之后又重复出现上述呼吸，如此周而复始，犹如潮水涨落，故称潮式呼吸。多见于脑出血、全身衰竭的患者。

（2）间断呼吸：又称毕奥（Biot's）呼吸，其特点为在几次有规律的呼吸后，突然呼吸停止约 10 秒，然后又开始呼吸，如此反复交替。常见于颅内压增高症或呼吸中枢衰竭的患者。

周期性呼吸发生的机制是，由于呼吸中枢兴奋性减弱，血中正常浓度的二氧化碳不能通过化学感受器引起呼吸中枢兴奋，故呼吸逐渐减弱，以致呼吸暂停。由于呼吸暂停，血中二氧化碳分压增高至一定程度后，通过化学感受器反射性地兴奋呼吸中枢，引起呼吸。随着呼吸的进行，二氧化碳的排出，血中二氧化碳分压降低，呼吸再次减慢以致暂停，从而形成周期性呼吸。此种呼吸提示病情危重，尤其是间断呼吸，常出现在呼吸停止之前。

3. 深浅度的改变

一般情况下，急促的呼吸常表浅，缓慢的呼吸常深大。呼吸浅快见于肋骨骨折、胸腔积液、气胸、肺实变等；呼吸深慢见于代谢性酸中毒，是机体代偿的表现。

4. 呼吸困难

是呼吸的频率、节律、深浅度改变的总称，患者主观上感到胸闷气急、呼吸费力，客观上伴有烦躁，面色和末梢发绀、出冷汗、不能平卧等体征。

（1）吸气性呼吸困难：其特点为吸气费力，吸气时间延长，可出现"三凹征"（胸骨上窝、锁骨上窝、肋间隙凹陷），亦可出现鼻翼翕动和一种高音调声响。其发生机制为上呼吸道部分梗阻，气流进入不畅，呼吸肌收缩增强所致。常见于气管内异物或肿瘤，喉头水肿或痉挛。

（2）呼气性呼吸困难：其特点为呼气费力，呼气时间明显延长，并伴有喘息声。其发生机制为下呼吸道部分梗阻或痉挛，导致气流呼出不畅。常见于哮喘和阻塞性肺气肿。

（3）混合性呼吸困难：其特点为吸气与呼气均费力，呼吸频率增快。其原因为广泛性肺部病变，使气体交换面积减少，从而影响肺换气功能。常见于肺炎、肺不张、急性肺水肿等。

二、测量呼吸的方法

（一）用物

有秒针的表、记录本、笔。

（二）操作方法及注意事项

（1）在测量脉搏后，仍保持测量脉搏的手势，使患者处于不知不觉的自然状态中，观察患者胸部或腹部的起伏，一起一伏为 1 次呼吸，计数 30 秒，将所测值乘以 2 并记录。对呼吸不规则的患者和婴儿，应测 1 分钟。

（2）计数同时，观察呼吸节律、深浅度的改变。

（3）重危患者呼吸气息微弱不易观测时，可用少许棉絮置患者鼻孔前，观察棉絮被吹动，并计数 1 分钟。

（4）将所测呼吸绘制于体温单上，用蓝圆点表示，相邻呼吸之间以蓝线连接，或记录于体温单上的呼吸一栏内，相邻的呼吸应上下错开记录，以便于查看。

（温　馨　孙慧芳）

第四节　血压的观察与测量

血压（BP）是指血液在血管内流动时对血管壁产生的侧压力。一般指动脉血压，如无特别注明，是指肱动脉血压。

当心脏收缩时，动脉血压上升达到最高值，称为收缩压（systolic pressure）；当心脏舒张时，动脉血压下降达到最低值，称为舒张压（diastolic pressure）。收缩压与舒张压之差称为脉压（pulse pressure）。血压的单位通常使用 mmHg。

一、血压的观察

（一）正常血压

1. 血压的范围

正常成年人在安静时，收缩压为 90~139 mmHg，舒张压为 60~89 mmHg，脉压为 30~40 mmHg。

2. 生理性变化

（1）年龄和性别的影响：动脉血压随年龄的增长而增高。随着年龄的增长，收缩压和舒张压均有逐渐增高的趋势，但收缩压的升高比舒张压的升高更为显著。女性在更年期前血压低于男性，更年期后，血压差别较小。

（2）昼夜和睡眠的影响：一般傍晚高于清晨；过度劳累或睡眠不佳时，血压稍有升高；睡眠和休息后，可略有下降。

（3）环境的影响：寒冷环境中，血压可上升；高温环境中，血压可下降。

（4）不同部位的影响：部分人的右上肢血压高于左上肢 10 mmHg 左右，这是由于右侧肱动脉来自主动脉弓的第一大分支无名动脉，而左侧肱动脉来自主动脉弓的第三大分支左锁骨下动脉，在血液运行中，能量稍有消耗，压力有所下降；大多数人下肢血压比上肢血压高20~40 mmHg，与股动脉的管径较肱动脉粗、血流量大有关。

（5）精神状态的影响：紧张、恐惧、害怕及疼痛都可引起收缩压的升高，而舒张压变化较小。

（6）此外劳动、饮食等均可影响血压值。

（二）异常血压

1. 高血压

目前我国采用国际上统一的血压分类和标准，成年人高血压定义为收缩压≥140 mmHg和（或）舒张压≥90 mmHg。

原发性高血压称为高血压病，继发性高血压则继发于其他疾病，如肾脏疾病、主动脉狭窄、嗜铬细胞瘤及妊娠高血压病等。过高的血压增加心脏的负担，容易诱发左侧心力衰竭，也易发生高血压脑病。

2. 低血压

血压低于90/（60～50）mmHg，称为低血压。

各种原因引起的休克，可出现血压降低。血压过低可造成身体组织器官缺血缺氧，如不及时发现和处理，就会使身体的重要器官如心、肺、脑、肾组织发生变性坏死，甚至脏器功能衰竭，严重者导致死亡。

3. 脉压异常

脉压增大，常见于主动脉瓣关闭不全、动脉硬化；脉压减小，可见于心包积液。

二、血压的测量

（一）血压计

动脉血压可用血压计来进行间接测量，这是根据血流通过狭窄的血管管道，形成涡流时发出声响的原理来设计的。

1. 普通血压计

由输气球、袖带、血压表3个主要部分组成。成人袖带的宽度为12 cm，长度为24 cm；小儿袖带的宽度则应为其上臂的2/3，故有各种型号。血压表有汞柱式和弹簧表式两种，常用汞柱式。

2. 电子血压计

在其袖带上有换能器，经过微电脑控制数字处理，在显示板上直接显示收缩压、舒张压和脉搏3个参数，并能自动充气和放气。

（二）测量方法

1. 用物

血压计、听诊器、笔记本、笔。

2. 测量部位

上肢肱动脉或下肢腘动脉。

（三）操作方法

检查血压计是否有漏气、汞量不足、汞柱裂隙等现象，以免影响测量结果的准确性，并根据患者情况选择测量部位，一般用上肢测量法。

1. 上肢血压测量法

嘱患者取坐位或卧位，伸出一臂，将衣袖卷至肩部，袖口不可太紧，以免影响血流顺利通过。肘部伸直，手掌向上，肱动脉与心脏保持同一水平，坐位时肱动脉平第4肋间，仰卧位时肱动脉平腋中线。放平血压计，打开盒盖呈90°垂直位置，开启汞槽开关，将袖带平整缠于患者上臂，松紧度以放入一指为宜，袖带下缘距肘窝2～3 cm。戴上听诊器，在肘窝内侧摸到肱动脉搏动点，将听诊器的胸件置于其上，但不能塞在袖带内，用手固定，另一只手握气球，关气门，向袖带内充气至肱动脉搏动声消失，再升高20～30 mmHg，然后放开气门以每秒钟4 mmHg的速度使汞柱缓慢下降，注视汞柱所示刻度，听到第一搏动声的汞柱刻度为收缩压，此时袖带内压与心室收缩压相等，血液能在心脏收缩时通过被压迫的血管。随后搏动声继续存在，直至袖带内压降至与心室舒张压相等时，搏动声突然变弱或消失，此时汞柱所示刻度为舒张压。测量完毕，排尽袖带内余气，拧紧阀门螺旋，解开袖带，整理妥善，放入盒内，气门螺旋卡在固定架上，将血压计向右倾斜 45°关闭汞槽开关，盖上盒盖平稳放置。

2. 下肢血压测量法

嘱患者取仰卧稍屈膝位或俯卧位，露出下肢。用袖带（宽带比被测肢体直径宽 20%）缠于患者大腿下部，其下缘在腘窝上 3～5 cm 处，如肢体较粗，可加用宽布带包于袖带外面，缠于肢体上，听诊器胸件置于腘动脉搏动点上。其余测量方法同上肢测量法。

测得的血压值以分式记录在体温单的血压一栏内或指定的表格内，即收缩压/舒张压，可免记剂量单位，但下肢血压应注明"下"，以免发生误会。

（四）注意事项

（1）测量血压前，应使患者安静休息 15 分钟，或者在清晨时测量，以消除疲劳和精神紧张对血压的影响。

（2）袖带的宽带要符合规定的标准，如使用的袖带太窄，须用较高的空气压力才能阻断动脉血流，使测得的血压值偏高；如果袖带过宽，大段血管受压，增加血流阻力，使搏动在到达袖带下缘之前已消失，测得的血压值偏低。

（3）袖带缠裹要松紧适度，如果袖带过松，充气时呈球状，不能有效阻断动脉血流，使测得的血压值偏高；如果袖带过紧，可使血管在袖带未充气前已受压，致使测得的血压值偏低。

（4）为了避免血液重力作用的影响，测量血压时，肱动脉与心脏应处于同一水平。如果肢体位置高于心脏位置，测得的血压值偏低；反之血压值偏高。

（5）出现血压听不清或者异常时，应重新测量：先驱尽袖带内的气体，汞柱降至"0"点，稍待片刻，再进行测量，直到测准为止。不可连续反复加压，避免影响血压值和引起患者不适。

（6）为有助于测量的准确性和对照的可比性，对须密切观察血压者，应做到"四定"，即定时间、定部位、定体位、定血压计。

（7）血压计要定期进行检查和维修，防止血压计本身造成误差，如充气时汞柱不能上升至顶部，即表示汞量不足或漏气，应及时维修。

（温　馨　孙慧芳）

第三章

ICU 护理

第一节　心电监护

心电监护是指长时间显示和（或）记录患者的心电变化，及时发现和诊断心律失常的一种方法。它可以连续、动态地反映患者的心电变化，具有可干预性、自律性与实时性等特点。

一、心电监护的临床意义

心电监护可以及时准确地反映心律失常的性质，为早期诊断和早期治疗提供依据。另外，心电监护是监测心律（率）、心肌供血、电解质紊乱、心脏压塞和药物反应的重要参考指标，是 ICU 中重要的监护项目之一。因此，ICU 的医护人员应掌握心电监护技能，识别各类型的心律失常并了解其临床意义。

二、多功能心电监护仪操作程序

（1）检查、确认监护仪所要求的电压范围，有稳压器的应先将其打开，接通交流电源线，并接地线。

（2）打开监护仪开关，将心电导联线、无创血压计、血氧饱和度导线与监护仪连接。

（3）选择电极片粘贴部位并清洁局部皮肤。

（4）连接各导联线

RA 右上臂、LA 左上臂、LL 左下肢、RL 右下肢。

（5）连接无创血压计袖带于患者上臂；将血氧饱和度探头夹于患者手指端。

（6）选择心电监护导联：调节 QRS 波振幅，设置心率报警界限。

（7）选择测压方式：根据病情选择测压时间，设置血压报警界限。

（8）调节血氧饱和度图形，设置血氧饱和度报警界限。

（9）开始监护。

三、电极片安置部位及方法

1. 安置部位

ICU 危重患者，其中一个特点就是身上插管多，特别是开胸术后患者，胸部不仅要插胸腔引流管而且要打胸带，因此，电极片的安放位置受到限制。ICU多功能心电监护仪一般分为3只电极、4只电极和5只电极3种。3只电极分别将电极片安放在左、右臂和左腿；第4只电极片安放在右腿，作为地线；第5只电极片安放在胸前，用于诊断心肌缺血。

2. 安置方法

心电监护多采用一次性贴附电极片，该电极片由塑膜或泡沫圆盘涂上粘贴剂而成。粘贴前先将局部皮肤清洁，然后将电极片薄膜撕去，将带粘贴剂面贴附于皮肤上，向外的金属小扣则与电极导联线相扣接。

四、心电导联线的连接方法

1. 字母标记

RA连接右上臂、LA连接左上臂、LL连接左下肢、RL连接右下肢。

2. 颜色标记

（1）3只电极连接法：白色连接右上臂，黑色连接左上臂，红色连接左下肢。

欧洲产监护仪电极颜色标记：红色连接右上臂，黄色连接左上臂，绿色连接左下肢。

（2）5只电极连接法：白色连接右上臂，黑色连接左上臂，红色连接左下肢，绿色连接右下肢，棕色连接胸前区任意部位。

欧洲产监护仪电极颜色标记：红色连接右上臂，黄色连接左上臂，绿色连接左下肢，黑色连接右下肢，白色连接任意部位。

五、正常心电图波形

正常心电图波形图，如图3-1所示。

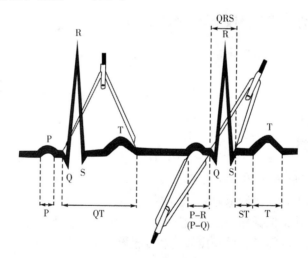

图3-1　心电图的测量方法

1. P波

代表左、右心房的激动。正常P波时间0.06～0.11秒，平均0.09秒，高度为0.22～0.25 mV，形态为钝圆形。

2. QRS 波

代表心室肌的除极过程。正常成人 QRS 波群时间为 0.06～0.10 秒，很少到 0.11 秒。

正常 Q 波比较狭小，宽度不大于 0.03 秒，深度不超过同一导线 R 波的 1/4。从异常 Q 波出现的导联，常可帮助心肌梗死的定位。

3. T 波

代表心室肌的复极过程。正常情况下 T 波上升支较缓慢，到达顶峰后下降比较迅速，因而上下支不对称。

T 波电轴常和 QRS 波电轴一致，即 QRS 主波向上，T 波直立；QRS 主波向下时，T 波也倒置。在 R 波为主的导联中，T 波高度不大于 0.8 mV，但也不应低于同导联 R 波的 1/10。

4. U 波

U 波出现在 T 波之后 0.02～0.04 秒，正常高度 0.05～0.2 mV，宽度 0.12 秒，方向大多与 T 波一致。U 波增高最常见的原因是血钾过低，出现倒置或双相的 U 波常见于冠心病或高血压心脏病伴心力衰竭。

5. P-R 间期

代表自心房肌开始除极到心室肌开始除极的时间。正常时间为 0.12～0.20 秒，与心率有一定关系，心率越快，P-R 间期越短。

6. ST 段

指 QRS 波终点和 T 波起始间的距离。正常 ST 段接近等电位线，因而呈一水平线。常受心率影响，心率越快，ST 段越短。

正常人 ST 段抬高较为常见，肢体导线可上抬 0.1 mV，但 ST 段压低不应大于 0.05 mV。如果出现下斜型或水平型以及背上曲抬高均属异常。

7. Q-T 间期

指 QRS 波群起始到 T 波终点的一段时间，代表心室肌除极与复极过程的总时间，与心率有密切关系。Q-T 间期延长最常见于心肌炎、慢性心肌缺血、电解质紊乱。血钙过低时的 Q-T 间期延长突出，表现在 S-T 段的延长。血钾过低所致 Q-T 间期延长，表现在 T 波的展宽。

六、不同人群心电图的特点

1. 小儿心电图特点

为了正确评估小儿心电图，需充分认识其特点。小儿的生长发育过程迅速，其心电图变化也较大。总的趋势可概括为自起初的右室占优势型转变为左室占优势型的过程，其具体特点可归纳如下。

（1）小儿心率较成人快，至 10 岁后，即可大致保持为成人的心率水平（60～100 次/分），小儿的 P-R 间期较成人短，7 岁以后趋于恒定（0.10～0.11 秒），小儿的 Q-T 较成人略长。3 个月以内婴儿的 QRS 波初始向量常向左，因而缺乏 Q 波。新生儿期的心电图主要是"悬垂型"，心电轴 > +90°，以后与成人大致相同。

（2）小儿 T 波的变异较大，新生儿期，肢导联及左胸前导联常出现 T 波低平、倒置。

2. 老年人心电图特点

老年人动脉粥样硬化发生率高，生理与病理的界线难以划分，老年人高血压病、冠心病、肺心病的患病率及异常心电图的出现率可达青年人的 3 倍以上，不论有无心脏病，在老年人中，心电图完全正常者为受检总人数的 1/5 ~ 2/5。在异常心电图中，以早搏（期前收缩）、房颤及束支及其分支阻滞最为常见，Ⅰ度房室传导阻滞者约占 5%。动态长时程心电图的研究提示，对心律失常的检出率要比常规心电图高 3 ~ 4 倍；其次多见的是 ST-T 改变，占 15% ~ 40%。左心室高电压、左心室肥厚或右心室肥大者占异常心电图的 10% 左右。

3. 心肌缺血心电图特点

手术患者约 15% 有心血管疾病，尤以冠心病最为常见。冠心病患者及有冠心病危险因素者，行较大手术时，27% ~ 41% 发生围术期心肌缺血。其中 75% 的人没有症状，临床诊断很困难，主要依靠心电图的监测发现。心肌缺血的心电图特征如下。

（1）在 J 点后 60 ~ 80 微秒，S-T 段水平或斜坡下降 >1 mm。

（2）持续时间 >1 分钟。

（3）与其他心律异常变化间隔时间应大于 1 分钟，仅 J 点下降和 S-T 段上升部分压低，提示有心肌缺血的可能。

七、心电监护中常见的心律失常

1. 窦性心动过速和窦性心动过缓

（1）共同点：P 波有规律的发生；P-R 间期≥0.12 秒；每个 P 波后均存在 QRS 波群。

（2）不同点：窦性心动过速，心率超过正常范围（成人 >100 次/分，小儿随年龄而异），而窦性心动过缓，心率则低于正常范围（成人 <60 次/分，小儿随年龄而异）。

2. 房性早搏

（1）提前出现与窦性 P 波有差别的 P′波。

（2）P′-R 间期可正常或大于 0.20 秒（伴Ⅰ度房室传导阻滞）。

（3）P′波后存在室上性 QRS 波群。如存在束支阻滞，则 QRS 呈束支阻滞图形。如 P′波发生较早，传入心室时，可能有部分心室肌尚处于相对不应期，而引起心室内差异性传导。如心室肌处于绝对不应期，则不能激动心室，P′波后无 QRS-T 波群出现。

（4）房性早搏后常有不完全代偿间歇。

（5）如为多源性房性早搏，则异位 P′波形态各不相同。

3. 阵发性房性心动过速

（1）心房率多为 160 ~ 220 次/分，P′波形态不同于窦性 P 波，有的 P′波可能埋在前一个 T 波中。

（2）PP′-R 间期一般在 0.10 ~ 0.12 秒。

（3）QRS 间期可能正常；如存在束支传导阻滞或室内差异性传导，QRS 波可增宽；当心房率 >200 次/分时，可呈 2：1 房室传导。

4. 心房扑动和心房颤动

（1）心房扑动的心电图特点：①P 波消失，代之以锯齿状的大"F"波，间距均齐、规则，频率 250 ~ 350 次/分；②QRS 波群形态与窦性相同，可伴室内差异性传导；③心室率取决于房室传导比例，大多为 2:1，其次为 4:1，有时呈不规则房室传导。

（2）心房颤动的心电图特点：①窦性 P 波消失，代之以大小不等、形态不一的小 "f" 波，R-R 间距绝对不齐，频率在 350~450 次/分或更快，能通过房室结激动心室者常在 200 次/分以下；②QRS 波群形态与窦性相同，可伴有室内差异传导。

5. 室性早搏

（1）提早出现的 QRS-T 波群形态宽大、粗钝或呈切迹，QRS 时限≥0.12 秒，T 波与 QRS 主波方向相反。

（2）QRS 波前无波。

（3）室性早搏后有完全代偿间歇，早搏前后，两个正常窦性 P 波间距等于正常 P-P 间歇的 2 倍。

（4）在 1 个或 2 个窦性激动后，有规律地出现室性早搏，称为二联律或三联律。

（5）同一导联上有 2 个或 2 个以上形态不同的室性早搏，表明起源于心室内不同的兴奋灶，称为多源性早搏。

6. 室性心动过速

（1）室性早搏连续发生在 3 个以上，称为室性心动过速。QRS 波群宽度≥0.12 秒，T 波与 QRS 主波方向相反，心室率一般在 100~250 次/分。

（2）P 波频率较 QRS 波慢，期间无固定关系，形成房室脱节。一旦 P 波能下传，可出现心室夺获或出现融合波，此为室性心动过速特有的心电图表现。

（3）如心室律不规则又无 P 波，应检查有无 F 波或 f 波，以除外房扑、房颤伴室内差异性传导，或预激综合征。

7. 心室扑动和心室颤动

（1）心室扑动的心电图特点：①出现连续而均匀的扑动波，QRS 与 ST-T 无法区分，呈正弦波形；②心室扑动频率为 180~250 次/分。

（2）心室颤动的心电图特点：①QRS-T 波群完全消失，代之以波形不同、大小各异、频率极不匀齐的颤动波；②心室颤动波频率常为 250~500 次/分；③颤动波电压>0.5 mV 者为粗颤，<0.5 mV 为细颤。

8. 房室传导阻滞

（1）Ⅰ度房室传导阻滞：仅表现为 P-R 间期延长，>0.20 秒，但每一次心房激动都能下传到心室。

（2）Ⅱ度Ⅰ型房室传导阻滞：P-R 间期逐渐延长，R-R 间期逐渐缩短，终于出现 QRS 漏搏，其后又恢复最初的 P-R 间期。

（3）Ⅱ度Ⅱ型房室传导阻滞：QRS 波有规律或不定时地漏搏，能下传的 P-R 间期固定不变。如果房室间的传导关系呈 2：1、3：1，心室律是整齐的。

（4）Ⅲ度（完全性）房室传导阻滞：①P 波频率明显高于 QRS 波频率。②P-P 间期和 R-R 间期各自匀齐或大致匀齐，期间无固定关系。③QRS 波形不定，心室节奏点越低，QRS 波越宽。

八、心电监护要点

（1）定时观察和记录心率及心律。

（2）观察是否有 P 波以及 P 波的形态、高度和宽度。

（3）测量 P-R 间期、R-R 间期、Q-T 间期。

（4）观察 QRS 波形是否正常，有无漏搏。

（5）观察 T 波是否正常。

（6）注意有无异常波形出现。

（7）一旦出现异常波形及时描记，分析原因并报告值班医师处理。

九、使用注意事项

（1）电源电压与机器电压一致，插头牢固，接稳压电源是保证各项监护指标准确及保护仪器的最佳保障。

（2）严密观察监护仪各项指标，发现异常及时处理。

（3）带有起搏器的患者要严密监护，区别正常心率与起搏心率，防止心搏停止后误把起搏心率按正常心率计数。

（4）为了防止电击危险，必须保证监护仪接地线。

（5）在清洁或消毒监护仪前必须拔掉电源，对监护仪不能进行高温、高压、气体熏蒸或液体浸泡。

（6）若出现严重电流干扰，可能因电极脱落、导线断裂或电极导电糊干涸、脱落等引起。

（7）若出现严重肌电干扰，多因电极位置放置不当。电极不宜放在胸壁肌肉较多的部位以免发生干扰。电极片贴附应避开手术切口。

（8）基线漂移，常由于患者活动或电极固定不牢。

（9）心电图振幅低，常因正负电极距离过近或两个电极放在心肌梗死部位的体表投影区。

（10）避免强电磁干扰对监护仪的影响。

（李二彦　陈春霞）

第二节　循环系统的监护

一、无创血压监测

无创血压监测（NIBP）是通过加压袖带阻断动脉血流，在持续放气时测定袖带压力振荡，或袖带放气时血流继续流经动脉时的压力。

1. 测量技术

（1）手动法：尽管手动法测定无创血压耗时较长且个体差异较大，但由于其操作简便，成本低廉，仍得到广泛应用。

1）听诊法：首先利用袖带加压阻断血管血流，随着袖带压力降低，血管内逐渐形成湍流，而产生 Korotkoff 音，通过听诊可以确定收缩压，而当血流声音消失时的压力即为舒张压。

2）示波测量法：该方法将袖带与压力表相连，随着袖带逐渐放气，第一个振荡出现时的压力即为收缩压，而振荡消失时的压力即为舒张压。

（2）自动无创测量技术：此法由于使用方便而得到广泛应用。多数自动测量血压设备均采用示波测量技术。一般而言，袖带充气至超过前次收缩压 40 mmHg（或达到约 170 mm-Hg），此后在逐渐放气的同时用传感器监测袖带内的压力振荡。最大振荡出现时的最低压力与 MAP 有很好的相关性。收缩压和舒张压可通过运算法则确定，但通常分别与最大振荡波形的初始上升和最后下降相对应。

2. 注意事项

（1）袖带宽度适中：袖带宽度应覆盖上臂或大腿长度的 2/3，即袖带宽度相当于肢体直径的 120%。袖带过窄可导致测量值过高，袖带过宽可导致测量值过低。

（2）停止活动：活动可能导致测量时间过长，此时部分仪器甚至无法测量血压。

（3）常规监测时测量周期不应少于 2 分钟，如果设定测量血压过于频繁，可能导致静脉淤血；某些仪器设有 STAT 模式，可快速反复测量血压，但可能影响肢体灌注并损害外周神经。

（4）心律失常患者有时没有正常的心脏搏动，因此在袖带逐渐放气时可能无法记录实际血压。血压很低或很高，电子测压仪很难感知压力振荡。

（5）在一次血压测量完毕后，将袖带完全放气，需等待 30 秒，方可进行下一次血压监测。

（6）血压计袖带内垫一次性衬布，每 4 小时松开袖带片刻或更换肢体进行血压测量，以减少因持续充气而对肢体血液循环产生的影响，并减轻给患者带来的紧张与不适。

（7）无论电子测压仪还是手动血压计，因长时间使用，精确度会降低，因而每半年由专业技师检测一次准确度。当电子测压仪测量血压异常与患者体征不相符时，要用人工测量法进行核实。

（8）患者转出 ICU 时，血压计袖带放臭氧消毒柜消毒后备用。

二、有创动脉血压监测

有创血压监测（IBPM）是将动脉导管置入动脉内直接测量动脉内血压的方法。IBPM 为持续的动态变化过程，不受人工加压、减压、袖带宽窄及松紧度的影响，准确、直观，可根据动脉波形变化来判断分析心肌的收缩力。患者在应用血管活性药时及早发现动脉压的突然变化，有利于医务人员根据动脉压的瞬间变化及时调整治疗。还可以反复动脉抽血监测血气分析，避免反复动脉穿刺，减轻患者痛苦和护士工作量，也可为临床诊治提供可靠的监测数据。

1. 概述

IBPM 为直接感知血液内的压强，将套管针置于动脉血管内连接延长管、传感器及监护仪，传感器将导管内液体压转换为电信号输入监测仪，最终将其转换成数字和波形，显示于屏幕上。有创压较无创压高 5~20 mmHg（1 mmHg＝0.133 kPa）。一般股动脉收缩压较桡动脉高 10~20 mmHg，而舒张压低 15~20 mmHg，足背动脉收缩压可能较桡动脉高 10 mmHg，而舒张压低 10 mmHg。

2. 置管方法

穿刺部位首选桡动脉，因为桡动脉位置表浅，易触及、易定位、易观察，易于护理和固定。其次是股动脉、足背动脉、肱动脉等。以桡动脉为例，操作时，常规消毒铺巾，操作者左手示指、中指触及患者桡动脉搏动，右手持穿刺针，在搏动最强处进针，穿刺针与皮肤呈30°~40°，若有鲜红色的血液喷至针蒂，表明针芯已进入动脉，此时将穿刺针压低15°，再向前进针约2 mm，如仍有回血，送入外套管，拔出针芯，有搏动性血液喷出，说明导管位置良好，即可连接测压装置，此为直接法；如果不再有回血表明已经穿透血管，再进少许针，退出针芯，接注射器缓慢回吸后退，当回血通畅时，保持导管与血管方向一致，捻转推进导管，此为穿透法。

3. IBPM 管道的管理

（1）测压管道的连接：在穿刺成功后，应立即连接冲洗装置，调整压力传感器的高度平右心房的水平，一般放在腋中线第四肋间。压力袋内的肝素盐水（配置浓度为2~4 U/mL），24小时更换1次。压力袋外加压至300 mmHg，主要起抑制动脉血反流的作用。

（2）压力换能器的调零：监测取值前实施调零操作（关近端，通大气，归零，关闭大气，打开近端），最好4小时调零1次。测压过程中如对数值有疑问，需随时调零。如监护仪上动脉波形消失，可能是动脉堵塞引起，应用注射器抽吸，如无回血，需立即拔出动脉导管，严禁动脉内注射加压冲洗。

（3）从测压管抽取血标本：从测压管抽取血标本时，应先将管道内液体全部抽出后再取血，以避免因血液稀释而影响检查结果。

（4）严防气体进入血液：在测压、取血、调零或冲洗管道等操作过程中，要严防气体进入血液而造成动脉气栓。

（5）注意事项：定时冲洗管道，保持通畅，防止血液凝固堵塞，确保动脉测压的有效性和预防动脉血栓形成。

4. 波形的识别与分析

正常动脉压力波形分为升支、降支和重搏波。升支表示心室快速射血进入主动脉，至顶峰为收缩压，正常值为100~140 mmHg（1 mmHg=0.133 kPa）；降支表示血液经大动脉流向外周，当心室内压力低于主动脉时，主动脉瓣关闭与大动脉弹性回缩同时形成重搏波。之后动脉内压力继续下降至最低点，为舒张压，正常值为60~90 mmHg。从主动脉到周围动脉，随着动脉管径和血管弹性的降低，动脉压力波形也随之变化，表现为升支逐渐陡峭，波幅逐渐增高。

5. 常见并发症的预防及护理措施

（1）防止血栓形成：实施IBPM引发血栓形成的概率为20%~50%，其主要是由于置管时间过长、导管过粗或质量较差、反复穿刺或血肿形成及重症休克或低心排血量综合征等因素引起。因此，为防止血栓形成应做到：①避免反复穿刺损伤血管；②发现血凝块应及时抽出，禁止注入，如抽出有困难，立刻拔管；③取血标本后立即将血液冲回血管内；④发现缺血征象如肤色发白、发凉及有疼痛感等异常变化，应及时拔管；⑤动脉置管时间长短与血栓形成相关，一般不宜超过7天；⑥防止管道漏液，应把测压管道的各个接头连接紧密。

（2）预防感染：IBPM诱发的感染通常主要是由于导管直接与血管相通，破坏了皮肤的屏障作用，导管放置时间长，细菌容易通过三通管或压力传感器进入体内。为预防此类感染发生，穿刺过程要求严格执行无菌技术，局部皮肤感染应及时拔管更换测压部位。在留取血标本、测压及冲洗管道等操作时，应严格执行无菌操作原则。每日消毒穿刺点及更换无菌贴膜1次。密切观察穿刺部位有无出血，防止细菌从导管入口进入血液而导致逆行感染发生菌血症及败血症。三通管应用无菌巾包好，24 小时更换。拔管后要进行常规导管尖端细菌培养。

（3）预防出血和血肿：套管针脱出或部分脱出、拔除导管后压迫时间过短、接头衔接不牢或脱离等，易导致局部出血、渗血或形成血肿。因此在进行各项治疗护理工作时，避免牵拉导管，将动脉置管处暴露，加强巡视。同时因肝素在肝脏代谢，大部分代谢物从肾脏排除，对老年人及肝肾功能不良者尤应注意出血倾向。对于意识不清和烦躁患者给予约束带约束置管侧肢体，固定牢套管针。拔管后，局部按压 5 ~ 10 分钟，再用绷带加压包扎，30 分钟后予以解除。如果出现血肿可局部用 30% 硫酸镁湿敷。

（4）预防动脉空气栓塞：由于冲洗装置排气不彻底、管道系统连接不紧密及更换肝素帽或采集血标本时，空气很容易进入。残留空气不仅能引起空气栓塞，还会影响测压数值，因为气泡常使机械信号减弱或衰减，从而导致一个减幅的类似波和错误的压力读数。因此在实施护理时，要拧紧所有的接头，确保开关无残气；避免增加不必要的开关和延长管；应在取血或调零后，快速冲洗开关处。

三、中心静脉压监测

中心静脉压（CVP）是指腔静脉与右心房交界处的压力，反映右心前负荷的指标。将导管经颈内静脉或锁骨下静脉插入上腔静脉，导管末端再与充满液体的延长管和换能器相连，通过测压装置与多功能监护仪相连，即可由监护仪上获得中心静脉压的波形与数值。CVP 由四种成分组成：①右心室充盈压；②静脉内壁压力，即静脉内血容量；③作用于静脉外壁的压力，即静脉收缩压和张力；④静脉毛细血管压。CVP 是临床观察血流动力学的主要指标之一。

1. 正常值及临床意义

CVP 正常值为 5 ~ 12 cmH_2O（2 ~ 8 mmHg）。CVP 2 ~ 5 cmH_2O 常提示右心房充盈欠佳或血容量不足，CVP 15 ~ 20 cmH_2O 时，则表示右心功能不良，心脏负荷过重。当患者出现左心功能不全时，CVP 也就失去了参考价值。CVP 结合其他血流动力学参数综合分析，在 ICU 中对患者右心功能和血容量变化的评估有很高的参考价值。因而在输血补液及使用心血管药物治疗时连续观察 CVP 的变化极为重要。临床上根据 CVP 与血压、尿量的关系来分析病情，特别是心脏大手术后患者 CVP 与血压、尿量受各种因素影响而变化。因此，ICU 护士必须具备高度的责任心和丰富的临床经验，根据不同的情况及时配合医师采取相应的急救措施。

（1）CVP 与血压、尿量的关系及病情分析。

1）补液试验：取等渗盐水 250 mL，于 5 ~ 10 分钟内经静脉滴入，若血压升高，CVP 不变，提示血容量不足；若血压不变而 CVP 升高 3 ~ 5 cmH_2O（0.29 ~ 0.49 mmHg），则提示心功能不全。

2）Weil "5 - 2 法则"：也是补充血容量治疗中的指导方法之一。在输液中如 CVP 值升高超过原基础值 5 cmH_2O，应暂停输液；如输液后 CVP 值升高低于 5 cmH_2O，但高于 2 cmH_2O，则短时间暂停输液，如 CVP 值持续升高 2 cmH_2O 以上，应进行监护观察；如 CVP 值升高随后降至 2 cmH_2O 以下，可再开始冲击补液。

（2）不同病情对 CVP 的要求不尽相同：例如，某些左心手术或左心功能不全的患者，虽然左房压已超出正常范围，但 CVP 仍可能为正常或低于正常，而有些右心手术患者，CVP 虽然已超出正常范围，但仍存在容量不足。临床上要调节和保持最适合患者病情需要的 CVP。

2. 适应证

①各类大型手术，尤其是心血管、颅脑和胸部大而复杂的手术；②各种类型的休克；③脱水、失血和血容量不足；④右心功能不全；⑤大量静脉输血、输液。

3. CVP 的监测方式

（1）经玻璃水柱测定。

1）将 T 形管和三通管分别连接患者的中心静脉导管、有刻度数字的消毒测压管和静脉输液系统，柱内充满输液液体。

2）测压计垂直地固定在输液架上。

3）水柱零点通常在第四肋间腋中线部位，平右心房水平，水柱向中心静脉压开放。

4）至水柱逐渐下降停止，在呼气末时读的水柱对应的刻度数字的数值即为中心静脉压的值。

5）机械通气患者应关闭 PEEP 后测定或者按 PEEP 每 4 cmH_2O 约 1 mmHg 计算。

（2）经换能器测定。

1）留置中心静脉导管成功。

2）测压装置与导管接头应连接紧密，妥善固定，以防滑脱。

3）每次测压前要先抽吸测压管有无回血，如回血不畅或无回血应考虑到导管是否已脱出，或导管紧贴静脉壁，或为静脉瓣所堵塞，此时应及时调整导管位置后方可测定。

4）确保管道通畅：每间隔 2~4 小时，快速滴注 10~15 mL 液体，以确定管道的通畅性，必要时可用肝素溶液冲洗。同时导管连接要紧密牢固，防止因接头松脱而导致出血。

5）保持测压的准确性：每次测压均应调整零点。使换能器指示点对准腋中线与腋前线之间与第四肋间的交叉点，以此点作为右心房水平，旋转三通管，使换能器与大气相通，校对零点；对好零点后，再次旋转三通管，使中心静脉导管与测压装置相通，待显示器显示的数值稳定后，即为此刻 CVP 值。

4. CVP 监测的注意事项

（1）判断导管插入上、下腔静脉或右心房无误。

（2）将零点置于第四肋间右心房水平腋中线。

（3）确保静脉内导管和测压管道系统内无凝血、无空气，管道无扭曲等。

（4）测压时确保静脉内导管畅通无阻。

（5）加强管理，严格无菌操作。

5. 影响 CVP 的因素

（1）CVP 上升的常见因素。

1）右心泵功能低下，如充血性心力衰竭、心源性休克。

2）心包填塞。

3）肺循环阻力升高，如肺水肿、严重肺不张、肺循环高压。

4）药物影响，如使用强烈收缩血管的药物，小动脉收缩，回心血量相对增加，致使中心静脉压上升。

5）胸膜腔内压升高时，如气胸、血胸或使用呼吸机正压通气，气管内吸引或剧烈咳嗽时。

6）电解质紊乱或酸碱平衡失调时，可影响心血管功能。

7）三尖瓣狭窄或反流时右房扩大，压力上升，即使在血容量不足时，中心静脉压亦高或正常。

8）补液量过多或过快。

（2）CVP下降的常见因素：①血容量不足；②应用血管扩张剂的影响。

6. CVP的监测护理

（1）根据病情或医嘱监测中心静脉压，并注意观察变化趋势。

（2）预防感染：导管置入过程中严格遵守无菌操作原则，压力监测系统保持无菌，避免污染。如穿刺部位出现红肿、疼痛情况，应立即拔出导管。

（3）调定零点：导管置入后，连接充满液体的压力延长管及换能器，换能器应置于腋中线第四肋间水平。每次测压前应调定零点。患者更换体位后应重新调定零点。

（4）测压通路应尽量避免滴注升压药或其他抢救药物，以免测压时药物输入中断引起病情波动。

（5）穿刺部位护理：密切观察穿刺部位情况，每日用安尔碘消毒一次，特殊情况随时消毒。局部以透明敷贴覆盖以利于观察，并视具体情况随时更换。

（6）接受正压呼吸机辅助呼吸的患者，吸气压 >25 cmH$_2$O 时胸膜腔内压增高，会影响中心静脉压值。咳嗽、呕吐、躁动、抽搐或用力时均可影响中心静脉压，应在安静 10～15 分钟后再进行测定。

7. CVP的并发症及防治

（1）感染：中心静脉置管感染率为 2%～10%，因此在操作过程中应严格遵守无菌技术，加强护理，每天更换敷料，每天用肝素稀释液冲洗导管。

（2）出血和血肿：颈内静脉穿刺时，穿刺点或进针方向偏向内侧时，易穿破颈动脉，进针太深可能穿破椎动脉和锁骨下动脉，在颈部可形成血肿，肝素化后或凝血机制障碍的患者更易发生。因此，穿刺前应熟悉局部解剖，掌握穿刺要点，一旦误穿入动脉，应做局部压迫，对肝素化患者，更应延长局部压迫时间。

（3）其他：包括气胸、血胸、气栓、血栓、神经和淋巴管损伤等。虽然发病率很低，但后果严重。因此，必须加强预防措施，熟悉解剖，认真操作，一旦发现并发症，应立即采取积极的治疗措施。

四、有创血流动力学监测

有创血流动力学监测用于心肌梗死、心力衰竭、急性肺水肿、急性肺栓塞，各种原因导致的休克、心跳呼吸骤停、严重多发伤、多器官功能衰竭、严重心脏病围术期等需严密监测循环系统功能变化的患者，提供可靠的血流动力学指标，指导治疗。

1. 用品

（1）Swan-Ganz导管：目前常用四腔导管，有 3 个腔和 1 根金属线。导管顶端用于测量肺动脉压；近端开口距离顶端 30 cm，用于测量 CVP；与气囊相通的腔；气囊附近有一热敏电阻，用于热稀释法测定心排血量。

（2）多功能床旁监护仪。

（3）测压装置：包括换能器、压力延长管、三通管、加压输液袋、2%肝素盐水等。

2. 肺动脉压力监测

（1）肺动脉压（PAP）：由导管肺动脉压力腔测得。肺动脉收缩压正常情况下与右室收缩压相等，正常值为（15～28）/（5～14）mmHg。升高见于低氧血症、肺栓塞、肺不张、肺血管疾病等。降低见于低血容量性休克。

（2）肺小动脉楔压（PCWP）：测压管连接于肺动脉压力腔，向气囊内注入1.2 mL气体，导管顶端进入肺动脉分支，此时测得的压力为PCWP，正常值为8～12 mmHg。PCWP可较好地反映左房平均压及左室舒张末压。升高见于左心功能不全、心源性休克、二尖瓣狭窄或关闭不全、胸腔压力增加、使用升压药物等。降低见于血容量不足、应用扩张血管的药物。

（3）右心房压（RAP）：由导管中心静脉压腔测得，正常值为2～8 mmHg。反映循环容量负荷或右心房前负荷变化，比CVP更为准确。心包积液及心力衰竭时可造成相对性右室前负荷增加，右室注入道狭窄（如三尖瓣狭窄）时右房压不能完全代表右室前负荷。

（4）右室压（RVP）：在导管进出右室时测得。正常值为（15～28）/（0～6）mmHg。舒张末期压力与右房压相等。

（5）心排血量（CO）：利用热稀释法测得。向右房内快速而均匀注入5～10 mL的室温水或冰盐水，导管尖端热敏电阻即可感知注射前后导管尖端外周肺动脉内血流温度之差，此温差与心排血量之间存在着一定的关系，通过多功能监护仪的计算便可以直接显示心排血量。此方法所得的结果有一定的误差，因此，至少应重复3次，取平均值。静息状态下正常值为4～8 L/min。CO降低常见于各种原因引起的心功能不全以及脱水、失血、休克等原因引起的心排血量降低。

3. 与CO有关的血流动力学指标

（1）心脏排血指数（CI）：为每分钟心排血量除以体表面积（CO/BSA）。正常值：2.8～4.2 L/（min·m²）。经体表面积化后排除了体重不同对心排血量的影响，更准确地反映了心脏泵血功能。<2.5 L/（min·m²）提示心功能不全，<1.8 L/（min·m²）会出现心源性休克。CI升高见于某些高动力性心衰，如甲亢、贫血等。

（2）心脏每搏排出量（SV）：正常值为50～110 mL。SV反映心脏每搏泵血能力，影响因素有：心肌收缩力、前负荷、后负荷，一些作用于心肌细胞膜内β受体及能改变心肌浆网钙离子释放的药物能明显增加SV；在一定范围内，增加心脏的前负荷或后负荷亦可适当增加SV，但在心肌有严重损伤时心肌耗氧量会增加。

（3）肺血管阻力（PVR）：正常值为15～25（kPa·s）/L。PVR反映右心室后负荷大小，肺血管及肺实质病变时亦可影响结果。表示为：PVR =（MPAP－PCWP）×8/CO。

（4）全身血管阻力（SVR）：正常值为90～150（kPa·s）/L。反映左心室后负荷大小。左室衰竭、心源性休克、低血容量性休克、小动脉收缩等使SVR升高；贫血、中度低氧血症使SVR降低。表示为：SVR =（MAP－CVP）×8/CO。

4. 监测指标的临床意义

（1）循环功能的判断：根据血流动力学指标，大体可了解循环灌注状况、心脏泵血功能、循环容量和心脏前负荷、循环阻力或心脏后负荷等。

（2）帮助临床鉴别诊断：心源性与非心源性肺水肿的鉴别，在排除影响 PCWP 因素后，可用 PCWP 指标来鉴别，PCWP > 2.4 kPa（18 mmHg）时心源性可能性大，> 3.3 kPa（25 mmHg）时则心源性肺水肿可以肯定，< 1.9 kPa（14 mmHg）则可基本排除心源性肺水肿。急性肺栓塞临床表现类似心源性休克，血流动力学均可表现为 RAP、PVR 升高，MAP、CI 降低，但前者 PCWP 偏低，后者 PCWP 偏高。急性心脏压塞与缩窄性心包炎时均可出现 SV、CI、MAP 下降，RAP 与 PCWP 升高值相似，但后者 RAP 监测波形呈"平方根号"样特征性改变。血流动力学监测对区别不同类型休克亦有鉴别意义。心源性休克常出现 CI 下降、心脏前负荷增加；低血容量休克表现为心脏前负荷下降、CI 降低、SVR 增加；过敏性休克时全身血管扩张而阻力降低、心脏前负荷下降、CI 减少；感染性休克按血流动力学可分为高心排低阻力型和低心排高阻力型休克。

（3）指导临床治疗：危重患者血流动力学监测的目的是确定输液量、血管活性药物应用的种类和剂量及利尿剂的应用，以便维持有效的血液灌注，保证充足的氧供，同时又不过多增加心脏负担和心肌氧耗量，故应根据监测指标综合分析，及时解决主要矛盾。

1）一般型：CI > 2.5 L/（min·m^2）、PCWP < 15 mmHg，本组患者无须特殊处理，当心率 > 100 次/分，可考虑应用镇静剂或小剂量 β 受体阻滞剂。

2）肺淤血型：CI > 2.5 L/（min·m^2）、PCWP > 15 mmHg，治疗目标为降低 PCWP，可应用利尿剂、静脉扩张药。

3）低血容量型：CI < 2.5 L/（min·m^2）、PCWP < 15 mmHg，治疗目标为适当静脉输液，增加心脏前负荷，提高心排血量。

4）左心功能不全型：CI < 2.5 L/（min·m^2）、PCWP > 15 mmHg，治疗目标为提高 CI、降低 PCWP，使用血管扩张剂、利尿剂，必要时加用正性肌力药物。

5）心源性休克型：CI < 1.8 L/（min·m^2）、PCWP > 30 mmHg，治疗目标为提高 CI、降低 PCWP，以正性肌力药及血管扩张药为主，同时可采用主动脉内球囊反搏治疗。

6）右心室梗死型：CI < 2.5 L/（min·m^2）、CVP 或 RAP 升高，PCWP < CVP（或 RAP），治疗目标是提高 CI，以静脉补液为主，维持 RAP 在 18 mmHg 以下为宜，有利于提高左心室心排量，禁用利尿剂。

（4）了解肺换气功能及全身氧动力学状况：根据动脉和混合静脉血血气结果、吸入氧浓度等，可经有关公式计算出肺的换气功能和全身动力学。

5. 监测及管理

（1）根据病情需要，及时测定各项参数，换能器应置于心脏水平，每次测压前应调整零点。通过压力波形确定导管所在部位。

（2）肺动脉导管和右房导管应间断以 2‰ 肝素液 3 mL/h 静脉滴注，防止凝血。

（3）导管固定应牢固，防止移位或脱出。当波形改变时，应及时调整，使之准确。必要时，X 线床旁摄片，以确定导管位置。

（4）严格执行无菌操作原则，测压和测心排血量时应注意预防污染。病情好转后应尽早拔除。

（5）持续监测心律的变化，测量肺小动脉楔压时，充气量不可超过 1.5 mL，且应间断、缓慢地充气。气囊过度膨胀或长时间嵌楔，血管收缩时气囊受压，可致导管内血栓形成。应持续监测肺动脉压力波形，定时拍胸片检查导管尖端位置，预防肺栓塞。肺动脉高压的患者，其肺动脉壁脆而薄，气囊充气过度可引起肺出血或肺动脉破裂。

（6）漂浮导管拔除时，应在监测心率的条件下进行。拔管后，施行局部压迫止血。

五、脉搏指示持续心排血量监测

脉搏指示持续心排血量监测（PiCCO），依据质量守恒定律即某特定物质在系统末端流出的量等于该物质流入端的量跟系统流入端与流出端之间减少或增加的量之和，将单次心排血量测定发展为以脉搏的每搏心排血量为基准的连续心排血量监测技术。与其他 CO 监测方法相比，具有微创伤、低危险、简便、精确、连续等优点。可监测胸腔内血容量、血管外肺水含量、每搏输出量变异度等容量指标，从而反映机体心脏前负荷及肺水肿状态。

1. 方法

为患者行中心静脉置管，于股动脉放置一根 PiCCO 专用监测导管，中心静脉导管及温度感知接头与压力模块相连接，动脉导管连接测压管路，与压力及 PiCCO 模块相连接。测量开始，从中心静脉注入一定量的冰生理盐水（2～15 ℃），经过上腔静脉→右心房→右心室→肺动脉血管外肺水→肺静脉→左心房→左心室→升主动脉→腹主动脉→股动脉→PiCCO 导管接收端。监护仪可将整个热稀释过程描绘成曲线，再对曲线波形进行分析，得出一参数，再结合测得的股动脉压力波形，计算出一系列数值。热稀释测量需进行 3 次，取平均值作为常数，以后只须连续测定主动脉压力波形下的面积，即可得出患者的连续心排血量。

2. 监测参数

（1）经肺温度稀释：心排血量（CO）、胸内血容量（ITBV）、血管外肺水（EVLW）。

（2）动脉脉搏轮廓计算：连续心排血量（CCO）、心搏容积（SV）、心搏容积变量（SVV）、外周血管阻力（SVR）。

3. 适应证

凡需要心血管功能和循环容量状态监测的患者，如外科、内科、心脏、严重烧伤以及需要中心静脉和动脉插管监测的患者，均可采用 PiCCO。①休克；②急性呼吸窘迫综合征（ARDS）；③急性心功能不全；④肺动脉高压；⑤心脏及腹部、骨科大手术；⑥严重创伤；⑦脏器移植手术。

4. 禁忌证

有些为相对禁忌证，例如，股动脉插管受限的可考虑腋动脉或其他大动脉，下列情况有些是测定值的变差较大，也列入了其中：①出血性疾病；②主动脉瘤、大动脉炎；③动脉狭窄，肢体有栓塞史；④肺叶切除、肺栓塞、胸内巨大占位性病变；⑤体外循环期间；⑥体温或血压短时间变差过大；⑦严重心律失常；⑧严重气胸、心肺压缩性疾患；⑨心腔肿瘤；⑩心内分流。

六、主动脉内球囊反搏术

主动脉内球囊反搏术（IABP）多用于经药物治疗未见改善的心源性休克或心脏手术后无法脱离体外循环支持的危重患者。它的使用是临时性的，通过一段时间的辅助或使心脏功能改善，或为终末期心脏病患者进行心脏移植术赢得一些准备时间，是临床应用比较广泛和有效的一种机械循环辅助装置。

1. 原理

IABP 是利用"反搏（counterpulsation）"的原理与心脏的心动周期同步运行，使冠状动脉的血流量增加和心脏的后负荷下降的装置。将带有一个气囊的导管植入降主动脉近心端，在心脏收缩期，气囊内气体迅速排空，造成主动脉压力瞬间下降，心脏射血阻力降低，心脏后负荷下降，心脏排血量增加，心肌耗氧量减少。舒张期主动脉瓣关闭同时气囊迅速充盈向主动脉远、近两侧驱血，使主动脉瓣根部舒张压增高，增加了冠状动脉血流和心肌氧供，全身灌注增加。总的效果是：使心肌氧供∕氧需比率得到改善，并伴有外周灌注的增加。

2. 适应证

①各种原因引起的心泵衰竭，如急性心肌梗死并发心源性休克、围术期发生的心肌梗死、心脏手术后难以纠正的心源性休克、心脏挫伤、病毒性心肌炎等；②急性心肌梗死后的各种并发症，如急性二尖瓣关闭不全、梗死后室间隔缺损、乳头肌断裂、大室壁瘤等；③内科治疗无效的不稳定型心绞痛；④缺血性室性心动过速；⑤其他：高危患者进行各种导管及介入和手术治疗、心脏移植前后的辅助治疗、人工心脏的过度治疗。

3. 禁忌证

①主动脉瓣反流；②主动脉夹层动脉瘤；③脑出血或不可逆性的脑损害；④心脏病或其他疾病的终末期；⑤严重的凝血机制障碍。

4. 安装使用程序

（1）主动脉气囊反搏导管的选择：现在使用中的主动脉气囊反搏导管采用的是硅酮化多聚氨基甲酸乙酯材料，具有很好的柔韧性并可将在气囊表面血栓形成的危险减少到最小。在选择导管时应考虑气囊充气时可阻塞主动脉管腔的 90% ～95%。目前有多种型号的导管可供选择，主要为 4.5～12.0F，气囊容积为 2.5～50 mL，临床可以根据患者的体表面积和股动脉的粗细选择气囊的大小。

（2）主动脉气囊反搏导管插入技术。

1）主动脉气囊反搏导管的插入方法：①经皮股动脉穿刺是目前使用最广泛的方法，插入前评价患者股动脉和足背动脉搏动、双下肢皮肤颜色、温度等有助于气囊插入后对肢体缺血的迅速识别。采用严格无菌技术在腹股沟韧带下方行股动脉穿刺，送入导引钢丝后拔除穿刺针，沿导引钢丝送扩张器扩张股动脉穿刺口后撤除扩张器，再沿导引钢丝送入鞘管至降主动脉胸段，将主动脉气囊反搏导管插入引导鞘管，使其顶端位于左锁骨下动脉开口以下 1～2 cm 气囊的末端在肾动脉开口水平以上，可通过胸部 X 线片观察导管尖端是否位于第二至第三肋间，将鞘管退出至留在体内 2～4 cm 后固定，连接压力传感器和床旁反搏机；②经股动脉直视插入，手术暴露股动脉，将一段长 5 cm、直径 8～10 mm 的人工血管以 45°插至股动脉，将主动脉气囊反搏导管经人工血管插入动脉，同前所述定位后，用带子结扎人工血管固定气囊反搏导管；③经胸骨正中切开插入，当有腹主动脉瘤或严重的外周血管病变而不能经股动脉插入主动脉气囊反搏导管时，可在进行心脏手术时经胸骨正中切开，直接将气囊反搏导管插入升主动脉或主动脉弓，经主动脉弓将气囊推进至降主动脉胸段。

2）主动脉气囊反搏导管插入前的准备和插入过程中的监护。①主动脉气囊反搏导管插入前的准备。a. 协助医师评价患者情况，包括双下肢皮肤颜色、温度、动脉搏动、基础感觉和运动能力以及患者插管前的血流动力学状态，并进行全面的神经系统的检查。向患者及家属简单、概括地解释与 IABP 治疗相关的问题，如治疗的目的、反搏的原理、可能出现的并发症、使用中如何配合等，取得患者及家属对操作的理解，消除他们的恐惧，并签署知情同意书。b. 保持静脉通路开放，以备在导管插入过程中出现紧急情况可以快速给药；检查患者正在使用的仪器设备的运行是否正常及报警设备是否正确，如呼吸机、心电监护仪、输液泵以及负压吸引装置等。护士应常规进行备皮准备，协助医师进行皮肤消毒。插管前提醒医师检查气囊是否存在漏气情况。②主动脉气囊反搏导管插入过程中的监护，主动脉气囊反搏导管插入过程中可能发生的并发症，包括栓塞、动脉内膜剥脱、主动脉穿通、气囊位置放置错误等。监护护士必须密切观察、测量并记录患者的血压、心率、心律、尿量及双下肢温度、颜色、动脉搏动等，对患者出现的每一个临床表现尤其是疼痛有所警觉（如胸前或后背疼痛均提示主动脉内膜剥脱），及早发现和处理并发症。插管后常规立即行床旁 X 线胸片检查，明确主动脉气囊反搏导管的位置。

（3）主动脉气囊反搏泵主机的准备。

1）触发方式的选择：触发时生理性的相关信号，它使得放置在主动脉内的气囊进行充气和放气时相连续不断地切换。触发启动点在主机显示屏上的一个时间点上标明，指示气囊充气或排气，并且可以听到主机发出的声音。一般的主动脉内球囊反搏泵常采用心电图 R 波作为触发的识别标志，同时还具备有更精细、复杂的系统使之可以采用其他触发方式，如根据动脉压力波形触发、心室或房室起搏器起搏信号触发等方式。主动脉气囊反搏泵还可以由操作者选择内部强制触发方式，例如当行心肺复苏时，患者的心电和血压均不足以触发反搏而采取的内部强制触发方式，基本的触发方式有以下几种。①心电图触发方式：是最常用的触发方式，心电图 R 波信号反馈到一个微程序处理器，经过整合后将控制信号传递到气体传输系统，驱动气囊充气和排气。外部的电干扰如起搏器发出的起搏信号、电刀干扰等可能严重地干扰触发启动探测的可信性，现在许多主动脉气囊反搏装置已经安装有滤波装置，以保证在这些不利情况下保持适当的触发和时相判定。②压力触发方式：各种原因心电图不能有效触发或心电图信号不清楚时，可选择压力触发方式，触发的信号标志可以从气囊导管中心测压腔获得，要求收缩压 >50 mmHg，脉压 >20 mmHg。因为不规则的心律可导致动脉压力波形形态发生变化，所以不建议用于不规则的心律。③起搏状态触发方式：当患者正在应用起搏器进行心房起搏、心室起搏或房室顺序起搏时，可以选择利用起搏信号触发模式。在这种触发方式下，高尖的起搏信号成为触发识别的信号，因此既要兼顾主动脉气囊反搏达到最大效益，同时又要让起搏器继续起搏。④内部强制触发方式：主动脉气囊反搏主机还设有一个非同步的触发方式，其用于患者不能产生心脏输出时，如心搏骤停时心脏的电活动和搏动不足以启动主动脉内球囊反搏泵，此时主机强制触发反搏可以固定的频率（自动状态为 80 次/分）触发产生冠状动脉的血流灌注。为了防止相反的作用，主机自动监测患者心脏的自主电活动，并在监测到 R 波时排气。一旦患者出现自主的心脏电活动，可将触发模式转换回心电图触发方式。

2）时相转换：在反搏过程中，时相转换适当可以使主动脉内气囊在每个心动周期中的充气和排气协调地相互交替发生作用。理想的反搏结果是：产生高的动脉舒张压（理想的PDA），从而增加冠状动脉的灌注；降低主动脉舒张末压（后负荷），从而减少心肌氧耗，增加心排血量。达到理想的舒张期增量不仅依靠充气的时相，而且还取决于气囊的位置、气囊充气的速度、排血量的多少、主动脉的顺应性及主动脉瓣的情况等。气囊充气起始点在主动脉波形重脉切迹（DN 点）处，产生显著的舒张压增高，舒张末期压力降低，收缩峰压下降。气囊排气时相假设预期在收缩期有一个使心肌氧需求下降的结果，气囊排气刚好在心室射血期前主动脉内血液容积突然锐减，致使主动脉内压力下降，从而有效降低了左心室的后负荷，最终减少心肌对氧的需求。

主动脉内球囊反搏充气/排气时相转换适当地获得安全有效应用的前提，需要监护室医师和护士具有有关心动周期的基础知识和操作上的一些技巧。首先，操作者一定要能够明确舒张期的开始。在主动脉压力波形上表示舒张期开始的标志是重脉切迹，它代表主动脉瓣关闭，气囊充气最好在此点稍前。其次，操作者一定要能够确定收缩期的开始。动脉压力波形向上快速升高表示主动脉瓣开放、心室射血，气囊排气最好发生在此之前。

主动脉瓣内气囊充气/排气时相设置不当会造成以下四种情况：①充气过早：IABP在主动脉瓣关闭之前充气→主动脉瓣提前关闭→每搏射血量减少（CO减少）；②充气过迟：PDP低于理想状态。主动脉舒张压放大效果降低冠状动脉的灌注量减少（疗效欠佳）；③排气过早：APSP=PSP，BAEDP处成"U"形，后负荷未减轻，心肌耗氧未减轻；④排气过迟：BAEDP大于PAEDP。左室的后负荷增加→心肌耗氧量增加、CO减少。

为了能够达到理想的充气/排气时相和简化临床操作，现代的主动脉内球囊反搏仪具有自动控制时相的功能，它可以在心率和心律的变化中自动校正时相对衰竭的心脏进行支持。

5. 监护要点

在接受IABP支持治疗患者的整个治疗监护过程中，重症监护室（ICU）护理人员的作用是非常重要的。进行IABP支持治疗的患者需要24小时不间断的监护，他们的病情一般都非常严重，随时可能发生变化，所以监护人员必须做到正确地、安全地处理各种病情变化。监护人员对IABP技术掌握的熟练程度、对解剖学和病理生理学知识的理解程度决定了他们在监护过程中可以及时提供极其重要的信息，对医师做出应用IABP支持治疗的选择、在整个过程中正确处理病情变化和调整IABP支持治疗非常有帮助。

（1）妥善固定插管：无菌敷料包扎插管部位，并妥善固定，当IABP治疗开始以后，监护人员要按照无菌原则对插管部位进行包扎处理，将主动脉气囊反搏导管固定在患者的大腿上，防止脱位。每24小时更换敷料，必要时随时更换。

（2）体位和活动：对安装IABP的患者，监护人员一定要强调其绝对卧床。插管侧大腿弯曲不应超过30°，床头抬高也不应超过30°，以防导管打折或移位。但是护理人员还是应鼓励和协助患者在限制允许的范围内多移动。

（3）心理护理：患者应用IABP支持治疗时对病情和治疗现状感到焦虑，经常会提出有关治疗和预后方面的问题；患者也可以因为在自己体内存在一个治疗装置而感到困惑或不安，还可以为经济、家庭关系等方面的问题而焦虑。护士应耐心解释患者提出的问题，安慰鼓励患者，为患者创造一个安静的、能够充分休息的环境非常重要。在条件允许的情况下可以遵医嘱给予镇静药。

（4）血流动力学状态的监测：根据需要每15~60分钟评估并记录患者血流动力学状态及对IABP支持治疗的反应。主要观察和记录数据包括：生命体征、中心静脉压、肺动脉压、肺毛细血管楔压（PCWP）、心排血量、液体出入量、血气分析及其他实验室检查。在IABP支持治疗开始15分钟，各种血流动力学指标可以得到改善。

（5）主动脉血管并发症的预防：IABP治疗中最常见的并发症是主动脉血管并发症，发生率为6%~24%。通常与插入操作有关，主要危险因素有：糖尿病患者、高血压患者、女性患者和外周血管疾病患者。护士应该密切观察患者是否出现血管性并发症的症状和体征，如突然出现剧烈的疼痛、低血压、心动过速、血红蛋白下降、肢体末梢凉等，并及时向医师报告。

（6）下肢缺血的预防：下肢缺血发生率在 5% ~ 19%。监护室护士对应用 IABP 支持治疗的患者应加强观察其穿刺侧肢体的脉搏、皮肤颜色、感觉、肢体运动、皮肤温度等。在主动脉内气囊导管插入后第一小时内每隔 15 分钟观察判断一次，此后每一小时测量、判断一次。当发生插入术后的下肢缺血时，应撤出气囊导管。

（7）预防血栓、出血和血小板减少症：注意要把主动脉气囊反搏泵因故障不工作的时间控制在 15 分钟内，1：3 IABP 不超过 1 小时。观察足背动脉情况、下肢温度及颜色变化；观察尿量变化：如尿量减少、尿比重低，应考虑是否肾衰竭或肾动脉栓塞。正确执行肝素抗凝治疗及全身凝血因子激活时间（ACT）监测，维持 ACT 在 180 ~ 200 秒。监测血小板计数、血红蛋白、血细胞比容。如果发生出血，根据需要进行输血，必要时输血小板。

（8）预防感染：按照无菌原则进行伤口更换敷料，注意伤口有无红、肿、热、痛和分泌物。常规预防性使用抗生素。对患者进行细致的生活护理，包括口腔护理、中心静脉插管护理、导尿管护理等。密切监测患者的体温、白细胞计数等，必要时进行血培养。

（9）保持最佳的主动脉内球囊反搏效果：IABP 治疗的有效性取决于患者的血流动力学状态和仪器有关参数的正确选择。监护人员可以通过 IABP 治疗期间主动脉压力波形的变化来判断辅助治疗效果。另外，监护人员还要知道如何判断主机工作状态和常见问题和故障的排除。

（10）其他治疗：在施行 IABP 期间，应同时执行其他有关治疗，如纠正酸中毒、补足血容量、纠正心律失常、应用血管活性药物维持血管张力和呼吸机治疗等。

6. 主动脉内球囊反搏的撤离

（1）IABP 撤离的指征：①心排指数 > 2.0 L/（min·m^2）；②动脉收缩压 > 90 mmHg；③左心房和右心房压 < 20 mmHg；④心率 < 110 次/分；⑤尿量 > 0.5 mL/（kg·h）；⑥无正性肌力药物支持或用量 < 5μg/（kg·min）。

（2）酌情早期撤离：有主动脉血管内并发症、下肢缺血、气囊导管内形成血栓等并发症时，应酌情早期撤离 IABP。

（3）撤离步骤。

1）撤离 IABP 的过程要在医师的指导下逐步地减少主动脉内球囊反搏的辅助比例，从1：1 减少到 1：2 最终到 1：4，并逐渐减少抗凝剂的应用，在拔除气囊导管前 4 小时停止用肝素，确认 ACT < 180 秒，这样可减少出血并发症。

2）给予少量镇静药，剪断固定缝线。

3）停机后用 50 mL 注射器将气囊内气体抽空，将气囊导管与鞘管一起拔除。

4）让血液从穿刺口冲出几秒或 1 ~ 2 个心动周期，以清除血管内可能存在的血栓碎片。

5）局部压迫 30 分钟，继以沙袋压迫 8 小时。护士应嘱咐患者平卧 6 ~ 12 小时，严密观察穿刺部位出血情况，最初 30 分钟观察一次，2 ~ 3 小时后可适当延长观察时间。

6）在拔除气囊导管后，护士应立即检查远端动脉搏动情况和患者血流动力学状态等，及早发现异常并及时处理。

七、氧代谢监测

生理情况下，机体细胞正常活动有赖于持续不断的氧供给，当细胞内氧的利用发生障碍时，导致机体出现一系列的功能、代谢和形态的改变，甚至危及生命。恰当的氧供给取决于心、肺及血液系统功能的协调。机体的氧代谢主要包括摄取、输送和消耗3个环节。监测氧代谢，可及时发现脏器组织氧代谢的障碍，实施能改善组织的氧输送和氧消耗的有效措施，是提高危重患者治疗水平的关键一环。组织氧合的全身性测定包括全身性氧输送（DO_2）、氧消耗（VO_2）、氧摄取率（ERO_2）、混合静脉血氧饱和度（SvO_2）及动脉血乳酸测定值（ABL）。

1. 氧输送（DO_2）

DO_2 是指每分钟心脏向外周组织输送的氧量，由心脏排血指数（CI）及动脉血氧含量（CaO_2）所决定。动脉血氧含量由血红蛋白、动脉血氧饱和度及动脉血氧分压决定，即：

$$DO_2 = CI \times CaO_2 \times 10$$

$$CaO_2 = 1.34 \times Hb \times SaO_2 + 0.003 \times PaO_2$$

2. 氧消耗（VO_2）

VO_2 是指每分钟机体实际的耗氧量，在正常情况下，VO_2 反映机体对氧的需求量，但并不代表组织的实际需氧量。VO_2 的决定因素是 DO_2 血红蛋白氧解离曲线的P50、组织需氧量及细胞的摄氧能力。VO_2 主要有2种测定方法。

（1）直接测定单位时间内吸入气和呼出气中氧含量并计算其差值。

（2）通过反向Fick（reverse-Fick）法计算，即：

$$VO_2 = CI \times (CaO_2 - CvO_2) \times 10$$

$$CvO_2 = 1.34 \times Hb \times SvO_2 + 0.003 \times PvO_2$$

3. 氧摄取率（ERO_2）

ERO_2 是指每分钟氧的利用率，即组织从血液中摄取氧的能力，反映组织的内呼吸，与微循环灌注及细胞内线粒体功能有关，即：

$$ERO_2 = VO_2/DO_2$$

正常基础状态 ERO_2 为 0.25 ~ 0.33，即 VO_2 为 DO_2 的 1/4 ~ 1/3。

4. 混合静脉血氧饱和度（SvO_2）

SvO_2 反映组织器官摄取氧的状态，正常范围在 60% ~ 80%。全身氧输送降低或氧需求大于氧输送时，SvO_2 降低；组织器官利用氧障碍或微血管分流增加时，SvO_2 升高。肺动脉内的血是理想的混合静脉血标本，通常经 Swan-Ganz 导管抽取肺动脉血。SvO_2 与中心静脉血氧饱和度（$ScvO_2$）有一定相关性，$ScvO_2$ 的值比 SvO_2 的值高 5% ~ 15%。

5. 动脉血乳酸测定（ABL）

血乳酸和乳酸清除率是近年来评价疾病严重程度及预后的重要指标之一。组织缺氧使动脉血乳酸升高，但仅以血乳酸浓度不能充分反映组织的氧合状态，研究表明，患者乳酸清除率能够更好地反映患者预后。监测乳酸 > 2 mmol/L 所持续的时间、连续监测血乳酸及乳酸清除率的动态变化，能够更好地指导危重患者的救治。

（李二彦　陈春霞）

第三节 中枢神经系统的监护

中枢神经系统是人体意识行为的控制系统，其解剖结构和功能十分复杂。因而对于这一系统的临床监测也变得更加困难，因此，ICU 护理人员不仅要有扎实的危重病急救知识和抢救技术，同时还必须具有神经系统的基本知识和技能，并能对一些神经系统阳性体征和监测结果有初步分析及判断的能力。

一、意识状态的观察

意识状态是指人对周围环境和自身状态的认知与觉察能力，是大脑高级神经中枢功能活动的综合表现。意识活动主要包括认知、思维、情感、记忆和定向力五个方面。

凡能影响大脑功能活动的疾病均会引起不同程度的意识改变，称为意识障碍，可表现为兴奋不安、思维紊乱、语言表达能力减退或失常、情感活动异常、无意识动作增加等。

1. 病因与发生机制

正常意识状态的维持取决于大脑皮质及皮质下网状结构功能的完整性。受感染或非感染性因素（如肿瘤、外伤、中毒或脑部病变及氧供不足）影响，均可能发生病理损害，引起脑细胞代谢紊乱、功能低下，从而产生意识障碍。

2. 临床表现

意识障碍可根据意识清晰程度、意识障碍范围、意识障碍内容的不同而有不同表现。临床上常见的意识障碍有嗜睡、意识模糊、昏睡、昏迷和谵妄等。

（1）嗜睡：是一种轻度的意识障碍。患者呈病理性持续睡眠状态，经刺激可唤醒，醒后能回答问题，能配合体格检查。刺激停止后又复入睡。

（2）意识模糊：是一种较嗜睡更重的意识障碍。患者虽能保持简单的精神活动，但对周围事物的刺激判断能力下降，出现定向力障碍，常伴有错觉和幻觉，思维不连贯。

（3）昏睡：是一种较严重的意识障碍，需强烈刺激方能唤醒患者，但很快又入睡。醒时回答问题含糊不清或答非所问，昏睡时随意运动明显减少或消失，但生理反射存在。

（4）昏迷：患者意识丧失，是一种严重的意识障碍。根据昏迷程度可分为以下三种。

1）浅昏迷：患者随意运动丧失，对周围事物及声、光刺激无反应，对疼痛刺激有反应，但不能唤醒。吞咽反射、咳嗽反射、角膜反射、瞳孔对光反射存在，眼球能转动。

2）中度昏迷：对周围刺激无反应，防御反射、角膜反射减弱，瞳孔对光反射迟钝，眼球无转动。

3）深昏迷：对一切刺激均无反应，全身肌肉松弛，深浅反射、吞咽反射及咳嗽反射均消失。

（5）谵妄：是一种以兴奋性增高为主的急性脑功能活动失调状态，其特点为意识模糊，定向力丧失伴有错觉和幻觉，烦躁不安，言语紊乱。可见于急性感染的发热期、颠茄类药物中毒、肝性脑病及中枢神经系统疾病等。

3. 评估方法

判断患者意识状态多采用问诊，通过交谈了解患者的思维、反应、情感、计算、定向力等方面的情况。对较为严重者，应进行痛觉试验、瞳孔反射及腱反射等检查以确定患者的意识状态。

（1）临床评定：根据患者的语言反应、对答是否切题、对疼痛刺激的反应、肢体活动、瞳孔大小及对光反射、角膜反射等可判断患者有无意识障碍及其程度。

（2）量表评定：目前比较常用的是格拉斯哥昏迷评分表（GCS）对意识障碍的程度进行观察与测定。主要依据对睁眼、言语刺激的回答及命令动作的情况对意识障碍的程度进行评估（表3-1）。

表 3-1　格拉斯哥昏迷评分表（成人用）

检查项目	反应	得分
睁眼反应	自动睁眼	4
	呼唤睁眼	3
	针刺后睁眼	2
	针刺无反应	1
语言反应	切题	5
	不切题	4
	含混不清（言语不清，但字音可辨）	3
	言语模糊不清，字意难辨	2
	任何刺激均毫无言语反应	1
运动反应	遵嘱动作	6
	针刺时有推开动作（定位动作）	5
	针刺时有躲避反应（肢体回缩）	4
	针刺时有肢体屈曲	3
	针刺时有肢体伸直	2
	针刺时毫无反应	1

1）量表的使用：GCS 反映意识障碍等级评分的项目包括睁眼反应、言语反应和运动反应，分别测 3 个项目并予以计分，再将各个项目分值相加求其总和，即可得到有关成人患者意识障碍水平的客观评分。

2）评分及意义：被观察总分为 3 ~ 15 分，正常人为 15 分。为获得反应所需的刺激越大，得分越低。总分低于或等于 7 分者为昏迷，3 分者为深度昏迷。

动态的 GCS 评分和记录可显示意识障碍演变的连续性，可将 3 项记录分值分别绘制成横向的 3 条曲线。如总分值减少，曲线下降，提示患者意识状态恶化，病情趋向严重。总分值增加，意识曲线上升，提示意识情况好转，病情趋于缓和。注意评估患者的反应时，必须以其最佳反应计分。

4. 意识障碍伴随症状

（1）意识障碍伴持续高热：先发热后意识障碍者见于重症感染疾病；先有意识障碍后有发热见于脑出血、蛛网膜下隙出血等。

（2）意识障碍伴抽搐：见于癫痫持续状态、尿毒症、脑炎。

（3）意识障碍伴高血压：见于高血压脑病、脑出血、子痫。

（4）意识障碍伴心动过缓：见于房室传导阻滞、颅内高压等。

（5）意识障碍伴呼吸缓慢：见于吗啡、巴比妥类药物、有机磷农药中毒。

（6）意识障碍伴瞳孔缩小：见于吗啡类、巴比妥类、有机磷农药中毒。

（7）意识障碍伴瞳孔散大：见于颠茄类、酒精、氰化物中毒及癫痫、低血糖状态。

二、瞳孔监测

1. 正确掌握观察瞳孔的方法

正常成人瞳孔成圆形，直径 2～4 mm，双侧对称等大等圆，对光反射灵敏。＜2 mm 为瞳孔缩小，＞5 mm 为瞳孔散大。光照一侧瞳孔有无对光反射。

观察时要用聚光集中的电筒，对准两眼中间照射，对比观察瞳孔大小、形状及对光反射，再将光源分别移向双侧瞳孔中央，观察瞳孔的直接和间接对光反射，注意对光反射是否灵敏。

2. 颅脑损伤时的瞳孔变化

（1）一侧瞳孔缩小：小脑幕切迹疝早期可出现，继而瞳孔扩大。

（2）一侧瞳孔缩小伴眼睑下垂：交感神经麻痹所致，见于 Horner 综合征。

（3）双侧瞳孔缩小：常见于脑桥出血或阿片类药物中毒，亦见于脑室或蛛网膜下出血。

（4）双侧瞳孔时大时小、变化不定：对光反射差，常为脑干损伤的特征。

（5）一侧瞳孔扩大：见于中脑受压，如果伤后患者神志清醒，而一侧瞳孔散大，可能为动眼神经损伤。

（6）双侧瞳孔散大：对光反射消失，眼球固定伴深昏迷，则提示临终状态。

（7）眼球震颤：为小脑或脑干损伤。

3. 角膜反射

用棉签的棉花毛由睫毛外缘轻触角膜。正常情况下，眼睑迅速闭合。此反射用来判断昏迷的程度。浅昏迷时，角膜反射存在；中度昏迷，角膜反射减弱；深昏迷角膜反射消失。如一侧角膜反射消失，考虑对侧大脑半球病变或同侧脑桥病变。

三、肢体运动监测

1. 上肢检查

双上肢抬起与肢体成直角位，检查者突然放手，健侧上肢缓慢落下，瘫痪侧迅速落下。

2. 下肢检查

双下肢屈膝90°，双足平放于床上，检查者突然放手，健侧保持垂直位，患侧不能自动伸直，并倒向外侧。

3. 反射

注意腱反射、腹壁反射和提睾反射是否对称。

4. 肌力

是指肢体做某种运动时肌肉的收缩力。肌力分为五级。

0级：肌肉完全麻痹，肌肉不能收缩。

Ⅰ级：肌肉轻微收缩，但不能平行移动。

Ⅱ级：肢体能在床上平行移动，但不能对抗地心引力而抬离床面。

Ⅲ级：能对抗地心引力而抬离床面，但不能对抗阻力。

Ⅳ级：能对抗较大的阻力，但比正常者弱。

V级：正常肌力。

四、生命体征监测

密切监测患者的生命体征，特别是患者颅内压增高时血压会增高，心率、呼吸会减慢，当颅内压增高到一定程度时患者的血压会下降，脉搏快而弱，出现潮式呼吸，并可发生呼吸停止。生命体征的监护如下。

1. 体温

脑干、丘脑等损伤时，由于体温调节功能受损，会出现持续性高热，达 40 ℃以上，同时伴有意识障碍，预后不佳。

2. 心率和血压

颅脑损伤后，心率和血压常有短时间的变动。

3. 呼吸

当患者神经系统遭受功能损害时，以呼吸变化最为敏感和多变。

4. 呕吐及局部症状

观察视力、视野、肢体活动、语言、尿量来判断神经功能受损情况。

五、颅内压监测

颅内压是指颅腔内容物（脑组织、脑脊液和血液）对颅腔壁产生的压力，由脑室或脊髓蛛网膜下隙导出的脑脊液压（CSF）表示。

临床通常以侧卧位腰穿测得的压力表示，正常值成人为 0.68 ~ 1.96 kPa（7 ~ 20 cmH$_2$O），儿童 0.49 ~ 0.98 kPa（5 ~ 10 cmH$_2$O）。颅内压的调节除部分依靠颅内的静脉血被排挤到颅外的血液循环外，主要是通过脑脊液量的增减来调节。

1. 临床观察

颅内压增高的基本临床特征是头痛、呕吐、视盘水肿、意识障碍和脑疝等。然而由于不同的发病原因，根据其起病和临床经过可分为急性和慢性颅内压增高。

（1）头痛：慢性颅内压增高所致头痛多呈周期性和搏动性，常于夜间或清晨时加重，如无其他体征常易误诊为血管性头痛。如在咳嗽、喷嚏、呵欠时加重，说明颅内压增高严重。急性颅内压增高多由于外伤所致颅内血肿、脑挫伤、严重脑水肿等引起脑室系统的急性梗阻，因此其头痛剧烈，而且不能被缓解，常很快发生意识障碍，甚至脑出血。

（2）呕吐：恶心和呕吐常是颅内压增高的征兆，尤其是慢性颅内压增高唯一的临床征象。伴剧烈头痛的喷射状呕吐则是急性颅内压增高的佐证。

（3）视盘水肿：视盘水肿是诊断颅内压增高的准确依据。由于急性颅内压增高病情进展迅速，一般很少发生此种情况。慢性颅内压增高往往有典型的视盘水肿表现，首先是鼻侧边缘模糊不清、视盘颜色淡红、静脉增粗、搏动消失；继而发展为视盘生理凹陷消失，视盘肿胀隆起，其周围有时可见"火焰性"出血。

（4）意识障碍：它是急性颅内压增高最重要的症状之一，系由中脑与脑桥上部的被盖部受压缺氧或出血，使脑干网状上行激活系统受损所致。慢性颅内压增高不一定有意识障碍，但随着病情进展，可出现情感障碍、兴奋、躁动、失眠、嗜睡等。

（5）脑疝：由于颅内压增高，脑组织在向阻力最小的地方移位时，被挤压入硬膜间隙或颅骨生理孔道中，发生嵌顿，称为脑疝。颅内压高达 2.9~4.9 kPa 持续 30 分钟就可发生脑疝。脑疝发生后，一方面是被嵌入的脑组织发生继发性病理损害（淤血、水肿、出血、软化等）；另一方面是损害邻近神经组织，阻碍和破坏脑脊液和血液的循环通路和生理调节，使颅内压更为增高，形成恶性循环，以致危及生命。临床常见的脑疝有小脑幕裂孔疝和枕骨大孔疝。

1）小脑幕裂孔疝：多发生于幕上大脑半球的病变，临床表现为病灶侧瞳孔先缩小后散大、意识障碍、对侧偏瘫和生命体征变化，如心率慢、血压高、呼吸深慢和不规则等。

2）枕骨大孔疝：主要由于增高的颅内压传导至后颅凹或因后颅凹本身病变而引起。早期临床表现为后枕部疼痛，颈项强直。急性的枕骨大孔疝常表现为突然昏迷、明显的呼吸障碍（呼吸慢、不规则或呼吸骤停），心率加快是其特征。

2. 适应证

①有颅内出血倾向者；②有脑水肿倾向者；③术前已有颅内压增高者，如梗死性脑积水需行脑室外引流者。

3. 有创颅内压监测

有创颅内压监测是将导管或微型压力传感器探头置于颅腔内，导管与传感器的另一端与颅内压（ICP）监护仪连接，将 ICP 压力动态变化转为电信号，显示于示波屏或数字仪上，并用记录器连续描记出压力曲线，以便随时了解 ICP 的一种技术。

（1）目的：颅脑创伤后常伴有 ICP 增高，根据 ICP 高低及压力波形，可及时准确地分析患者 ICP 变化，对判断颅内伤情，脑水肿情况和指导治疗，估计预后都有参考价值。

（2）实施指征：临床症状和体征可为 ICP 变化提供重要信息，但在危重患者，ICP 升高的一些典型症状和体征，有可能被其他症状所掩盖，而且对体征的判断也受检测者经验和水平的影响，因此是不够准确的。判断 ICP 变化最准确的方法是进行有创的 ICP 监测。实施的指征为：①所有开颅术后的患者；②CT 显示有可以暂不必手术的损伤，但 GCS 评分 <7 分，该类患者有 50% 可发展为颅内高压；③虽然 CT 正常，但 GCS <7 分，并且有下列情况两项以上者，年龄 >40 岁；收缩压 <11.0 kPa；有异常的肢体姿态，该类患者发展为颅内高压的可能性为 60%。

（3）方法：实施有创 ICP 监测的方法有四种。

1）脑室内压监护：是颅内压监测的"金标准"，一般选择侧脑室额角穿刺，穿刺点在冠状缝前 2 cm，中线旁 2.5 cm 交点。颅锥行额角穿刺，置入导管深度 6~7 cm，将导管与头皮固定后，导管另一端与颅内压传感器及颅内压监护仪连接。将传感器固定并保持在室间孔水平，应用液压传感器，应定时调整零点，保证数据准确性。脑室内置管可测量整体颅内压（ICP），而且可外接导管引流脑脊液及脑室内注入药物（如抗生素），然而，如果由于脑肿胀或颅内占位病变使脑室变小或移位，置管变得困难。脑室内置管并发感染的发生率达 11%。置管 5 天后感染概率增加，一般监护时间不宜超过 5 天。

近期研究发现，许多患者可能在置管过程中发生脑脊液感染。脑室内导管可能会堵塞，尤其是蛛网膜下隙出血或脑脊液蛋白升高时。如果脑室内导管顶部的引流孔部分阻塞，导管顶部脑脊液引流阻力增加，导管中形成压力差，那么通过导管相连的传感器所得颅内压较实际偏低。尽管通过冲洗可使导管恢复通畅，反复冲洗操作明显增加了感染概率。

2）脑实质内压监护：是将传感器直接插入脑实质内，连接颅内压监护仪进行颅压监护。

3）硬脑膜外压监护：是将传感器置于硬膜外进行监测，由于硬脑膜完整并发颅内感染的机会较少，但是如果传感器探头与硬脑膜接触不均匀，可能影响压力测定的准确性。

4）腰穿测压：在急性 ICP 升高，特别是未做减压术的患者不宜采用，因有诱发脑疝形成的可能。一旦脑疝形成后，脊髓腔内压力将不能准确反映 ICP。

4. 护理措施

（1）妥善固定：防止管道脱出、打折和阻塞。

（2）保持密闭、无菌、通畅：保持测压管通畅，敷料保持干燥，防止颅内感染。

（3）确保监测装置正常：监测过程每 1～2 小时检查系统的功能状态。每一次监测前均要校零，零点参照点一般位于外耳道水平。

（4）保持 ICP 监测的准确性：各种操作如翻身、吸痰、躁动、尿潴留等，均可影响 ICP 值。患者平静后测量，确保 ICP 监测的准确性。当 ICP > 2.0 kPa 即被认为 ICP 增高，在常规治疗的基础上合理使用脱水药效果好。

（5）掌握 ICP 与病情变化的联系：ICP 与意识、瞳孔及生命体征有着连动作用，监测过程中，同时需严密观察神志、瞳孔及生命体征变化，并结合 ICP 数据，进行综合、准确的判断，抓住抢救时机。

（6）监测过程中操作要轻柔：避免晃动患者的头部，同时防止光纤探头位置移动，避免损伤硬膜致硬膜外血肿发生。

（7）监测一般不超过 7 天。

5. 颅内压监护时的注意事项

（1）保持患者呼吸道通畅，躁动时应用镇静剂以免影响监护。

（2）监护前调整传感器零点，监护的零参照点一般位于外耳道水平，患者平卧或头高 10°～15°。

（3）颅内压监护整个操作过程中注意严格执行无菌操作，预防性应用抗生素。

（4）颅内压监护无绝对禁忌证，但存在相对禁忌证，凝血可增加相关性出血的风险，应尽量等到 INR、PT、PTT 等指标纠正至正常范围之后再进行 ICP 监护。通常情况下 PT 应当低于 13.5 秒，并且 INR 应当小于 1.4 秒。对于存在高 INR 及 PT，而又需要 ICP 监护或神经外科手术的患者，可给予香豆素中提取的单倍剂量重组凝血因子。对于服用抗血小板药物的患者，应当给予血小板治疗，同时结合凝血时间评估血小板功能。无论是医源性或病理性免疫抑制，均为 ICP 监护的相对禁忌。

（潘素明　苑明美）

第四章

肿瘤科基础护理

肿瘤患者很容易出现疼痛、疲乏、发热、恶心、呕吐、口腔并发症、腹泻、便秘、恶性积液、凝血功能障碍及上腔静脉综合征，及时发现及解决这些问题是肿瘤专业护士工作能力的基本要求。

第一节　癌症疼痛

一、疼痛

疼痛是指"与实际或潜在的组织损伤相关联的不愉快的感觉和情绪上的体验"。这一定义上强调了疼痛是人的主观感受，同时也是人的生理因素、情感因素和理性因素相互作用的结果。不同的人对疼痛的感受是不同的，同一个人在不同时期对疼痛的反应也不同。在评估疼痛强度的时候，应该以患者本人的主诉为依据。

（一）疼痛的机制

疼痛是由疼痛中枢、疼痛感受器和传导神经共同参与完成的生理防御机制。组织损伤、物理刺激或炎症刺激引起的化学刺激因素，以及缓激肽、前列腺素、组胺、5-羟色胺等致炎因子刺激神经末梢引发疼痛，冲动沿着周围神经传导到脊髓后角，利用各种神经递质，通过脊髓丘脑束的神经突触传到脊髓，再通过脑干到达背侧丘脑，在脊髓丘脑冲动被传导至大脑皮质的各区域，产生了疼痛的感受和反应。

（二）疼痛的分类

1. 根据疼痛的发生时间和延续时间分类

可分为急性疼痛、慢性疼痛与突发疼痛。

（1）急性疼痛：通常由炎症或组织损伤等引起，持续时间较短的一种疼痛类型。急性疼痛通常是组织损伤的标志，起病明确，病期限定可预测。一般随着损伤组织的治愈，疼痛也随之消失。患者可表现为呼吸急促、心悸和血压升高。

（2）慢性疼痛：通常由慢性病理过程引起，持续时间较长的一种疼痛类型。慢性疼痛可以逐渐发生，也可持续加重。根据病变的病理改变不同，时限也有所不同。患者可表现为食欲缺乏、失眠、迟缓或淡漠等。癌症疼痛一般为慢性疼痛，可以用止痛药物治疗，同时进行综合治疗，如心理和社会支持等。

（3）突发疼痛：通常发生在某些特定情况下，如进食后、活动或长时间站立后，疼痛剧烈且间断发生。

2. 根据疼痛发生的机制分类

根据疼痛发生的机制可分为躯体痛、内脏痛和神经性疼痛。

（1）躯体痛：是由体表（皮肤）或深部组织（骨骼肌肉）的痛觉感受器受到伤害性刺激所引起。常见原因有肿瘤骨转移、术后切口痛等。疼痛部位明确，通常表现为酸痛或刺痛。

（2）内脏痛：是由于胸腔、腹腔、盆腔的脏器受到浸润、牵拉、压迫或扭转所引起的疼痛。常见原因有肠梗阻、盆腔炎等。定位一般不明确，通常表现为胀痛或牵拉痛。

（3）神经痛：由恶性肿瘤浸润或治疗引起的神经末梢或者中枢神经系统受损所致。表现为烧灼样、钳夹样阵发性疼痛，经常伴有感觉或运动功能丧失。

3. 根据疼痛的程度分类

根据疼痛的程度可分为轻微疼痛、中度疼痛和剧烈疼痛。

（三）疼痛对生理的影响

1. 循环系统

剧烈疼痛能兴奋交感神经，使患者血压升高、心律失常和心动过速。

2. 呼吸系统

很多患者因疼痛不敢深呼吸与用力咳嗽，以致容易造成肺炎和肺不张，尤其在老年人身上更容易发生。

3. 消化系统

疼痛经常会引起患者食欲缺乏、恶心、呕吐以及消化功能障碍等。

4. 内分泌系统

疼痛可引发应激反应，使患者体内释放多种激素，如儿茶酚胺等。

5. 心理变化

疼痛会引起患者焦虑、恐惧以及抑郁等，尤其是伴有疼痛的恶性肿瘤患者的心理变化更为显著，有的患者甚至会出现自杀倾向。

二、癌症疼痛

癌症疼痛（cancer pain）是指由癌症、抗癌治疗及癌症相关性病变所导致的疼痛。癌症疼痛常为慢性疼痛，是癌症患者的常见症状之一，严重影响了患者的生活质量。晚期癌症患者的疼痛发生率约为70%，其中1/3的患者为重度疼痛。癌症疼痛如果得不到缓解，将令患者感到不适，可能会引起或加重患者的焦虑、抑郁、失眠、乏力、食欲减退及全身情况恶化，严重影响患者的自理能力、日常活动、交往能力、整体生活质量，甚至干扰抗癌治疗的施行。同时，疼痛也是患者最恐惧的症状之一。这些都要求肿瘤科的护士必须熟练掌握癌症疼痛的护理知识，保证给予患者专业有效的护理，使癌症患者的疼痛得到最大程度的缓解，提高患者的生活质量。

（一）癌症疼痛的原因

1. 直接由肿瘤侵犯引起的疼痛

由肿瘤直接浸润、压迫或转移引起的疼痛。最常见的是骨转移，压迫或浸润破坏神经等。

2. 与肿瘤相关的疼痛

这类疼痛不是由肿瘤直接引起的，恶性肿瘤患者长期卧床不起、便秘、褥疮、肌肉痉挛等都有可能引起疼痛。

3. 抗肿瘤治疗引起的疼痛

常见于手术、化疗、放疗及创伤性检查操作后。

4. 与肿瘤无关的疼痛

由其他并发症等非肿瘤因素所引起的疼痛，如骨关节炎、痛风、风湿等。

（二）癌症疼痛的评估

癌症疼痛处理的第一步就是对疼痛进行的评估。评估时应详细询问病史，了解疼痛的部位、疼痛的性质、疼痛的严重程度、疼痛对患者生活质量的影响及患者对疼痛的感受，分析疼痛发生的原因，判断疼痛的程度。同时，由于病情的变化，患者可突然出现新的疼痛或者疼痛程度突然加重，因此应及时、有效地对患者的疼痛进行评估。

1. 评估原则

（1）相信患者的主诉：由于疼痛是患者的一种主观感受，因此，评估患者是否疼痛及疼痛的严重程度时主要依据患者的主诉并且要如实记录。应主动询问患者的疼痛病史，仔细倾听并且相信患者的主诉和叙述，同时可鼓励患者积极参与评估。

（2）全面评估原则：全面评估是指对癌症患者的疼痛情况及相关病情进行全面评估，包括了解疼痛的病因、疼痛的类型、疼痛的性质、影响因素、疼痛的程度、疼痛对生活质量的影响、止痛治疗情况、体检及相关检查情况、心理状况、重要器官功能情况、家庭和社会支持情况及既往史等。

（3）动态评估原则：动态评估是指持续、动态地评估癌症疼痛患者的疼痛变化情况，包括评估疼痛的发作、治疗效果及转归。患者的病情、镇痛治疗效果及不良反应存在较大个体差异。动态评估对于药物止痛治疗剂量滴定尤为重要，以此来制定和调整镇痛药的剂量，可获得理想镇痛效果。

2. 评估工具

（1）数字疼痛强度评估量表（NRS，图4-1）：这是目前临床常用的一种评估工具，主要是使用数字对患者疼痛强度进行评估。将疼痛强度用0~10的数字依次表示，其中0表示无痛，1代表最轻微的疼痛，10表示最剧烈的疼痛，数字越大，表示疼痛强度越大。使用前先向患者解释使用方法，然后交由患者指出一个当前最能代表自身疼痛强度的数字，或者可以由医护人员询问患者：你的疼痛有多重？根据患者的描述由医护人员选择相应的数字。例如，如果患者感觉只是有一点儿疼，不影响睡眠，疼痛应评为1~3分；若疼痛虽然影响到患者的睡眠但仍可忍受，疼痛应评为4~6分；若因疼痛导致患者不能入睡或者睡眠中痛醒，患者难以忍受，必须用镇痛药，疼痛应评为7~10分。

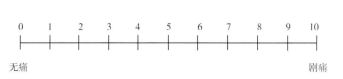

图 4-1 数字疼痛强度评估量表（NRS）

以往很多患者对于疼痛的报告经常犹豫不决，不知是否该对医护人员说明，也不知如何去描述和准确表达疼痛，经常拖到实在忍受不了时才向医护人员说明。而数字疼痛强度评估量表帮助很多患者解决了这个问题。同时医生也可以根据得到的疼痛强度来使用相应阶梯的药物，而且以往被忽略的轻度、中度疼痛也能得到及时的控制和治疗，很大程度地提高了癌症疼痛患者的生活质量。

（2）面部表情疼痛评分量表（图 4-2）：用图画将面部表情由高兴到极其痛苦进行分级，由医护人员根据患者疼痛时的面部表情进行疼痛评估。0 代表无痛，1 代表极轻微疼痛，2 代表稍痛，3 代表疼痛显著，4 代表重度疼痛，5 代表最剧烈疼痛。此种方法直观、简单、形象、易于掌握，没有年龄和性别的限制，特别适用于表达困难的患者，如儿童、老年人、有语言及文化差异或认知障碍的患者。

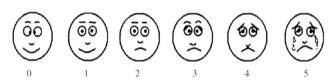

图 4-2 面部表情疼痛评分量表

（3）视觉模拟疼痛强度评估量表（VAS，图 4-3）：将一条 100 mm 的水平线或垂直线模拟分成 100 个点，两端代表从无痛到难以忍受的最痛，让患者根据自身对疼痛强度的感受做出标记。此方法相对比较客观而且简单、有效、敏感，是一种较少受到其他因素影响的疼痛强度测量方法，广泛应用于临床和研究工作中。临床治疗前后都使用这种方法可以对疼痛治疗的效果进行比较客观的对比和评价。

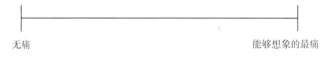

图 4-3 视觉模拟疼痛强度评估量表（VAS）

要注意的是，在患者初次使用 VAS 方法时，由于患者可能不习惯用这种方法表达疼痛程度，所以医护人员对该方法的解释和说明非常关键。医护人员对患者一定要有耐心，根据患者的具体情况，采用贴近患者的语言进行多方位的说明和解释，特别是对于两端点的说明十分重要，使患者能够充分理解这种方法，并能正确与自身的疼痛强度相对应。VAS 方法一般用于能正确表达自己感受和身体情况的患者。而对于年龄较小以致无法正确表达的人群、老年人、精神错乱、情绪不佳和服用镇静剂的患者，一般难以完成 VAS 评价。

（4）主诉疼痛程度分级法（VRS）：让患者根据自身的感受进行描述，具体将疼痛划分为 4 级：无痛、轻度疼痛、中度疼痛和重度疼痛。这种方法患者容易理解，但不够精确。

0 级：无疼痛。

Ⅰ级（轻度）：患者有疼痛但能忍受，能正常的生活，睡眠不受干扰。

Ⅱ级（中度）：患者疼痛明显，不能忍受，要求服用镇痛药，睡眠受到一定的干扰。

Ⅲ级（重度）：患者疼痛剧烈，不能忍受，需要用镇痛药，睡眠受严重干扰。

3. 评估内容

（1）评估疼痛的一般情况。

1）疼痛部位及范围：了解疼痛发生的部位及范围，有无牵扯痛或放射痛等。

2）疼痛强度：准确评估疼痛强度是有效止痛的前提。要注意的是，在请患者进行自我评估疼痛强度的时候，要考虑患者的情绪和认知状况，这两者都可影响疼痛强度评估的结果，一定要针对不同的患者选择不同的评估方法。另外，在止痛治疗的过程中对疼痛强度进行反复评估有助于安全用药。

3）疼痛性质：疼痛的性质特征对疼痛的诊断非常重要。

4）疼痛的发作时间及频率：由于治疗策略的不同，在评估疼痛的过程中还要了解疼痛的发作时间及频率，是持续性疼痛、间断发作性疼痛还是突发性疼痛。

5）使疼痛加重或减轻的因素：评估使疼痛加剧或减轻的因素有助于进行个体化综合镇痛治疗。使疼痛加重的因素包括失眠、焦虑、乏力、全身不适、恐惧、愤怒、抑郁、悲观、厌倦、社会隔离及精神孤独等。使疼痛减轻的因素包括睡眠改善、精神放松、获得理解、其他症状的缓解、积极主动活动、减轻焦虑及改善情绪等。

6）目前的治疗情况：详细了解患者的疾病治疗和疼痛治疗情况。例如，了解疾病本身的治疗方法、经过及疼痛治疗用药情况，包括用药种类、给药途径、药物剂量、用药间隔、镇痛治疗效果及药物不良反应等。

（2）评估疼痛对患者心理的影响：癌症疼痛经常会使患者产生焦虑、烦躁、沮丧、绝望甚至产生自杀念头，而这些负面情绪又会加重患者对疼痛的感知。有资料显示癌症患者求死的主要原因之一就是恐惧难以忍受的疼痛。因此，评估疼痛对患者心理的影响，及时提供相应的辅导和支持，对于减轻患者的负面情绪，避免患者发生意外是很有必要的。特别要进行评估的人群有：既往抑郁发作史、试图自杀史、家族抑郁史、缺乏社会支持、疼痛控制不良的患者。护理人员要鼓励患者尽情倾诉和宣泄情感，充分表达自己所感受到的疼痛，由此来评估患者的实际需求并提供有效的心理支持。对于抑郁明显的患者，护理人员可以向医生建议加用抗抑郁药物。

（3）评估疼痛对患者功能活动的影响：癌症疼痛会直接影响患者的日常功能活动。包括对患者睡眠、休息、自理能力、社会交往、娱乐、家庭角色、性生活等多方面的影响。评估疼痛对患者日常功能活动的影响程度可以为制订针对性的护理干预措施提供一定的依据。有的患者诉说疼痛严重地影响他们的睡眠，导致他们难以入睡或者睡眠中断，这就提示护理人员可以向医生建议加用镇静安眠药。有的患者因疼痛限制进食、穿衣、如厕等自理活动，这就提示护理人员应该加强基础护理，并且允许有专人陪护，以协助患者完成自理活动。对于多发性骨转移的患者，护理人员应指导患者的受累部位减少持重，防止发生病理性骨折。另外，要制订疼痛护理目标。制订的原则是使疼痛缓解到一定强度，患者在此强度下可以完成一般功能及保证基本的舒适。制订疼痛护理目标时应与患者和家属一起，要现实可行，要及时评价和记录实施的效果，以确定目标是否达到。

（4）评估患者对疼痛治疗的态度及治疗依从性：在癌症疼痛控制过程中，患者是否愿意向医护人员如实报告疼痛，以及是否遵医嘱按时服用止痛药是癌症疼痛能否得到有效缓解的关键环节之一。在临床上，有大约一半的患者不愿意汇报疼痛，不能遵医嘱按时服用止痛药，自行延迟、减量、停药甚至拒绝服药。出现这些情况的原因主要来自患者对疼痛及疼痛治疗的误解和担忧。例如，担心麻醉性止痛药会成瘾，担心癌症疼痛无法控制，担心药物的不良反应和耐受性，担心总说疼痛别人会烦及会转移医生治疗癌症的注意力，担心经济承受能力及认为忍受疼痛是坚强的表现等。

（5）评估社会家庭支持系统在疼痛治疗中的作用：在癌症疼痛的治疗过程中，家属的作用非常重要。家属可以提醒患者按时服药，预防和处理止痛药的不良反应，记录疼痛变化和缓解情况，对患者实施非药物治疗措施及提供情感支持等。尤其是对于一些癌症晚期患者在家治疗时，家属的作用更加不容忽视。家属在疼痛治疗中的积极参与对于护患双方都是支持，而家属对止痛药的顾虑在一定程度上也会影响患者的行为和态度。因此，护理人员要评估患者家属对疼痛治疗的态度、知识的了解情况及在治疗中的作用，通过疼痛教育来消除家属对患者的负面影响，充分发挥他们的积极作用，共同促进护理目标的实现。

（三）癌症疼痛的治疗

1. 抗肿瘤治疗

抗肿瘤治疗包括化疗、放疗与姑息性手术。这些既是恶性肿瘤的治疗方法，也可用作晚期癌症止痛。

2. 止痛药物治疗

止痛药物是癌症疼痛治疗的主要方法。世界卫生组织（WHO）推荐的三阶梯止痛方案，目前已经成为在国际上被广泛认可和接受的癌症疼痛药物治疗方法，可以根据具体情况用于癌症疼痛的患者。

（1）原则。

1）口服给药：口服为最常见的给药途径，经济、方便，既能避免创伤性给药的不适，又能增加患者的独立性。对不宜口服的患者可采用其他给药途径，如患者自控镇痛、吗啡皮下注射，较方便的方法有透皮贴剂等。

2）按阶梯给药：遵循三阶梯止痛方案，根据患者的疼痛程度，有针对性地选用不同强度的止痛药。

第一阶梯：对于轻度疼痛的患者可选用以阿司匹林为代表的非阿片类药物。

第二阶梯：对于中度疼痛的患者可选用以可待因为代表的弱阿片类药物。

第三阶梯：对于重度疼痛的患者可选用以吗啡为代表的强阿片类药物。

非阿片类药物可以增强阿片类药物的止痛效果，针对不同性质的疼痛均可以加辅助用药。

3）按时给药：指按照规定的时间间隔规律性给予止痛药。按时给药可以使药物在体内保持稳定、有效的血药浓度，保证疼痛得到持续的缓解。

4）个体化给药：指按照患者的病情和癌症疼痛缓解的药物剂量，制订个体化用药方案。使用阿片类药物时，由于个体敏感度差异较大，所以阿片类药物没有理想的标准用药剂量，应当根据患者的病情，从小剂量开始，逐步增加至理想缓解疼痛且无明显不良反应的用药剂量，凡是能够使疼痛得到有效缓解的剂量就是正确计量。

5）注意具体细节：对使用止痛药的患者要加强监护，密切观察疼痛缓解程度、机体反应情况及药物的不良反应和程度，如恶心、镇静、便秘等。及时给予处理，既要保证疼痛得到最大程度的缓解，又要尽可能降低药物的不良反应，以提高患者的生活质量。

（2）止痛药物分类。

1）非阿片类药物：又称非麻醉性止痛药，主要是非甾体类抗炎药，代表药物有阿司匹林、布洛芬、扑热息痛（对乙酰氨基酚）等，主要用于治疗轻度疼痛。

2）阿片类药物：又称麻醉性止痛药，根据作用强度分为弱阿片和强阿片两大类，弱阿片类药物以可待因为代表，可用于治疗中度疼痛。强阿片类药物以吗啡、哌替啶为代表，可用于治疗重度疼痛。

（3）止痛药物常见不良反应及处理。

1）非阿片类药物的不良反应及处理：此类药物镇痛作用相对较弱，而且与阿片类镇痛药相比，非阿片类镇痛药长期或大剂量用药发生器官毒性反应的危险性明显高于阿片类镇痛药。当非阿片类镇痛药的用量达一定剂量时，增加用药剂量不会再增加镇痛效果，但是药物的不良反应将明显增加。因此，若需长期服用镇痛药或者非阿片类镇痛药物的剂量达到限制性用量时，应考虑换用阿片类镇痛药，如果是联合用药，则只增加阿片类镇痛药的用药剂量。

非甾体类抗炎药物最常见的不良反应是胃肠道反应，长期服药可能会出现恶心、胃灼热、消化不良、腹痛、腹胀、腹泻、便秘等。长期大剂量服用可能会引起消化道出血和消化性溃疡。另外，此类药物可以影响血小板的聚集引起出血。长期服用还可能发生肾功能和肝功能的损伤。其不良反应的发生，与用药剂量及使用持续时间相关。对于服用这类药物的患者应密切观察药物的不良反应。

减少非阿片类药物不良反应的主要措施有：选择适当的药物种类；长期用药时控制用药剂量；联合使用抗酸剂、H_2受体拮抗剂、米索前列醇、奥美拉唑等药物预防消化道溃疡；注意并发症对用药的影响，如低白蛋白血症等并发症可能会明显增加非甾体类抗炎药的肾毒性和耳毒性。

2）阿片类药物的不良反应及处理：阿片类药物的不良反应主要发生于用药初期及过量用药时，与多种因素有关，如年龄因素、个体差异、肝肾功能、药物相互作用、药物剂量等，而与药物的种类和给药途径关系不大。除了便秘可能长期持续存在，其他大多数是暂时性或可耐受的反应。为减轻癌痛患者的痛苦，医护人员要充分发挥阿片类药物在癌症疼痛中的治疗作用，同时要采取积极的防范措施，最大限度地减少或者避免药物不良反应。

A. 便秘：是阿片类药物最常见的不良反应，发生率可达90%～100%。大部分患者需使用缓泻剂预防便秘。阿片类药物产生的便秘不因长期用药而产生耐受，即便秘不仅出现于用阿片类药物的初期，还会持续存在于使用阿片类药物镇痛治疗的全过程中。严重的便秘还可能会引起或加重患者的恶心、呕吐，而通畅的大便则可能缓解患者的恶心、呕吐。因此，预防和治疗便秘是阿片类药物镇痛治疗中不容忽视的问题。

预防：除了要多饮水、多摄取富含纤维素的食物及适当的活动外，医师在为患者使用阿片类镇痛药物的同时也要使用预防便秘的缓泻剂，如番泻叶等。

治疗：如果出现便秘，首先要评估便秘的原因及程度；可以增加刺激性泻药的用药剂量；对于重度便秘可选择其中一种强效泻药，如硫酸镁等；必要时灌肠；必要时可减少阿片类药物的剂量，合用其他镇痛药。

B. 恶心、呕吐：阿片类药物引起恶心、呕吐的发生率约为 30%，一般发生在用药初期，症状大多在 4~7 天内有所缓解。随着用药时间的延长，症状会逐渐减轻，并完全消失。患者出现恶心、呕吐时，应排除其他原因所致，如便秘、化疗、放疗、脑转移、高钙血症等。患者是否出现恶心、呕吐及其严重程度有较大的个体差异。一般来说，癌症患者既往化疗中恶心、呕吐反应严重者，初次用阿片类药物也容易产生恶心、呕吐。

预防：在初用阿片类药物的第一周内，最好同时给胃复安等止吐药进行预防。

治疗：轻度恶心可选用胃复安等治疗；重度恶心、呕吐应按时给予止吐药，必要时用恩丹西酮等；由于便秘可能会加重恶心、呕吐，因此对于持续性重度恶心、呕吐的患者，应及时了解是否并发便秘，若有便秘要及时解除便秘症状；恶心、呕吐持续 1 周以上的患者，要减少阿片类药物的剂量或者换用药物，也可以改变用药途径。

C. 嗜睡及过度镇静：在用阿片类药物治疗的最初几天，患者可能会出现嗜睡，数日后症状多可自行消失，有的患者还会出现明显的过度镇静症状。少数情况下，若患者的过度镇静症状持续加重，则应严密观察患者的意识和呼吸，当患者对躯体刺激无反应，呼吸频率小于 8 次/分，出现针尖样瞳孔时，要警惕可能为阿片类药物过量中毒引起。要注意的是，当患者出现嗜睡及过度镇静时要排除其他的原因，如使用其他中枢镇静药、高钙血症等。

预防：初次用阿片类药物时剂量不宜过高；老年人尤其要注意谨慎滴定用药剂量。

治疗：若患者出现明显的过度镇静症状，则应减少阿片类药物的剂量，待症状减轻后再逐渐调整药物剂量至满意镇痛，剂量调整一般以原有剂量的 25%~50% 的幅度逐渐增加。若怀疑阿片类药物过量中毒，应立即停用阿片类药物和其他镇静药，给予纳洛酮（阿片受体拮抗药）0.4 mg 溶于 10 mL 的生理盐水中，每隔 2 分钟取 0.5 mL 皮下或静脉注射，用药的同时要呼喊患者的名字。一般患者在 1~2 分钟睁开眼睛。停药指征为：患者清醒，呼吸频率大于 9 次/分。要注意的是，纳洛酮的使用限量为 0.8 mg，若患者的意识和呼吸仍然无好转，则要考虑其他原因。

D. 眩晕：发生率约为 6%，主要发生于阿片类药物治疗的初期。癌症晚期、老年人、体质虚弱及并发贫血的患者，在使用阿片类药物时容易发生眩晕。

预防：初次用阿片类药物时剂量不宜过高。

治疗：轻度眩晕在使用阿片类药物数日后可以自行缓解；中、重度眩晕则需要酌情减低阿片类药物的剂量；严重者可以考虑选择抗胆碱能类药物、抗组胺类药物或催眠镇静类药物，以减轻眩晕症状，如苯海拉明等。

E. 尿潴留：发生率低于 5%。若腰麻术后、同时使用镇静剂及并发前列腺增生等可能会增加尿潴留发生的机会。例如，腰麻术后使用阿片类药物发生尿潴留的发生率可能增加至 30%；若在使用阿片类药物的同时使用镇静剂，尿潴留的发生率可能高达 20%。

预防：尽量避免在用阿片类药物的同时使用镇静剂；避免膀胱过度充盈，给患者良好的排尿空间和时间。

治疗：一旦发生尿潴留，可先进行诱导排尿、会阴部热敷或给予膀胱区轻柔按摩，以上方法均无效时可考虑导尿；对难以缓解的持续尿潴留的患者可考虑更换镇痛药物。

F. 皮肤瘙痒：发生率低于 1%。晚期癌症、皮肤干燥、皮脂腺萎缩的老年患者、黄疸及伴有糖尿病等患者，在使用阿片类药物时容易出现皮肤瘙痒。

预防：进行皮肤护理，注意皮肤卫生，避免搔抓、摩擦、强碱性肥皂、强刺激性外用药等不良刺激，宜选择柔软、纯棉的贴身内衣。

治疗：轻度瘙痒给予适当的皮肤护理即可，不要全身用药；重度瘙痒者，可以适当选择局部和全身用药。局部用药主要是选择无刺激性的止痒药，皮肤干燥者可选用凡士林等润肤剂；全身用药主要是选择 H_1 受体拮抗剂类的抗组胺药物，如苯海拉明等，此类药物有明显的镇静作用，与阿片类药物同时应用时，可能会增强相互的镇静作用，因此建议选择低剂量，同时要注意个体化调整用药剂量。

G. 精神错乱及中枢神经毒性反应：阿片类药物引起精神错乱非常罕见，主要见于老年人及肾功能不全的患者。临床上要注意鉴别其他原因所致的精神错乱，例如，其他精神药物所导致的高钙血症。长期使用哌替啶（杜冷丁）的患者易出现中枢神经毒性反应。去甲哌替啶是哌替啶在体内的代谢产物，有一定的中枢神经系统毒性，其半衰期为 3~18 小时，长期使用容易蓄积，出现中枢神经系统中毒症状。患者可以出现震颤、抽搐、战栗、肌痉挛或癫痫大发作等症状。因此，哌替啶只可用于短时的急性疼痛治疗，不适用于慢性疼痛治疗，它被列为癌症疼痛不推荐使用的阿片类药物。

H. 药物依赖：癌性疼痛的患者通常需要长时间大剂量地使用阿片类药物，可能会导致耐受和依赖。但是，耐受和依赖的存在及患者对耐受和依赖可能发生的恐惧，都不能干扰阿片类药物的正确使用。

3. 非药物治疗

非药物治疗包括社会心理干预、物理疗法和创伤性非药物疗法。

（1）社会心理干预：社会心理干预是疼痛治疗模式中的重要组成部分，这种疗法是要与止痛药物相结合来控制疼痛。社会心理干预可采用认知和行为技术，或两者兼用，以帮助患者得到疼痛被控制的感觉。认知技术强调的是领会和思考，它是用来教会患者如何看待事件和身体的感觉，可以给患者一些关于疼痛和止痛治疗的知识，以帮助患者用不同的观点来看待疼痛；而行为技术是直接帮助患者开发克服疼痛的技巧，帮助患者改变对疼痛的反应。应鼓励癌症患者使用认知—行为疗法，它不仅对控制症状有效，而且能恢复患者的自我效能、自我控制感，主动地参与自己的治疗。转移与分散注意力、放松和意念想象是常用的方法。

1）转移与分散注意力：是使患者的注意力从疼痛或恶劣情绪中转移到其他刺激上。转移与分散注意力可以是内心的，如在心里数数、给自己唱歌；也可以是外在的，如与家人或朋友谈话、看电视、听音乐帮助放松或听别人读书等。

2）放松疗法：是指导患者使身体及精神达到一种松弛状态，身体放松指的是降低骨骼肌的紧张状态，精神放松指的是缓解焦虑。放松疗法包括逐步放松肌肉、沉思及音乐松弛法等。尤其是音乐可以对人的行为和情绪产生微妙影响。悦耳动听的音乐对大脑可以产生良好的刺激，可以协调内分泌、心血管、消化系统的功能，缓解患者的紧张和疲劳。人们在一种声级较低的柔和音乐下，会感到轻松与愉悦，对患者而言能消除他们的不良情绪，进一步起到镇痛及镇静的作用。也就是说音乐能同时改善患者的心理及生理状态。

3）意念想象：愉快的意念想象能帮助患者放松。例如，可以鼓励患者设想一个宁静的景色，如海浪轻拍沙滩，或者让患者进行缓慢的深呼吸，同时想象着疼痛正在离开身体。意念想象与放松疗法结合会更为有效，特别是当每位患者按照自己喜爱发挥想象力时效果最为理想。

社会心理干预最好在疾病的早期应用，因为这时患者有一定的体力和精力，能够学习和实践这些疗法，易于成功，同时能促使患者产生继续应用这种疗法的动力。除了这些干预疗法外，有些患者还可受益于短期的心理治疗。

短期心理治疗的目的是给患者提供感情支持，帮助患者更好地度过危机，适用于疼痛伴有抑郁、焦虑的患者。心理治疗主要由临床心理专家、精神病学专家等专业人士来完成。

支持组织来自家庭、社会各界和病友等，可以帮助患者正确看待疾病，增强患者战胜疾病的信心，并且患者通过交流可以获得很多对自己有帮助的信息。

实施疼痛教育的目的是针对患者在疼痛治疗中存在的问题进行指导和解释，以提高患者的治疗依从性。由于患者家属在疼痛治疗中的作用非常重要，因此，实施疼痛教育的对象应包括家属在内。

（2）物理疗法：包括皮肤刺激、锻炼、固定术、针刺及经皮电神经刺激（TENS）等。对患者进行有效的物理疗法可以减轻疼痛，同时也可以减少患者对止痛药物的需求，但不能代替药物治疗。

1）皮肤刺激：包括在皮肤表面热敷、冷敷、湿敷、按摩等，可以帮助患者松弛，分散疼痛的注意力。例如，按摩可以促进局部血液循环来减轻疼痛，特别适于治疗期活动受限引起的酸痛。

2）锻炼：对治疗慢性疼痛很重要，它可以活动强直的关节，增强肌肉力量，帮助患者恢复身体的平衡与协调性，增加患者的舒适感，改善患者心血管功能状况。要注意的是：一是锻炼要适度；二是当患者因恶性肿瘤侵犯可能发生病理性骨折的情况下，要避免做任何负重的，锻炼。另外，改变体位也是令患者更为舒服、预防或缓解疼痛的简单方法。

3）固定术：常用来治疗急性疼痛发作及固定骨折或丧失功能的肢体、关节。在需要制动的时候，可使用一些支持装置，但要保持关节的最佳功能位。骨转移的患者可采用固定术预防骨折。

4）针刺：是一种治疗疼痛的神经刺激技术，操作时用小的实心针插入皮肤到不同的深度，一般要刺入肌肉。但目前还不能确定哪些类型的疼痛可以或不能用针刺来缓解。

5）经皮电神经刺激（TENS）：是通过皮肤将特定的低频脉冲电流输入人体以达到缓解疼痛的目的。目前的研究表明，TENS 的部分疗效可归为安慰剂作用，轻度疼痛的患者可以从 TENS 中受益。

（3）创伤性非药物疗法：包括姑息手术、麻醉及神经外科方法等。

1）姑息手术：可减少肿瘤的体积，减轻梗阻和压迫症状。

2）麻醉方法：通过局部用麻醉剂进行神经阻滞，大多情况下用来控制难治性疼痛。

3）神经外科方法：包括神经切除术、电神经刺激法和神经药物的使用，适用于躯体痛，不适用于神经痛。

（四）癌症疼痛的护理

1. 癌症疼痛药物治疗的护理

（1）给药途径：尽量首选口服给药，因为口服是无创的给药途径，相对比较安全。患者可以自己控制口服给药，使治疗的主动性有所提高。但临床上很多患者入院后会要求针剂止痛，认为这样效果好、起效快。这时，护理人员应做好说服教育工作。尽量避免肌内注射，因其不仅会给患者带来疼痛，还会造成患者出院后用药不方便。

（2）给药时间：疼痛治疗药物根据药物释放速率大体分为控（缓）释制剂和即释制剂两类。规范的给药方法是：对于持续性疼痛的控制，为了使止痛药物在体内维持稳定的血药浓度，保证疼痛得到持续缓解，应按时给予控（缓）释制剂。对于突发疼痛的控制，为了使突发疼痛迅速缓解，给予即释制剂止痛药。临床上一个很常见的误区是许多患者认为疼痛只有到了无法忍受的时候才需用止痛药，护理人员应使患者明白按时服药对疼痛持续缓解的重要性，告诉患者癌症疼痛需要常规药物控制，不能等无法忍受时才用药。

（3）止痛药不良反应的护理。

1）长期大剂量服用非甾体类抗炎药的患者发生消化道出血、消化性溃疡、血小板功能障碍、肾损害及肝损害的危险性会明显增加。护理人员应告知患者如有胃肠道不适或症状加重，要及时通知医护人员，并密切观察患者有无出血征象。

2）指导服用阿片类药物的患者同时服用润肠通便药以防便秘。初次用阿片类药物者，应向其解释可能出现恶心、呕吐等不适，遵医嘱给胃复安等药物预防，以消除患者顾虑。对于初次使用或明显增加阿片类药物剂量的患者，特别是老年人，应注意询问患者有无思睡或嗜睡等镇静表现，要连续评估并记录镇静程度，若程度严重，应建议医生减少阿片类药物用量，以免发生呼吸抑制。一旦确认药物中毒导致呼吸抑制，立即用纳洛酮解救。要注意的是，患者出现阿片类药物中毒引起的呼吸抑制时不宜吸氧，特别是高浓度吸氧。另外，长期应用阿片类药物的患者，可能会对药物产生躯体依赖性，对拮抗剂非常敏感，有可能会出现戒断症状。

（4）对患者进行疼痛教育：阿片类药物成瘾往往是患者担心最多的问题。事实上，长期使用阿片类药物，尤其是口服按时给药，发生成瘾（精神依赖性）的可能性非常小。所谓的成瘾性（精神依赖性）是指患者为了得到精神上的快感不择手段地获取和使用药物的行为。对阿片类药物产生生理依赖性或耐受性并非意味已成瘾。生理依赖性是阿片类药物的药理特征之一，一般在突然停药或使用阿片类药物拮抗剂纳洛酮时，患者出现焦虑、寒战、易怒、流涕、恶心、呕吐、腹痛、疲乏、无力等症状，也称戒断症状。护理人员应告知患者无须太过担心，因为当病因解除后，按照阿片类药物规范的撤药方案，完全可以避免戒断症状。阿片类药物的耐受性是指随着阿片类药物用药时间的延长，为了维持镇痛效果，可能需要在一定程度上增加用药剂量，最初表现为一定剂量的药物作用时间缩短。患者担心的主要是如果现在增加用药剂量，可能以后再增加就不起作用了，导致需加量时拒绝加量。护理人员应告知患者阿片类药物的镇痛作用没有极限，只要合理调整用药剂量，按原有剂量的25%～50%逐渐增加，镇痛作用也将随之增加。

（5）使用透皮贴剂患者的护理：透皮贴剂是指可贴于皮肤上的薄片状制剂，药物可经皮肤吸收产生全身作用或局部治疗作用。它的优点是不受胃排空速率等影响，生物利用度高，给药剂量准确，吸收面积固定，血药浓度稳定，使用起来方便、无痛，可随时撤销或中断治疗。对于癌症疼痛的患者，目前临床上常用的是芬太尼透皮贴剂，用于疼痛相对稳定患者的维持用药。一次用药维持作用时间可长达72小时，在初次用药后6～12小时内达血浆峰浓度，12～24小时达稳定血药浓度。护理时要注意以下几点。

1）首先选择合适的粘贴部位，一般选择躯体平坦、干燥、体毛少的部位，如前胸、后背、上臂等。

2）粘贴前用清水清洁皮肤，不可用酒精或肥皂擦拭。

3）待皮肤干燥后打开密封袋，取出贴剂，先撕下保护膜，注意手不要接触粘贴层，将贴剂平整地贴于皮肤上，并用手掌按压30秒，以保证边缘贴紧皮肤。

4）贴剂局部不能接触热源，如热水袋、电热毯或暖气等，因为温度升高会增加皮肤对药物的通透性，加速药物的释放，缩短药物作用的时间。

5）每72小时定时更换贴剂，不宜拖延，以免出现爆发痛，更换时重新选择粘贴部位。

（6）老年疼痛患者护理：老年患者在生理、心理、社会等方面的特点，导致他们在疼痛控制中有复杂性与特殊性。有调查发现，老年癌症疼痛患者多不愿意汇报疼痛。主要原因可能是医护人员通常误认为老年人经受的疼痛体验较多，对疼痛的耐受性较强，从而忽视了老年患者的疼痛。再就是老年患者由于生病后角色转变为被照顾的对象，处于自尊心的问题，在疼痛时总想表现得坚强。调查还发现老年癌症疼痛患者对疼痛治疗的顾虑明显高于年轻人，他们更加担心阿片类药物的成瘾性以及停药时所带来的不适。另一个老年癌症疼痛患者不能及时汇报疼痛的原因是，老年人群是语言沟通障碍和视听障碍的高发人群。因此，护理人员要注意对老年患者的全面评估，鼓励其表达疼痛感受并给予充分的信任和理解。告知患者忍受疼痛并不代表坚强，同时也不利于治疗。鼓励老年患者说出对止痛药物和治疗存在的顾虑，并给予正确的解释，消除其顾虑。

另外，老年患者对阿片类药物的治疗效果和不良反应更加敏感。因此，老年患者用阿片类药物起始剂量要小于年轻人，一般是年轻人起始剂量的25%～50%，并根据反应缓慢加量。另外，随着年龄的增加，肝肾功能减退，药物代谢速度减慢，药物作用时间延长，易在体内积聚。所以在护理中要特别注意止痛药物不良反应的观察、预防和处理。

2. 护理人员在癌症疼痛非药物治疗中的作用

在控制癌症疼痛的过程中，恰当应用非药物疗法有时可以起到较好的效果，但不能代替药物治疗。护理人员应掌握常用非药物疗法的使用范围和方法，指导患者及其家属正确实施。在疼痛评估中，特别要注意评估患者的心理状态，若发现患者有明显的抑郁、焦虑，应及时给予心理护理，严重的患者可请心理治疗师进行治疗。研究显示，对癌症疼痛患者进行疼痛教育可以提高患者的治疗依从性，同时提高疼痛缓解的有效性。另外，护理人员作为癌症疼痛患者支持组织的成员，应积极参与到患者的疼痛控制的过程中，并起到协调和组织的作用。

三、患者自控镇痛

患者自控镇痛（patient-controlled analgesia，PCA）是指由患者根据自身疼痛情况，自行决定并按压给药键，通过由计算机控制的微量泵向体内注入镇痛药，按需给药，从而达到满意的镇痛效果的一种方法。该装置可以根据患者的需要提供准确的止痛药物剂量、增减范围和间隔时间，当患者意识到疼痛发生或加剧时，按压控制按钮，就可将事先设定的止痛药注入体内，由患者自我控制疼痛的治疗。从而做到个体化给药，达到最佳止痛效果。同时PCA体积小，便于携带。

（一）分类

1. 静脉 PCA（PCIA）

通过静脉给药，可方便地使用外周静脉和锁骨下静脉置管，操作简单，起效快，效果可靠，适用药物较多，适应证广泛，如癌症疼痛、术后痛、烧伤后疼痛、创伤痛、炎症疼痛等。但针对性差，对全身影响较大。

2. 硬膜外 PCA（PCEA）

通过硬膜外腔给药，主要适用于胸背部及以下区域疼痛的治疗。用量小，持续时间长久，止痛效果可靠，且作用范围局限，对全身影响相对较小，特别适用于术后镇痛、癌性镇痛、产科镇痛。但其操作相对复杂，无菌要求高。阿片类药物尤其吗啡用于硬膜外腔注射时可发生延迟性呼吸抑制，因而 PCEA 的应用具有较高的选择性。

3. 皮下 PCA（PCSA）

皮下置管，患者自控皮下注入镇痛药，方法简单，并发症较少。但效果不够确切，用药注射量不宜太多，使用时间不能太长。使用时应注意要定期更换皮下针放置位置，以免吸收不良造成镇痛不足。

4. 外周神经阻滞 PCA（PCNA）

在给予外周神经阻滞后留管，患者自控局麻药进行外周神经阻滞。常用于颈丛、臂丛、腰丛、股神经或坐骨神经处。

（二）常用药物

PCIA 主要以麻醉性镇痛药为主，常用吗啡、芬太尼等；PCEA 主要以局麻药和麻醉性镇痛药复合应用，常用布比卡因加小剂量的吗啡或芬太尼。

（三）适应证与禁忌证

1. 适应证

主要适用于术后急性疼痛治疗，癌症疼痛的治疗，分娩期间、分娩后及剖宫产术后镇痛，内科疼痛（如心绞痛）的治疗，危重患者的镇痛及慢性腰腿痛等。

2. 禁忌证

年龄过大或过小、无法控制按钮、有药物成瘾史的患者、精神异常及不愿意接受 PCA 的患者。

（四）护理要点

1. 镇痛指导

使用前要向患者介绍 PCA 的原理、优点及其安全性，讲解 PCA 泵内的药物及常见的不良反应，教会患者如何使用 PCA，如何自己控制按钮。特别是要让患者知道应在感到疼痛时就按键给药，不能等到剧烈疼痛再给药，这样才能获得满意的镇痛效果，同时也可以防止因使用不当而造成的疼痛或药物过量。

2. 心理护理

护理人员要多安慰和鼓励患者，解答患者及其家属的疑问，减轻患者的顾虑，增强患者战胜疼痛的信心。PCA 的一个显著特色就是在治疗期间帮助患者获得"自我控制"的感觉，尊重患者自主独立的人格价值。

3. 检查 PCA 泵

使用前护理人员应检查镇痛泵开关是否开启，接口、针头、导管有无脱落，导管接口有无漏液以及连接管有无折叠、扭曲、受压等。

4. 生命体征的监测

严密监测呼吸和循环系统。因为 PCA 的常用药物为吗啡或芬太尼，这类药物可引起低血压、呼吸抑制及窒息等，如不及时治疗可发生呼吸停止、循环抑制及心脏停搏等。

5. 局部穿刺部位的护理

镇痛期间，由于导管多数留置在四肢或腰背部，当患者翻身或更衣时有可能发生导管扭曲或脱出。因此，导管要妥善固定，保持局部无菌，保留 PCA 导管长度为 20～30 cm，这样活动时不易脱落。同时告诉患者活动时不要牵拉 PCA 管道，以防止将导管从体内拔出。同时护理人员还应观察局部皮肤有无发红及脓性分泌物渗出等感染征象，一旦发现应立即通知医师及时拔管并加强抗感染治疗。

6. 皮肤护理

使用 PCA 后，患者下半身有一定的知觉减退。因此，护理人员应帮助患者定期翻身、变换体位，按摩受压部位的皮肤，同时要保持床铺平整干燥，预防压疮的发生。

7. 全面评估

由于患者的疼痛经历、文化程度以及家庭支持等因素都会影响到患者对疼痛的反应，因此，应全面评估影响疼痛控制的因素，及时给予相应的护理措施，以保证 PCA 治疗的顺利进行。治疗期间要连续评估患者的疼痛强度，及时评价患者的镇痛效果，注意观察、预防和处理药物的不良反应并做好记录。

（潘素明　苑明美）

第二节　癌因性疲乏

随着癌症发病率的增高，癌症病人数量的不断增多，医护人员在注重癌症治疗疗效的同时，对癌症患者的生活质量也日益关注。影响癌症患者生活质量的因素有很多，癌因性疲乏（cancer related fatigue，CRF）是与癌症治疗有关的高发生率事件之一，严重影响着患者的生活质量和治疗。

对于 CRF 的概念，医学界存在不同的定义。美国国家癌症网在 2007 年发表的《癌因性疲乏实践指南》中指出：CRF 是一种痛苦的、持续的、主观的乏力感或疲惫感，与活动不成比例，与癌症或癌症治疗相关，并常伴有功能障碍。

有研究显示，癌因性疲乏在各个年龄阶段的癌症患者中均有发生，在接受放疗的癌症患者中，65% 的人感到疲乏，在接受化疗的癌症患者中，82%～96% 的人容易感到疲乏。

一、导致 CRF 的可能原因

1. 癌症治疗

化疗导致的贫血、白细胞减少，放疗导致的免疫功能低下及细胞损伤等都和疲乏的产生有关。

2. 恶病质和体重减轻

CRF 是恶病质综合征的一个表现，这是因为恶病质可以导致肌肉体积的减少，从而导致疲乏。

3. 失眠

失眠能极大地抑制免疫系统。治疗癌症患者的失眠能改善 CRF，从而提高患者的机体免疫力和整体生活质量。

4. 心理社会因素

癌症的诊断、治疗、患者对功能的丧失、预后的担心及社会角色的认同等因素都会导致患者出现一系列精神心理上的不良反应，如沮丧、恐惧、焦虑、抑郁等，促进和加重疲乏。

二、CRF 的临床表现

CRF 包括身体疲倦、精神迟钝和情感顺应性缺乏的感觉。症状为非特异性的疲劳、虚弱、无力、全身衰退、嗜睡等。CRF 不同于一般的疲乏，它从体力、心理、精神、情绪等多方面影响患者，发生快，程度重，持续时间长，并且不能通过休息来缓解。

CRF 的评价量表有很多，例如，Piper 疲乏量表、简易疲劳量表（BFI）、多维疲劳问卷（MFI-20 量表）、瑞典职业疲劳问卷（SOFI 量表）、疲劳症状问卷（FSI 量表）等。

三、CRF 的治疗

CRF 的治疗主要是针对 CRF 几种常见的诱因，如贫血、睡眠障碍、情绪障碍等采取相应的治疗。针对 CRF 出现的症状，医护人员要及时发现并给出合理的干预措施，帮助患者预防和减轻 CRF。

1. 非药物干预

包括活动锻炼、进行娱乐活动、心理干预、改善睡眠、营养支持、对肿瘤患者和家属进行健康教育和咨询等。

2. 药物干预

如抗贫血药、抗精神病药、促眠药等。

四、护理措施

（一）有氧运动

有氧运动时神经系统可产生微电刺激，能缓解肌紧张和精神抑郁，同时使大脑皮质放松，减轻紧张情绪，是非常好的生理镇静剂。另外，运动可促进新陈代谢，增加重要脏器的血液循环，以及提高脏器功能，减轻或消除疲劳。可以鼓励患者散步、骑自行车、跳交谊舞、打太极拳等。但要注意应根据自身的病情适当调整活动量，循序渐进、劳逸结合。在锻炼过程中要注意观察锻炼的效果和患者的身体状况，如有异常要立即通知医护人员。

（二）音乐疗法

音乐疗法是通过听觉作用于机体，以提升患者的生理、心理健康水平，减轻 CRF。舒缓、平和的音乐可有效减轻患者的焦虑、抑郁等不良情绪。但要注意的是，实施音乐疗法的音乐类型要根据患者的喜好来选择，并要变换乐谱，以免久听生厌。

（三）行为放松疗法

行为放松疗法不仅可以缓解一般的精神紧张和神经症状，还可以处理应激引起的身心反应，它可以使机体产生生理和心理等多方面的变化。例如，进行渐进式肌肉放松、意念想象、冥想放松等，以减轻患者的焦虑和抑郁，放松患者的身心，缓解疲劳。

（四）饮食

教会患者养成良好的饮食习惯，例如，少量多餐，选择富含营养的食物。同时家属要注意食物要多样化，烹调时多采用蒸、煮、炖的方法，忌食煎、炸、辛辣、酒类和含咖啡因的食物。

（五）改善与调整睡眠

疼痛是导致癌症患者睡眠紊乱引起 CRF 的重要原因。另外，肿瘤引起的症状和治疗的不良反应也是原因之一。增加睡眠和休息是癌症患者自我照顾的基本策略，必要时可以用药物帮助患者，具体措施如下。

（1）根据患者的习惯制定适宜的睡眠时间表。

（2）睡眠环境要舒适、通风、黑暗和安静。

（3）只有想睡时才睡，控制躺在床上的时间。

（4）睡前避免刺激性饮食或运动。

（5）睡前不要思考苦恼的事情，避免被他人破坏睡眠，尽量拒绝会见客人或接听电话。

（6）睡前热水泡脚或喝热牛奶可促进睡眠。

（7）尽量在熟悉的环境中入睡，穿纯棉、柔软、宽松的衣服睡眠，另外还要注意枕头和床垫的舒适性。

（六）给药护理

遵医嘱给予患者抗贫血药、抗精神病药或促眠药等可以缓解相关症状，改善疲乏，提高生命质量。但要注意在药物使用过程中，护理人员应熟知给药原则。

（七）健康教育

（1）为患者提供关于疾病和治疗的初步认识，使患者认识到 CRF 是治疗的不良反应，与健康人群的疲劳是不同的，会影响到自己的生活质量。

（2）使患者了解 CRF 可能发生的时间、程度、持续的时间，以及为何会引起 CRF，为患者做好预备。

（3）使患者了解有效的干预措施能减轻 CRF，帮助患者树立正确的信念，提高生活质量，缓解压力。

（4）鼓励患者参加社交活动，建立健康的社会关系等，适度恢复工作与回归社会同样能一定程度地减轻 CRF。

（褚红雪 崔 影）

第三节 癌性发热

正常人的体温受体温调节中枢调控，通过神经和体液因素使产热和散热过程呈动态平衡，保持体温在相对恒定的范围内。当机体在各种致热源的作用下或各种原因引起体温调节中枢功能障碍时，体温升高超出正常范围，称为发热（fever）。

癌性发热通常是指癌症患者出现的直接与癌症有关的非感染性发热和患者在肿瘤发展过程中因治疗而引起的发热，是恶性肿瘤患者常见的并发症之一。由于其发病机制复杂，热程长短不定，特别是热程长的患者除了要忍受身体上的痛苦，心理也受到很大影响，患者经常出现焦虑、烦躁等负面情绪，严重影响患者的生活质量，也给临床治疗和护理带来许多困难。

一、病因

现代医学认为癌性发热与以下因素有关。

（1）恶性肿瘤生长迅速，导致组织相对缺血缺氧而坏死。

（2）恶性肿瘤细胞本身可能产生内源性致热原，如恶性肿瘤细胞内释放抗原物质引起免疫反应而发热。

（3）治疗引起肿瘤细胞的大量破坏，释放肿瘤坏死因子（TNF），导致机体发热。

（4）肿瘤细胞能分泌一些活性物质，如肝癌细胞产生甲胎蛋白等，都对机体产生各种反应，其中有些物质可引起发热。

（5）在肿瘤治疗中化疗、放疗，应用干扰素、白介素Ⅱ、集落刺激因子、肿瘤坏死因子、肿瘤疫苗等制剂也可引起发热。

二、临床表现

癌性发热一般具有以下几个特点。

（1）发热可呈间歇性，热程或短或长，有的可达数月之久。

（2）常为弛张热或不规则热，少数呈稽留热，体温在 37.5 ~ 38.5 ℃。

（3）单纯的癌性发热常以低热为主或仅自觉身热，而体温并不升高，外周血中白细胞计数及中性粒细胞比值大多正常。

（4）癌性发热患者多不伴有寒战或恶寒，表现为中低度发热，以下午或夜间发热为主。

（5）发热时全身症状可不明显，患者有时不能感知或无明显不适。

（6）抗感染治疗无效，对解热镇痛药和抗癌药物反应较好。

（7）癌症发热常为首发症状，其后才出现肿瘤的增大。因此，如果持续一段时间患者不退热，应及时到医院就诊，找出真正的病因。

三、治疗方法

癌性发热的发病机制复杂，目前常用的降温方法有物理降温法（酒精擦浴、温水擦浴、冰袋降温等）、药物降温法（解热镇痛类药物等）、中医药治疗（口服中草药汤剂、针刺疗法等）及直肠给药法等。

四、护理措施

1. 环境要求

保持病室整洁，定期开窗通风，注意保暖，切勿受凉。

2. 心理护理

正确评估患者发热时的心理状态，对体温变化及伴随症状给予合理的解释，向患者介绍肿瘤发热的机制、诱因和临床表现等，缓解其紧张情绪。经常巡视患者，给予精神安慰，解除不适，满足患者的需要。

3. 病情观察

护理人员要按时测量患者的生命体征并详细记录。

4. 口腔护理

注意口腔清洁，晨起餐后、睡前协助患者漱口以减轻口唇干裂现象防止口腔感染，口唇干裂者可涂抹植物油。

5. 饮食护理

为了维持水、电解质平衡，鼓励患者多饮水。进食高热量、高维生素、高蛋白、清淡、易消化的流质或半流质食物，增加身体抵抗力，勿食油腻、辛辣等食物。

6. 发热的护理

根据不同情况采取物理降温或药物降温的方法，但要注意退热后，患者往往会大量出汗，这时护理人员应当及时帮助患者擦干身体，更换清洁的衣服与床上用品，防止压疮和感冒。

7. 安全护理

高热发生抽搐时应注意安全防护，给予约束带或加床栏，以防止坠床。

（褚红雪　崔　影）

第四节　恶心、呕吐

恶心、呕吐是临床常见症状。恶心常为呕吐的前奏，但也可单独出现，主要表现为上腹部的特殊不适感和紧迫欲吐的感受，常伴有皮肤苍白、流涎、出汗、脉搏缓慢、血压降低等迷走神经兴奋的症状。呕吐是通过胃的强烈收缩迫使胃内容物或一部分小肠内容物，通过食管逆流出口腔而排出体外的一种复杂的反射动作。一般恶心之后随之呕吐，但也可只有恶心而无呕吐，或只有呕吐而无恶心。恶心和呕吐是一种机体反射，可将食入胃内的有害物质吐出，因此可视为人体要将体内有害物质排出的自然保护功能。但频繁而剧烈的呕吐同时也会引起失水、电解质紊乱、酸碱平衡失调、营养障碍等情况。

肿瘤患者发生恶心、呕吐主要是因为化疗、放疗、疾病情况、手术（麻醉原因）等。随着近几年新的止吐药物的应用，很多化疗引起的恶心、呕吐得到了很好控制，但是，还有大量的肿瘤患者经历着不同原因、不同程度的恶心、呕吐，严重地影响了患者的生理、心理和生活质量，有时还会影响进一步的治疗。

一、发生机制

呕吐是一个复杂的反射动作，可分为三个阶段，即恶心、干呕和呕吐。恶心时胃张力、蠕动减弱，而十二指肠张力增强，可伴或不伴十二指肠液反流；干呕时胃上部放松但胃窦部短暂收缩；呕吐时胃窦部持续性收缩，贲门开放，腹肌收缩，腹压增加，使胃内容物急速向上反流，经食管、口腔排出体外。

呕吐中枢位于延髓，有两个不同作用的机构。一是神经性反射中枢，即呕吐中枢，位于延髓外侧网状结构的背部。抗癌药物引起呕吐时，发现有许多感觉传入冲动进入呕吐中枢，这些冲动包括来自化学感受器触发带、大脑皮质和胃肠道的迷走传入支等，直接支配呕吐动作，电刺激此部位可触发呕吐反射，当切除时可预防由各种刺激引发的呕吐。二是化学感受器触发带（CTZ），位于延髓第四脑室的底面，接受各种外来化学物质或药物以及内生代谢产物的刺激，同时由此引发出神经冲动，传至呕吐中枢引起呕吐。

二、化疗引起的恶心、呕吐

（一）化疗引起恶心、呕吐的类型

不同化疗药物引起的恶心、呕吐因其发生快慢、持续时间、严重程度不同，可有以下三种类型。

1. 急性恶心、呕吐

常发生在化疗后24小时内，而大部分化疗药物导致的恶心、呕吐在静脉给药1~2小时后开始。此期发生的恶心、呕吐最为严重，因此要针对此期进行大量的预防性治疗。

2. 迟发性恶心、呕吐

常发生在化疗24小时后，甚至更长时间。虽然没有急性的严重，但由于持续时间长，可引起水与电解质失衡、营养不良及生活质量下降。急性恶心、呕吐若控制不好，则易发生迟发性恶心、呕吐，迟发性恶心、呕吐可能与化疗药物的残留代谢物或胃肠黏膜的直接刺激有关。

3. 预期性恶心、呕吐

可发生在化疗前或者化疗期间，主要见于在以前化疗过程中呕吐控制不好的患者，是一种条件反射。患者在接受强致吐性化疗药过程中或既往使用强致吐化疗药中经历了难受的呕吐反应，因此对下次治疗感到恐惧，就连看到或听到该化疗药物名称时，或嗅到该药气味时都会发生。另外，在某些与化疗有关的情况下，如医院的环境等有时也可触发呕吐。这类精神因素引起的大脑性呕吐，一般可用镇静剂治疗。

（二）化疗药物根据致吐强弱的分类

根据化疗药物引起恶心、呕吐的程度不同可将其分为三类。

1. 高度致吐药

如顺铂（呕吐发生率极高）、卡铂、氮芥、达卡巴嗪、去甲基柔红霉素、柔红霉素、卡莫司汀、异环磷酰胺、阿糖胞苷、阿霉素、洛莫司汀、放线菌素 D、多柔比星、链脲霉素等。

2. 中度致吐药

如丝裂霉素、帕尼特西、依托泊苷等。

3. 低度致吐药

如博来霉素、氟脲嘧啶、甲氨蝶呤、羟基脲、白消安、长春新碱、长春地辛、苯丁酸氮芥、硫鸟嘌呤、长春花碱、长春瑞滨、氟达拉滨等。

（三）化疗引起恶心、呕吐的影响因素

（1）化疗药引起恶心、呕吐的快慢、持续时间和强度与药物本身致吐的强度、使用的剂量、用药的长短和致吐的作用机制有关。一般来讲，化疗药物的致吐性越高，发生恶心、呕吐的时间越早；致吐性越低，发生恶心、呕吐的时间越晚。例如，高度致吐性药物可于治疗后1~2小时内即可发生恶心、呕吐；中度致吐性药物可于治疗后6小时内发生恶心、呕吐；低度致吐性药物可延迟到12小时才发生恶心、呕吐。一般化疗药物的剂量越大，引起

的恶心、呕吐的强度就越强。同时多种致吐药物的联合使用比单药使用更易引起恶心、呕吐。静脉大量一次给药比小剂量分次给药更容易引发恶心、呕吐。

（2）性别是决定化疗引发的恶心、呕吐的重要因素，一般女性比男性更容易发生恶心、呕吐。

（3）年龄也是一个影响因素，年轻患者发生化疗引起的恶心、呕吐的概率高。

（4）晕动敏感的患者，恶心、呕吐发生率增高；反之常饮酒者反应就轻些，并且对止吐药的效果也较好。

（5）患者之前在化疗期间接受抗呕吐药物治疗的有效性对下次化疗是否发生恶心、呕吐有很重要的意义，有效的抗呕吐治疗会减少下次发生恶心、呕吐的概率。

三、放疗引起的恶心、呕吐

放疗引起的恶心、呕吐主要与照射剂量、照射野和分次照射计划有关。照射剂量越多，越容易造成恶心、呕吐。如果照射野涵盖胃肠道，尤其是上腹部，发生恶心、呕吐的概率极高。如果患者下肢区域接受放疗，则一般不会发生恶心、呕吐。

四、治疗原则

对于恶心、呕吐目前主要是采用药物治疗，原则为阻断各种呕吐中枢传导的路径。

（一）防治原则

（1）目的是预防恶心、呕吐的发生。

（2）可根据化疗药物的致吐强度、剂量及途径选择合适的抗恶心、呕吐药物。

（3）可根据患者恶心、呕吐的严重程度来调整抗恶心、呕吐药物。

（4）若前期抗恶心、呕吐效果较好，之后的治疗可以继续应用此方案。

（5）可以选择不同作用机制的抗恶心、呕吐药物联合使用，使疗效相加而非毒性相加。

（6）充分了解抗恶心、呕吐药物的不良反应，及时处理。

（7）对抗恶心、呕吐方案的应用进行科学、严密的观察研究，以获得最佳治疗效果。

（二）抗恶心、呕吐药物

1. $5-HT_3$ 受体拮抗剂

$5-HT_3$ 受体主要存在于中枢神经系统和胃肠道中，$5-HT_3$ 受体拮抗剂可以阻断 $5-HT_3$ 受体，阻断小肠末梢神经发挥阻断作用，多用于治疗恶性肿瘤患者手术和化疗引发的恶心、呕吐。代表性药物主要有昂丹司琼（恩丹西酮）、格拉司琼、多拉司琼等。$5-HT_3$ 受体拮抗剂是抗恶心、呕吐药物中非常有效的一类。这类药物相比于大剂量的甲氧氯普胺，几乎没有锥体外系反应。

2. 苯甲酰胺类

代表药物是甲氧氯普胺（胃复安）。具有中枢和外周两方面的作用。中枢作用主要表现在可阻断多巴胺受体而止吐，研究表明大剂量甲氧氯普胺还能阻断 $5-HT_3$ 受体；外周作用主要表现在它可增强胃和肠段上部的运动，促进肠道的蠕动和排空，提高内容物通过率，这些作用可增强止吐效果。但长期反复或大剂量使用甲氧氯普胺会引起锥体外系反应，表现与酚噻嗪类相似。本药不宜与酚噻嗪类药合用。

3. 酚噻嗪类

本类药物主要是阻断多巴胺受体而止吐，代表药物有氯丙嗪等。这类药物经常使用，常与其他药物联合用于治疗轻中度致吐的抗癌药引起的呕吐，对高度致吐的抗癌药引起者无效。不良反应主要有镇静及较少见的肌张力障碍。

4. 丁酰苯类

可特异性阻断多巴胺受体而止吐。代表药物是氟哌啶醇和氟哌利多。两者均有中等的抗恶心、呕吐作用，甚至可缓解部分患者因顺铂引起的强烈恶心、呕吐。主要不良反应有镇静、肌张力障碍等。

5. 糖皮质激素

作用机制尚不清楚。经研究发现，这类药物对中度致吐的抗癌药引起的呕吐作用较突出。单独使用作用不明显，与其他抗恶心、呕吐药联合应用时效果较好，代表药物有地塞米松等。近年来，地塞米松已与大剂量甲氧氯普胺合用，或与昂丹司琼合用，以降低强致吐抗癌药引起恶心、呕吐的发生率。结果显示地塞米松可以增强昂丹司琼的止吐效果。本药也可减少因使用大量甲氧氯普胺引起的腹泻，预防放疗引起的呕吐。此类药物间断短期应用于止吐时，不良反应较少见，但有糖尿病等其他禁忌证的患者应慎用。

五、护理措施

1. 心理护理

关心体贴患者，耐心与患者沟通，做好心理疏导，减少患者焦虑或恐惧的产生，治疗前纠正患者不正确的认识。对于首次接受化疗的患者，护理人员应解释化疗的目的、方法及可能出现的不良反应，使患者了解相关知识，但不要过于强调恶心、呕吐的处理，避免人为造成患者的紧张，产生不良效果。曾经接受化疗但呕吐较剧烈的患者，经常在未化疗前已经产生了恐惧心理，这时护理人员要及时做好心理疏导，帮助患者分析致吐原因，采取相应的预防措施。初次复发的患者再次接受化疗时，会对治疗信心不足，护理人员要帮助患者正确对待化疗，帮助患者增强战胜疾病的信心。多次复发的患者情绪经常不稳定，化疗方案可能也会改变，护理人员应告之患者，稳定的情绪可增加机体对化疗的耐受力，若能积极主动地配合治疗，可产生较好的治疗效果。由于家属与患者接触最多，他们的焦虑情绪很容易传染给患者，可利用亲属、同事和朋友等比较亲密的关系，给患者精神方面的支持，有利于减轻或缓解患者情绪或精神上的压力，帮助患者树立信心。

2. 创造良好的环境

保持病室内干净、整洁、无异味、无不良刺激，为患者营造舒适、轻松的环境。对一些爱好音乐的患者，可以指导其聆听一些舒缓、平和的音乐，分散患者的注意力，有效缓解患者的焦虑，同时可减轻恶心、呕吐等不良反应。

3. 饮食护理

饮食要以清淡易消化的高营养、高维生素食品为主，温热适中。嘱患者多饮水，避免产气、油腻或辛辣的食物，偏酸的食物可缓解恶心。饮食采用少食多餐，每日 4~6 餐。如果营养严重失调且不能经口进食者，可酌情给予肠内或肠外营养支持。

4. 口腔护理

长期、反复的恶心、呕吐可使口腔黏膜和牙齿持续暴露于酸性胃内容物中，从而引起口腔并发症。因此，护理人员要尽早发现患者的口腔不适，细致评估患者的症状，制订好相应的护理计划，以预防潜在的感染，提高患者的生活质量。

5. 给药时间

尽量睡前给药，口服药分次餐后或睡前服用。及时并且准确地给予止吐药物，必要时可使用镇静药物辅助治疗。

（褚红雪　崔　影）

第五章

血液净化护理

第一节　低分子量肝素抗凝护理

一、作用机制及特点

低分子量肝素（LMWH）由标准肝素经化学或酶学方法降解后分离所得。肝素对凝血因子 Xa 的灭活仅需与抗凝血酶Ⅲ（AT-Ⅲ）结合即能达到，而对凝血酶（因子Ⅱa）的灭活则需与 AT-Ⅲ 及因子Ⅱa 同时结合才能达到。随着肝素分子量的下降，分子中糖基数减少，与因子Ⅱa 的结合力下降，而与 AT-Ⅲ 的结合力有所增加。肝素的抗栓作用主要与抑制因子 Xa 的活性有关，而抗凝作用（引起出血）则与抑制因子Ⅱa 的活性有关。因此，低分子量肝素的抗栓作用保留而抗凝作用较弱，呈明显的抗栓/抗凝作用分离现象，这种现象可以用抗 Xa/抗Ⅱa 比值作为数量上的衡量，标准肝素该比值为 1：1，而低分子量肝素为（2~4）：1。低分子量肝素半衰期较长，约为标准肝素的 2 倍，主要经肾脏排泄，在肾衰竭时半衰期延长且不易被血液透析清除。低分子量肝素抗栓作用以抗 Xa 活性（aXaU）为指标。体外研究表明抗 Xa 活性需在 0.5aXaU/mL 以上才能有效抗栓，体内实际抗栓作用强于体外测定值。血液透析时维持血浆 aXa 活性在 0.4~1.2aXaU/mL 较为合适。

二、应用指征

（1）血液净化治疗时防止体外循环系统中发生凝血。

（2）适用于中、高危出血倾向患者进行血液净化治疗时所需的抗凝。

（3）血液净化治疗伴有高血压、糖尿病及心血管系统、神经系统等并发症。

（4）预防深部静脉血栓形成，治疗血栓栓塞性疾病；预防普通外科手术或骨科手术的血栓栓塞性疾病。

三、抗凝药物及方法

由于不同低分子量肝素产生的分子量、组成的纯度及对 AT-Ⅲ 的亲和力等不同，药效学和药动学特性存在较大差异。目前临床上应用的低分子量肝素分子量均在 4000~6000。不同的低分子量肝素不可互相替代使用，并严禁肌内注射。在用于预防、治疗血栓栓塞性疾病时可皮下注射。下面介绍四种低分子量肝素。

（一）速碧林（低分子肝素钙注射液）

速碧林是低分子肝素，由普通肝素通过解聚而成，1 mL 注射液含低分子肝素钙9500aXaU。它是一种糖胺聚糖，其平均分子量为 4300，速碧林具有较高的抗 Xa 和抗 IIa 活性，具有快速和持续的抗血栓形成作用，在血液透析时预防血凝块形成。应考虑患者情况和血液透析技术条件选用最佳剂量，每次血液透析开始时应从静脉端给予单一剂量的速碧林。

1. 建议剂量

（1）没有出血危险的患者应根据体重使用下列起始量（表 5-1）。

表 5-1　体重与速碧林起始量

体重/kg	速碧林剂量/mL
≤60	0.3
61～69	0.4
≥70	0.6

（2）伴有出血危险的患者血液透析时，速碧林用量可以是推荐剂量的一半。若血液透析时间超过 4 小时，可再追加小剂量速碧林，随后血液透析所用剂量应根据初次血液透析观察到的效果进行调整。个体化的低分子肝素剂量是血液透析抗凝安全的保障。

2. 临床配制和使用

将速碧林 0.4 mL + 生理盐水 3.6 mL 配制成 4 mL 溶液（含速碧林 4100aXaU）。配制好的溶液每毫升含速碧林 1025aXaU。血液透析患者如需注射速碧林 3075aXaU，则将配制好的速碧林溶液注射患者体内 3 mL 即可，这样剂量准确、安全。

3. 速碧林拮抗剂的使用方法

速碧林的拮抗剂为鱼精蛋白，鱼精蛋白主要中和速碧林的抗凝作用，仍保留一些抗凝血因子 Xa 活性。0.6 mL 硫酸鱼精蛋白中和大约 0.1 mL 速碧林。使用鱼精蛋白时应考虑注射速碧林后经过的时间，并适当减少注射剂量。

（二）法安明（达肝素钠注射液）

法安明是一种含有达肝素钠（低分子量肝素钠）的抗血栓剂。1 支单剂量注射器，有2500aXaU、5000aXaU、7500aXaU 3 种剂量。达肝素钠是从猪肠黏膜提取的低分子肝素钠，其平均分子量为 5000。达肝素钠主要通过抗凝血酶（AT）而增加其对凝血因子 Xa 和因子 IIa 的抑制，从而发挥抗血栓形成的作用。达肝素钠抑制凝血因子 Xa 的能力，相对高于其延长活化部分凝血酶原时间（APTT）的能力。达肝素钠对血小板功能和血小板黏附性的影响比肝素小，因而对初级阶段止血只有很小的影响。尽管如此，达肝素钠的某些抗血栓特性仍被认为是通过对血管壁或纤维蛋白溶解系统的影响而形成的。

1. 建议剂量

若维持性血液透析患者无已知出血危险、治疗时间不超过 4 小时，静脉快速注射4000～5000aXaU。如超过 4 小时，可适当追加剂量。正常情况下，长期血液透析应用本品时，需要调整剂量的次数很少，因而检测抗 Xa 浓度的次数也很少。给予的剂量通常使血浆浓度保持在 0.5～1.0aXaU/mL 的范围内。对有高度出血危险的急性肾衰竭患者，静脉快速注射

$5 \sim 10aXaU/$（kg·h），继以静脉输注 $4 \sim 5aXaU/$（kg·h）。进行急性血液透析的患者治疗间歇较短，应对抗 Xa 进行全面监测，使血浆抗 Xa 活性保持 $0.2 \sim 0.4aXaU/mL$ 的水平。

2. 临床配制和使用

法安明 0.2 mL + 生理盐水 4.8 mL 配制成 5 mL 溶液（含法安明 5000aXaU），这样配制好的溶液每毫升含法安明 1000aXaU。如需注射法安明 4000aXaU，则将配制好的法安明溶液静脉注射 4 mL 即可。

3. 法安明拮抗剂的使用方法

法安明的拮抗剂为鱼精蛋白，鱼精蛋白可抑制达肝素钠引起的抗凝作用。法安明引起的凝血时间延长可被完全中和，但抗 Xa 活性只能被中和 25% ～ 50%。1 mg 鱼精蛋白可抑制100aXaU 达肝素钠的抗 Xa 作用。鱼精蛋白本身对初级阶段止血有抑制作用，所以只能在紧急情况下应用。

（三）克塞（依诺肝素钠注射液）

克塞为具有高抗 Xa（100aXaU/mg）和较低抗 Ⅱa 或抗凝血酶（28 U/mg）活性的低分子量肝素。在不同适应证所需的剂量下，克塞并不延长出血时间。在预防剂量时，克塞对活化部分凝血酶原时间（APTT）没有明显影响，既不影响血小板聚集，也不影响纤维蛋白原与血小板的结合。

1. 建议剂量

在血液透析中，为防止体外循环中的血栓形成，克塞的推荐剂量为 1 mg/kg。应于血液透析开始时，在静脉血管通路给予。通常 4 小时透析期间给药 1 次即可，但当透析装置出现丝状纤维蛋白时，应再给予 $0.5 \sim 1$ mg/kg。

2. 临床配制和使用

临床所用剂量的配制方法是将克塞 0.4 mL（含克赛 40 mg）+ 生理盐水 3.6 mL 配制成 4 mL 溶液，这样配制的溶液每毫升含克塞 10 mg。血液透析患者如需注射克塞 30 mg，则将配制好的克塞溶液注射 3 mL 即可。

3. 克塞拮抗剂的使用方法

大剂量皮下注射克塞可导致出血症状，缓慢静脉注射鱼精蛋白可中和以上症状。1 mg鱼精蛋白可中和 1 mg 克塞产生的抗凝作用。

（四）吉派林（低分子量肝素钠注射液）

吉派林具有 AT-Ⅲ 依赖性抗 Xa 因子活性，药效学研究表明吉派林对体内外动、静脉血栓的形成有抑制作用。吉派林能刺激内皮细胞释放组织因子凝血途径抑制物和纤溶酶原活化物，分子量 >6000 的制剂影响凝血功能，使 APTT 略延长。吉派林不能作为溶栓药，但对溶栓药有间接协同作用。产生抗栓作用时，出血可能性小。

1. 建议剂量

每支吉派林含抗 Xa 活性 2500aXaU 或 5000aXaU，加注射用水至 0.5 mL，其平均分子量 <8000。血液透析时该药能预防血凝块形成。每次透析开始时，从血管通道静脉端注入吉派林 5000aXaU，透析中不再增加剂量或遵医嘱。

2. 临床配制和使用

将吉派林 0.5 mL（含吉派林 5000aXaU）+ 生理盐水 4.5 mL 配制成 5 mL 溶液，则每毫升溶液含吉派林1000aXaU。血液透析患者如需注射吉派林4000aXaU，则将配制好的吉派林溶液注射4 mL即可。

3. 吉派林拮抗剂的使用方法

硫酸鱼精蛋白或盐酸鱼精蛋白可中和吉派林的作用，1 mg盐酸鱼精蛋白中和1.6aXaU吉派林。鱼精蛋白不能完全中和吉派林的抗Xa活性。

四、护理评估

（1）了解患者病史，评估患者抗凝方法和效果。

（2）血液净化前需对管路和滤器进行规范预冲，以防止凝血。

（3）正确配制低分子量肝素，严格执行两人核对制度，应用剂量正确，确保透析治疗安全进行。

五、护理措施

（1）透析治疗过程中，监测动脉压、静脉压、跨膜压及管路有无血凝块、透析器有无发黑等。

（2）对易出现糖尿病、高血压并发症的血液透析患者，应首选低分子量肝素。糖尿病易并发心、脑、肾、四肢、血管病变，其动脉粥样硬化发生率高，主要引起冠心病、缺血性或出血性脑血管病。视网膜病变是糖尿病微血管病变的又一重要表现，可分为非增殖型和增殖型两大类，前者主要表现为视网膜出血、渗出和视网膜动、静脉病变；后者在视网膜上出现新生血管，极易破裂出血，血块机化后，纤维组织牵拉，造成视网膜剥离，是糖尿病失明的主要原因。而高血压患者最易出现脑血管意外。

（3）对原有出血可能的危重患者，应用低分子量肝素也可能引起出血。此类患者在应用低分子量肝素过程中要监测ACT，一旦发现出血可能，立即停止透析，并使用拮抗剂。针对这些患者，为安全考虑，可使用小剂量低分子量肝素或无肝素透析。

（4）加强宣教：透析患者的凝血时间较正常人延长，术后易造成出血，指导患者透析结束后正确按压穿刺点（根据每个患者的不同情况选择按压时间的长短）；血压偏高患者下机后应予观察和监测，待血压平稳后才可以回家；如血压持续较高，应及时治疗，严防并发症发生。告知患者如出现任何出血现象或不适（如头痛、呕吐、视物模糊、肢体活动障碍、口角歪斜等），应立即与医生取得联系并积极治疗。

（5）告知患者低分子肝素的保存方法。大多数透析中心让患者自行保管药物，应告知患者肝素冷藏保存的方法。

综上所述，低分子肝素与普通肝素相比，具有抗凝作用强、出血危险性小、生物利用度高、半衰期长、使用方便等优点。因此，低分子肝素是一种安全、有效，更适宜长期使用的抗凝剂。

（褚红雪　崔　影）

第二节　局部枸橼酸钠抗凝护理

1961 年，Morita 等首先在血液透析中应用局部枸橼酸抗凝法（regional citrate anticoagulation，RCA）。1982 年，Pinnick 等将局部枸橼酸钠法应用于高危出血患者，并取得了满意的临床效果。枸橼酸钠作为一种局部抗凝剂，克服了肝素全身抗凝所致的出血并发症，无过敏反应及肝素诱导的血小板减少症，并可降低氧化应激水平，延长透析膜寿命，故引起了透析界对该项技术的极大兴趣。近年 RCA 临床应用日渐增多，技术也日趋完善和自动化，不仅可以应用于血液透析，也可以应用于连续性肾脏替代治疗中。

一、抗凝原理

枸橼酸钠与血中游离钙螯合生成难以解离的可溶性复合枸橼酸钙，使血中钙离子减少，阻止凝血酶原转化为凝血酶，从而起到抗凝作用。局部枸橼酸钠体外循环抗凝效果确切，而无全身抗凝作用，尤其适用于高危出血透析患者。

二、抗凝指征

（1）由于局部枸橼酸钠仅有抗凝作用，故可应用于活动性出血或高危出血患者。

（2）因使用肝素引起血小板减少症、过敏反应等严重不良反应者可使用此法。

（3）与无肝素比较，局部枸橼酸钠抗凝时，不需高血流量，因此血流动力学不稳定时也可应用此方法。

（4）局部枸橼酸钠抗凝广泛应用于连续性肾脏替代治疗（continuous renal replacement therapy，CRRT）和持续低效缓慢血液透析（sustained low efficiency dialysis，SLED），也可应用于间歇性血液透析（intermittent hemodialysis）。

（5）有文献认为，在滤器管路寿命、出血风险、改善氧化应激方面，局部枸橼酸钠抗凝优于传统的肝素/低分子肝素抗凝。

三、使用方法

达到理想抗凝效果的枸橼酸钠浓度是 3~4 mmol/L，滤器后离子钙浓度一般维持在 0.25~0.35 mmol/L，而外周血离子钙浓度则需要维持在生理浓度 1.0~1.2 mmol/L。理想的枸橼酸钠抗凝方法旨在维持上述指标的预定范围。

1. 枸橼酸钠浓度

血液进入透析器时枸橼酸钠浓度维持在 2.5~5 mmol/L，即可获得满意的体外抗凝效果。

2. 输入方法

枸橼酸钠从血液透析管路的动脉端输入，使用时可用输液泵调整和控制输入速度。局部枸橼酸钠抗凝时透析液可采用无钙透析液或普通含钙透析液。采用无钙透析液时，可从患者的外周静脉补充钙剂；采用普通含钙透析液时，不需要补充钙剂。

《牛津临床透析手册》列举的典型方案：4% 的枸橼酸钠自动脉端每小时输注 190 mL，0.75% 的氯化钙自静脉端每小时输入约 60 mL。

3. 抗凝过程中的参数监测

注意患者的个体情况并及时监测是保证抗凝有效和减少并发症的必要步骤。RCA 过程中的监测参数至少应包括以下几个。

（1）滤器后离子钙浓度：应为 0.25～0.35 mmol/L。

（2）外周血离子钙浓度：应为 0.9～1.2 mmol/L。

（3）血气分析、电解质：监测酸碱平衡和钠平衡。

四、操作技术及护理

（1）透析前做好患者的宣教及心理护理；解释 RCA 透析中可能的并发症及有效的处理措施；取得患者的理解与配合。

（2）枸橼酸钠盐水（生理盐水 500 mL + 46.7% 枸橼酸钠 5 mL，浓度为 0.66 mmol/L）预冲透析器及透析管路，密闭循环 10 分钟。

（3）准备输液泵，透析前将枸橼酸钠连接在透析管路的动脉端泵前。

（4）内瘘穿刺针用生理盐水进行预处理，待穿刺成功后即刻连接血路管道。

（5）管路连接后启动血泵，使血流量逐渐上升，并同时启动枸橼酸钠输注泵，根据枸橼酸钠浓度调整输入速度。透析过程中应依据透析器及透析管路凝血情况、静脉压、活化凝血时间及患者临床情况调整枸橼酸钠的输注速度。

（6）机器因自检处于透析液隔离状态时，不需调整枸橼酸钠输注速度。如机器因透析液浓度、断水或其他原因进入旁路状态超过 5 分钟，则要减慢或停止枸橼酸钠输注，排除原因后恢复枸橼酸钠的输注，若一时难以解决，则采取无肝素透析法。

（7）透析过程中，应密切观察患者的血压、脉搏、心率、动脉压、静脉压、跨膜压，密切观察血路和透析器是否有凝血现象。一旦发现透析器或管路颜色变深，或静脉压较之前大幅度升高，应立即采取防凝血措施，并行活化凝血时间检查，以调整枸橼酸钠的输注速度。

（8）透析中，应密切观察、询问患者有无唇周、四肢发麻、肌肉痉挛、痉挛等低钙症状。一旦发生低血钙症状，迅速降低输注速度或停止枸橼酸钠的输注。

（9）透析前，准备好患者周围静脉通路，防止低钙血症的发生。如发生低钙血症，不可在透析管路的动、静脉端推注钙剂，因为这样可导致枸橼酸与钙离子结合而引起凝血。

（10）枸橼酸钠浓度较低时，所用枸橼酸容量增大，应适当增加脱水量，防止容量负荷增加。

五、并发症及防治

1. 高钠血症

1 mmol 枸橼酸含 3 mmol 钠。采用枸橼酸钠抗凝透析时，可适当调整钠浓度，防止高钠血症。

2. 代谢性碱中毒

枸橼酸钠进入体内后，参与三羧酸循环，最终生成 HCO_3^-。1 mmol 枸橼酸代谢生成 3 mmol HCO_3^-，透析中可适当降低透析液中碳酸盐浓度，避免代谢性碱中毒的发生。

3. 低钙血症

发生率为 5% ~ 10%，常见于患者本身有低钙血症而使用无钙透析液，或患者有严重代谢性酸中毒，透析中因纠正酸中毒而降低了血钙等。采用枸橼酸钠透析前应了解患者的血钙及酸中毒情况。同时，在透析期间应有心电监护，随时测定血钙浓度并建立静脉通路，以防止低血钙的发生。

4. 凝血

枸橼酸钠透析时，应严密监测活化凝血时间（ACT）或观察体外凝血情况，防止凝血的发生。

六、局部枸橼酸钠抗凝的新进展

1. 枸橼酸的给药途径

对于连续性肾脏替代治疗中的 RCA，除传统的滤器前输入枸橼酸钠、静脉端输入钙剂外，某些医疗机构将枸橼酸钠预先配入置换液或透析液，获得了良好的临床效果。

2. 自动化趋势

2010 年初，Szamosfalvi 等报告了可自动在线计算钙剂和透析液/置换液输入量的 SLED RCA 系统，此系统可极大地减轻人工操作的负担。

（张培培　侯雪飞）

第三节　血液滤过与血液透析滤过护理

一、血液滤过的发展史与现状

血液滤过（hemofiltration，HF）问世至今已有 80 多年的历史，这种治疗方法最早是在单纯超滤（ultrafiltration，UF）技术的基础上发展起来的。Brull 和 Geiger 首次用火棉胶膜对动物进行了超滤试验，并观察到超滤液中电解质、葡萄糖、非蛋白氮的浓度与血浆中的浓度是相同的。1955 年，Alwall 对水肿的患者使用单纯超滤方法进行了成功的治疗。现代 HF 治疗方法的研究始于 1967 年，1972 年首次应用于临床，1976 年 9 月在德国疗养胜地 Braunlage 召开的第一次 HF 讨论会上，一组德国专家介绍了这种疗法的优点，如能改善贫血、神经病变、脂质代谢及控制血压等。有学者所在的医院于 1979 年对 3 例顽固性高血压和皮肤瘙痒的患者应用了 HF 治疗，但由于当时尚没有可供做 HF 的专用机器，因此利用了那时仅有的设备：大面积的空心纤维透析器、林格液和一台普通的吸引器。血液循环依赖单泵维持，然后用一根硅胶管连接透析器与吸引器，调至一定的负压以尽可能地加大超滤量，同时从静脉回路补充相应量的林格液，一切监测均为手控，医生、护士寸步不离地监护在旁，这就是血液滤过在我国临床应用的雏形阶段，收到了一定的临床效果。今天，全自动的血液滤过机已能精确地控制出入量的平衡，使 HF 成为一项安全成熟的常规治疗模式，大量的临床报道证实了这一方法在清除中分子毒素和维持血流动力学稳定性方面的优越性能。随着对中分子毒素引起透析并发症的进一步认识，寻找更符合生理的治疗方式、开发新的滤过膜、增加治疗中的对流，成为肾脏替代治疗改良与发展的思路。

二、血液滤过原理

（一）血液滤过的基本概念

血液滤过是通过对流清除尿毒素，因此它较血液透析（hemodialysis，HD）更接近人体的生理过程。其工作原理是模拟肾小球的滤过和肾小管的重吸收作用。在血液滤过时，血浆、水和溶质的转运与人体肾小球滤过相似，当血液引入滤过器循环时，在滤过器膜内形成正压，而膜外又被施加一定的负压，由此形成了跨膜压（TMP），使水分依赖跨膜压而被超滤。当水通过膜大量移动时，会拖拉水中的溶质同时移动，这种伴有水流动的溶质转运（"溶质性拖曳"现象）称为对流，凡小于滤过膜截留分子量（通常为4万~6万）的溶质均可随水分的超滤以对流的方式被清除，血液滤过同时模拟肾小管的重吸收过程将新鲜的含正常电解质成分和浓度的置换液输入体内，以纠正患者水、电解质、酸碱失衡。

（二）影响血液滤过效果的因素

血液滤过清除溶质的有效性取决于水和溶质转运速率，而转运速率又取决于血流量、滤过器面积、滤过膜筛选系数、超滤系数和每次治疗时的置换液总量，与患者的血细胞压积、血清白蛋白浓度也有关。血液滤过清除溶质的原理与血液透析不同，血液透析时小分子物质（如肌酐、尿素氮）的清除依靠扩散，通过半透膜扩散的量取决于物质的浓度梯度及物质转运面积系数（mass transfer area coefficient，MTAC）。因此血液透析比血液滤过有更高的小分子物质清除率，而血液滤过对中分子物质的清除率高于血液透析。血液透析滤过（hemodia-filtration，HDF）是将透析与滤过合二为一，弥补两者之不足，实现了一次治疗中既通过弥散高效清除小分子物质，又通过对流高效清除中分子物质，治疗的效果更加理想。这是近年来临床上对维持性血液透析患者推荐高效短时的血液净化治疗模式。

（三）血液滤过装置

1. 血液滤过器

血液滤过器的膜性能是决定 HF、HDF 治疗效果的关键部分，血液滤过膜应有大孔径、高通量，具有很高的超滤系数和通透性。现在临床使用的材质多为高分子合成膜，呈不对称结构，有支持层和滤过层，前者保持膜的机械稳定性，后者保证其良好的通透性，既有利于对流又能进行弥散。然而，用于 HF 或 HDF 的血液滤过器的超滤系数（KUF）必须达到≥50 mL/（h·mmHg）的标准，并具有以下特点：①生物相容性好，无毒性；②理化性质稳定；③截留分子量通常 $<60 \times 10^3$，能截留血清蛋白；④具有清除并吸附中分子毒素的能力；⑤能截留内毒素。

2. 血液滤过机

血液滤过机除了与血液透析机具有相同的动脉压、静脉压、跨膜压、漏血、空气监测等监护装置外，还增设了置换液泵和液体平衡加温装置。新型的血液滤过机均可根据需要选择血液滤过或血液透析滤过的治疗模式。这两种治疗运作时的最大区别在于前者不用透析液，后者则需应用透析液。两者在治疗时都要超滤大量液体并同时补充相应量的置换液，故对液体平衡要求特别高，倘若在治疗时液体置换过量或不足，均可快速导致危及患者生命的容量性循环衰竭，因此确保滤出液与置换液进出平衡是安全治疗的重要环节。

血液滤过机的液体平衡系统有两种类型：一种是重量平衡，另一种是容量平衡。重量平衡法一般使用电子称重系统（置换液为挂袋式），保证输入置换液的重量等于滤出液重量（超滤量另外设定）。容量平衡法采用平衡腔原理，平衡腔是控制液体进出平衡的系统，它是一个容积固定的空腔，由一隔膜将室内的置换液和滤出液分隔在两个互不交通的腔室内，当隔膜移向置换液一侧时，置换液腔室的容积被压缩，迫使一定量的置换液进入患者体内；与此同时，滤出液腔室的容积等量增加，迫使等量的滤出液从滤器进入该侧的腔室以保持隔膜两边的容量平衡，同时从患者体内超滤出的液体流经测量室以累加超滤量，如此往复运动，在平衡中达到预设的超滤目标。现大多数血液滤过、血液透析滤过的机器以容量平衡取代了重量平衡。以重量平衡法控制液体平衡的机器，通常用于连续性肾脏替代治疗（CCRT）的床旁机。

3. 置换液

血液滤过和血液透析滤过时，由于大量血浆中的溶质和水被滤出，因此必须补充相当量的与正常细胞外液相似的置换液。血液滤过中通常的超滤量为 70~200 mL/分，置换液补充量每次需 16~50 L。由于输入速度极快，因而对溶液的质量要求很高，必须保证其无菌、无致热原、浓度可以变化、无有机物，且价格低廉。置换液质量是提高血液滤过疗效、减少并发症、改善患者长期预后的重要环节。在早年，血液滤过或血液透析滤过均使用商业生产的袋装灌注液，价格昂贵、操作烦琐、体积大，最大的不足是缓冲液为乳酸盐或醋酸盐，无碳酸氢盐置换液，患者对其耐受差。为提高置换液质量，减少操作中的污染，现今临床上应用较为普遍的在线式（online）血液滤过机，已实现了可即时生成大量洁净无致热原、低成本且更符合生理的碳酸氢盐置换液，这一装置也便于透析液及置换液处方的个体化。

在线生成置换液方法是指超纯水与成品浓缩液（A 液）和 B 粉（简装）通过比例泵系统配制生成的液体，然后流经机器内置的双聚合膜、聚砜膜或聚酰胺膜的超净滤器（也称细菌滤过器），一部分作为透析液进入血液滤过器完成透析弥散功能；另一部分分流至机器内置的第二个超净滤器，使置换液在输入体内之前，经过双重滤过，滤除内毒素，生成灭菌置换液输入体内。机器内置的超净滤器可耐受每日消毒，以保证在线生成的置换液不被微生物侵袭，达到最大安全程度。机器内置超净滤器使用寿限应根据产品说明书提示，如超限使用，可能会导致因置换液不纯引起的感染。

三、血液滤过和血液透析滤过的方法

（一）血管通路

血液滤过、血液透析滤过的血管通路与血液透析相同，可以应用动静脉内瘘或中心静脉留置导管，但血流量要求较血液透析高，一般需 250~350 mL/分的血流量才能达到理想的治疗效果。

（二）置换液补充

置换液可在血液滤过器前或滤过器后输入，不同的方法对可清除物质的清除率及置换液的需求量不一样。

1. 前稀释置换法

置换液于滤过器前的动脉端输入，其优点是血液在进入滤器前已被稀释，故血流阻力小，不易在滤过膜上形成蛋白覆盖层，可减少抗凝剂用量，但溶质清除率低于后稀释，要达到与后稀释相等的清除率需消耗更多的置换液。无抗凝剂或小剂量肝素抗凝治疗时，建议选择前稀释置换法。

2. 后稀释置换法

置换液于滤过器后静脉端输入。临床上最常用的是后稀释，其优点是清除率高，可减少置换液用量，节省治疗费用。有文献报道，后稀释 HDF 应用较高的置换量对中分子毒素清除率远胜于高流量透析，当置换液输入 100 mL/分时，β_2 微球蛋白的清除率可以是高流量透析的 2 倍，对骨钙素（osteocalcin，分子量 5800）和肌红蛋白（分子量 17200）等中大分子也能充分清除，对磷的清除也优于传统的血液透析，而尿素清除率则与高流量透析大致相当。后稀释的缺点是滤过器内水分大量被超滤后致血液浓缩，易在滤过器膜上形成覆盖物，因此后稀释时，总超滤与血流比应 <30%，肝素用量也较前稀释多。为提高每次治疗的清除效果，常规治疗患者通常可选择后稀释置换法。若为无抗凝剂或小剂量肝素治疗的患者或有高凝倾向的患者，不宜选择此法。

3. 混合稀释置换法

这是一种较完善的稀释方法。为了最大限度地发挥 HF、HDF 前稀释或后稀释的治疗优点，避免两者之缺点，欧洲一些血液净化中心提倡将置换液分别在前、后稀释的位置同步输入，这样既具有前稀释抗凝剂用量少的优点，又具有后稀释清除率高的优点，不失为一种优化稀释治疗方法。

（三）置换液补充计算方法

血液滤过和血液透析滤过清除溶质的效果还取决于置换液量。临床上应用后稀释血液滤过一次，置换液量一般在 20 ~ 30 L。为达到尿素清除指数 >1.2 的标准，超滤量应为体重的 58%；也有研究发现，置换液量为体重的 45% ~ 50% 是比较合适的。

也可根据尿素动力学计算，由于患者蛋白质摄入量的不同，产生尿素氮数量也不同，其计算公式如下：

每周交换量（L）＝每日蛋白质摄入量（g）×0.12×7/0.7（g/L）

式中，0.12 为每克蛋白质代谢所产生的尿素氮的克数，7 为每周天数，0.7 为滤过液中平均尿素氮浓度。计算出的每周置换液量分 2 ~ 3 次在血液滤过治疗时给予。

按此公式计算时未计残余肾功能，若患者有一定的残余肾功能，则所需置换液量可相应减少，按 1 mL 置换液等于 1 mL 肾小球滤过液的尿素清除率计算，假如患者残余肾功能为 5 mL/分,则一日清除率为 7.2 L，故可减少 7.2 L 的置换液。

对前稀释血液滤过量的估计尚无统一的方法。一般建议每次治疗的置换量不低于 40 ~ 50 L，或者每次前稀释总液量与干体重的比值为 1.3 ：1 以上，此时能得到良好的清除效果，因此认为应用"前稀释总滤液量/干体重"这个指标可以更加方便地制定充分的治疗剂量。

（四）抗凝

若应用前稀释法治疗，则抗凝剂用量可相对减少。

四、血液滤过和血液透析滤过的临床应用

血液滤过（HF）和血液透析滤过（HDF）与血液透析（HD）相比，至少有两方面的优点，即血流动力学稳定、能清除中大分子物质。

（一）保持血流动力学稳定

患者心血管系统对 HF 的耐受性优于 HD。HF 的脱水是等渗性脱水，水与溶质同时排出，体内渗透压变化小。HF 时血细胞比容等变化较小，不像 HD 时体内渗透压变化大、对血压影响也大。另外 HF 能选择性地保留 Na^+，HF 大量脱水时，血浆蛋白浓度相对提高，按照多南平衡选择性地保留 Na^+，使 Na^+ 在细胞外液中维持较高水平，细胞外液的高张状态使组织和细胞内水分移至细胞外，以保持渗透压的恒定，即使在全身水分明显减少的情况下，也能保持细胞外液的容量，从而使血压稳定。HF 治疗后血浆去甲肾上腺素明显增高，交感神经兴奋性增加，而 HD 治疗后即使发生低血压，血浆去甲肾上腺素也无变化。在 HD 中约 5% 的患者容易发生难治性高血压，即所谓肾素依赖型高血压，而用 HF 治疗时可降低其发生率。

（二）清除大中分子物质

HF 能有效地清除 HD 所不能清除的大中分子毒素，如甲状旁腺素、炎症介质、细胞因子、β_2 微球蛋白等。有研究显示，在两组血液透析患者分别接受 HDF 和低通透量 HD 治疗 3 个月以后，HDF 组治疗前 β_2 微球蛋白的水平要比低通透量 HD 组有明显的下降，并在超过 2 年的研究期间，这种差异始终保持着。无论是前稀释还是后稀释 HDF，当置换液量 <60 mL/分时，β_2 微球蛋白的下降率均要比采用同样膜做 HD 的清除率高（HDF：72.2%；HD：49.7%）。

大量的临床资料及研究证明，HF、HDF 可改善心血管稳定性，改善神经系统症状，增进食欲，减少与透析相关的淀粉样变，清除甲状旁腺素，缓解继发性甲状旁腺功能亢进症，改善促红细胞生成素生成，纠正贫血。因此 HF 或 HDF 除了适用于急、慢性肾衰竭患者外，更适用于有下列情况的慢性维持性血液透析患者。

（1）高血压患者：无论是容量依赖型还是肾素依赖型高血压，血液滤过都能较好地控制之。对于前者，HF 较 HD 能清除更多的液体而不发生循环衰竭。对非容量依赖型高血压或对降压药物有抵抗的高血压，应用 HF 治疗更有利于血压的控制。

（2）低血压患者：血液透析中发生低血压的原因很多，老年患者对血液透析耐受性差、心肌病变、自主神经功能紊乱、糖尿病等患者易发生低血压，HF 治疗能改善低血压症状。

（3）有明显的中分子毒素积聚而致神经病变、视力模糊、听力下降、皮肤瘙痒者。

（4）与透析相关的体腔内积液或腹腔积液：发生率为 5% ~37%，原因可能是：①水钠潴留；②腹壁毛细血管通透性增加；③细菌、结核杆菌或真菌感染；④低蛋白血症、心包炎、充血性心力衰竭等。HD 很难使积液、腹腔积液吸收或消失，HF 则有助于吸收。有学者所在医院有 1 例血液透析患者透析 1 年半后产生腹腔积液，给予加强透析与超滤未见好转，且腹部越来越大，改做 HF 治疗 2 个月后，患者腹腔积液逐渐吸收，在以后的几年透析中病情一直处于稳定状态。

（5）肝性脑病患者。

（6）药物中毒患者。

（7）高磷血症患者：HDF 对磷的清除远比 HD 有效，能比较好地控制高磷血症。

（8）多脏器功能障碍患者，特别是伴有急性呼吸窘迫综合征（ARDS）、低氧血症者等。

目前临床上为了在一次治疗中能够同时清除大、中、小分子毒素，已大多采用 HDF 治疗，但有学者在临床工作中观察到，有一些非容量依赖性高血压及对降压药物抵抗的高血压患者（占高血压血液透析患者的 3% ~6%），透析中血压经常居高不下，恶心、头痛难耐，痛苦不堪，应用 HDF 治疗后症状仍不见改善。患者自觉已无希望，但在转为 HF 治疗后，患者在开始 3 次的 HF 治疗中血压就有明显下降，症状也得到明显改善。持续治疗 3 个月后（每周 1 次 HF，2 次 HD），血压达到正常水平，患者再回到每周 3 次的维持性透析，此时应用降压药已能控制住血压，透析中情况良好。这一情况说明对于顽固性高血压及透析中有严重不良反应的患者更适合 HF 治疗。

五、血液滤过和血液透析滤过的并发症

血液透析中所有可能出现的并发症，稍有疏漏都有可能在血液滤过中发生。

（一）常见技术并发症

（1）低血流量。
（2）治疗中 TMP 快速升高。
（3）置换液成分错误。
（4）液体平衡误差。
（5）置换液被污染导致热源反应。
（6）凝血。
（7）破膜漏血。

（二）丢失综合征

HF 或 HDF 在超滤大量水分、清除中分子毒素的同时，也将一些分子量小但是有益的成分清除，如每次滤过可丢失氨基酸约 6 g（分子量仅为 140）、蛋白质约 10 g，患者应在饮食中补足。现在也有厂家通过对透析器膜孔进行技术改良，使透析器的膜孔分布更高、更均等，这种新型的透析器不仅提高了膜对中分子物质的清除效果，同时也能最大限度地减少蛋白质丢失，改善了治疗效果和预后。另有报道，在 HDF 中维生素 C 可下降 45% ±14%，其中 25% ~40% 是被对流所清除的；同时，HDF 过程中抗氧化剂的丢失与大量高度氧化的标记物同时出现，这将是一个潜在的问题。

（三）其他

HF 对小分子物质清除不理想，应与 HD 交替治疗。

六、血液滤过及血液透析滤过的护理

血液滤过和血液透析滤过是血液净化治疗中的一种特殊技术。随着这种技术的不断成熟和治疗成本的逐渐下降，HF、HDF 已成为维持性透析患者一种标准的常规治疗模式，在常规透析的同时通常每周或每两周进行一次 HF 或 HDF。因此，血液透析护士应充分了解它的治疗原理、适应证、不良反应及并发症，熟练掌握血液滤过、血液透析滤过的操作流程及机器的操作常规，有针对性地对患者进行密切监测与护理。

（一）治疗前的准备

1. 患者准备及评估

对于首次接受血液滤过者，应向患者及家属解释治疗的目的与风险，签署血液透析医疗

风险知情同意书。若复用滤过器，还应签署滤过器重复使用知情同意书。

2. 滤过器选择和技术参数设置

血液滤过和血液透析滤过清除溶质的效果取决于血流量、滤过器面积、滤过膜筛选系数、超滤率和每次治疗时的置换液总量，因此滤过器选择及技术参数的设置都必须评估和确认，以达到理想效果。

3. 滤过器预冲

预冲是否充分会影响滤过器的性能发挥，临床上我们经常遇到的一些问题都与预冲不充分相关，例如：①在常规抗凝的前提下，HF、HDF 上机后 1～2 小时即出现跨膜压快速升高，对应的措施是一再地降低置换液输入量，导致一次治疗的置换液总量达不到目标值而影响治疗效果，甚至有时不得不将模式切换至 HD 才能继续治疗；②回血后残血量多；③患者首次使用综合征发生率高等。充分预冲则能改善和预防上述状况的发生。

需要强调的是，滤过器膜内排气流速控制在 80～100 mL/分，先用生理盐水排净透析管路和滤过器血室（膜内）的气体，再将泵速调至 200～300 mL/分，连接透析液接头于滤过器旁路，排净滤过器透析液室（膜外）气体。若机器在线预冲的默认设置未按照这一原则，则会影响预冲效果，因此不建议在线预冲。另外，针对滤过器膜（通常为合成膜）的疏水特性和亚层的多孔性结构，建议加大预冲量，以保证有效清除气泡和不溶性微粒，并建议密闭循环时设置超滤量。将滤过器静脉端朝上，促进透析器膜内微小气泡清除干净，同时通过水的跨膜运动排除膜亚层中的空气，使滤过膜的纵向、横向都能够充分湿化。良好的湿化效果，能使滤过膜微孔的张力达到最大化，治疗时能降低水分、溶质通过半透膜的阻力，提高膜对水和溶质的通透性，在 HF、HDF 治疗中即使输入大剂量的置换液也不容易发生跨膜压快速上升的现象，有助于提高治疗效果。同时，良好的湿化能改变血液层流性质和切变力，降低血液流动阻力，防止血小板活化和补体激活，提高了滤过膜的抗凝效果，能有效地预防血膜反应。

4. 置换液总量设置

首先确定置换液输入方式，无论是前稀释还是后稀释，置换液总量的设置均可按照前述的置换液补充的几种方式进行计算。

5. 超滤量设置

正确评估患者的干体重，根据其体重增长及水潴留情况设置超滤量。

6. 血流量设定

通常 HF 和 HDF 治疗时的血流量要 >250 mL/分，因此内瘘穿刺技术要熟练。选择穿刺部位时，必须选择能保证有足够血流量的部位进行穿刺，以获得有效的血流量，否则将影响清除率。但血流量常受患者的血管通路与心血管系统状态的限制，若患者因内瘘狭窄、栓塞而导致血流量不足，应先解决内瘘通路问题，在保证具有足够血流量的前提下再考虑做 HF 或 HDF。如患者因心血管功能低下而不能耐受治疗要求的血流量，可先将血流量设置于能够耐受的流量，通过一段时间治疗后心功能状况得到改善，可再将血流量调节至要求范围。

（二）护理干预

1. 密切监视机器运转情况

治疗过程中密切监测动脉压、静脉压、跨膜压和血流量等的变化。HF、HDF 均需补充大量置换液，如果液体平衡有误，则会导致患者发生危及生命的容量性循环衰竭，因此上机前需仔细检查并确认置换液泵管与机器置换液出口端连接严密，没有渗漏，确保患者液体出入量的平衡和保障治疗安全。所有的治疗参数与临床情况应每小时详细记录一次。

2. 严密观察患者的意识和生命体征的变化

生命体征的波动与变化往往是急性并发症的先兆，护士在巡视中要密切注意患者的主诉和临床反应，如有否恶心、呕吐、心慌、胸闷、寒战、出血倾向等。

3. 急性并发症的预防与护理

血液透析的所有并发症都有可能在 HF、HDF 中出现，最需要警惕的有：①液体平衡误差；②置换液成分错误；③置换液被污染导致热源反应；④低血流量；⑤凝血。护士在临床护理操作中要加强责任心，严格执行操作规范，做到操作前、操作中、操作后查对，及时发现隐患，积极预防并发症。例如，置换液管与机器置换液出口端连接不紧密而致置换液渗漏，治疗中会出现置换液输入量少于患者体内被超滤的量，若不及时发现，会导致患者脱水过量，有效血容量下降而发生低血压、休克。只有严格查对才能防患于未然。

4. 饮食指导

血液滤过或血液透析滤过在大量清除液体的同时，会丢失大量蛋白质、氨基酸、维生素，患者在饮食中若得不到及时补充，就可能发生因血液滤过治疗而引起的丢失综合征。因此，患者饮食中应增加优质蛋白质和富含维生素的蔬菜的摄入。维持性血液透析患者每日每千克体重的蛋白质摄入（dietary protein intake，DPI）为 1.2 ~ 1.5 g，而在进行 HF 或 HDF 治疗阶段蛋白质摄入量最好能达到每日每千克体重 1.5 g，其中至少 50% ~ 70% 是高生物价蛋白质，以补足从滤过液中丢失的营养物质。为保证患者达到这一摄入水平，必须加强对患者的饮食指导和宣教，使患者能充分认识并自觉做到合理饮食。

5. 反渗水监测与机器消毒

HF、HDF 治疗中大量的水是直接进入血液的，因此保证透析用水的高度洁净至关重要，哪怕是极低浓度的污染都会是致命的。反渗水必须定期做细菌培养和内毒素、水质的检测，使用在线式血液滤过机要注意置换液滤过器的有效期，严格按照厂家规定的寿限使用，以保证在线置换液的品质与安全。

在线式血液滤过机直接将自来水经过炭滤、软化、反渗等步骤制成净化水，再通过高精度的滤过器，使之成为无菌、无致热源的超纯水。超纯水与浓缩透析液经比例泵按一定的配比混合成置换液，再经过双重超净滤器滤后输入体内。这一设计完善的净化系统最大的优点是方便，但同时浓缩透析液也必须保证高度的洁净，符合质控标准。有报道，在浓缩透析液污染较严重的情况下，第二级滤器后仍可发现细菌及热源物质。因此，在线 HDF 生成置换液时，特别要求使用成品 A 液和筒装 B 粉装置，以减少浓缩液的污染。

6. 机器清洗、消毒和日常维护

必须严格遵照厂家要求实施，包括消毒液品种和消毒液浓度都应根据厂家要求选用，以确保每一次消毒的有效性和治疗的安全性。停机日需开机冲洗 20 ~ 30 分钟，使机器管道内的水静止不超过 24 小时，以避免微生物的生长。停机超过 3 日应重新清洗消毒后再使用。

7. 其他

使用挂袋式液体输入时，必须注意袋装置换液的有效期、颜色和透明度。更换置换液时应严格执行无菌操作。另外，在置换液输入体内之前建议装一个微粒滤过器，以杜绝致热源进入体内。

（三）血液滤过与血液透析滤过护理流程

血液滤过与血液透析滤过护理流程见图 5-1。

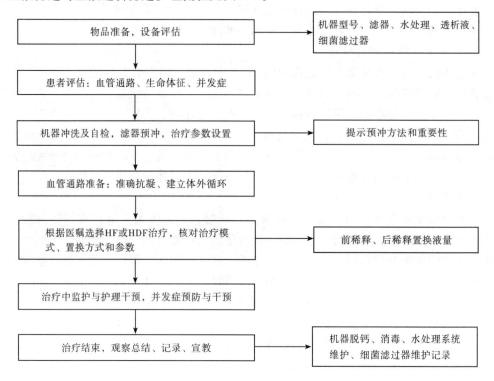

图 5-1　血液滤过与血液透析滤过护理流程

（张培培　侯雪飞）

第四节　血浆置换护理

血浆置换是通过有效的分离、置换方法迅速地、有选择性地从循环血液中去除病理血浆或血浆中的病理成分（如自身抗体、免疫复合物、副蛋白、高黏度物质、与蛋白质结合的毒物等）同时将细胞成分和等量的血浆替代品回输患者体内，从而治疗使用一般方法治疗无效的多种疾病的血液净化疗法。

自开展血浆置换疗法以来，常规应用两种分离技术，即离心式血浆分离和膜式血浆分离。随着血液净化技术的不断发展，离心式血浆分离已逐步被膜式血浆分离所替代，临床上膜式血浆分离又分为非选择性血浆置换与选择性血浆置换。

一、临床应用

（一）适应证

目前血浆置换的诊疗范畴已扩展至神经系统疾病、结缔组织病、血液病、肾脏病、代谢性疾病、肝脏疾病、急性中毒及移植等200多种疾病，其主要适应证如下。

1. 作为首选方法的疾病或综合征

冷球蛋白血症、抗肾小球基底膜病、格林—巴利综合征、高黏滞综合征、栓塞性血小板减少性紫癜、纯合子家族性高胆固醇血症、重症肌无力、药物过量（如洋地黄中毒）、与蛋白质结合的物质中毒、新生儿溶血、自身免疫性血友病甲。

2. 作为辅助疗法的疾病或综合征

急进性肾小球肾炎、抗中性粒细胞胞浆抗体阳性的系统性血管炎、累及肾脏的多发性骨髓瘤、系统性红斑狼疮（尤其是狼疮性脑病）。

（二）治疗技术及要求

1. 血浆置换的频度

一般置换间隔时间为 1～2 日，连续 3～5 次。

2. 血浆置换的容量

为了进行合适的血浆置换，需要对正常人的血浆容量进行估算，可按以下公式计算：

$$PV = （1 - HCT）\times （B + C \times W）$$

式中：PV——血浆容量；

　　　HCT——血细胞比容；

　　　W——干体重；

　　　B——男性为1530，女性为864；

　　　C——男性为41，女性为47.2。

例如：一个 60 kg 的男性患者，HCT 为 0.40，则 $PV =$（1 - 0.40）$\times$（1530 + 41 × 60）。如血细胞比容正常（0.45），则血浆容积大致为 40 mL/kg。

3. 置换液的种类

包括晶体液和胶体液。血浆置换时应用的晶体液为林格液（富含各种电解质），补充量为丢失血浆量的 1/3～1/2，为 500～1000 mL。胶体液包括血浆代用品和血浆制品。血浆代用品包括中分子右旋糖酐、低分子右旋糖酐、羟乙基淀粉（706 代血浆），补充量为丢失血浆量的 1/3～1/2；血浆制品有 5% 白蛋白和新鲜冰冻血浆。一般含有血浆或血浆白蛋白成分的液体占补充液40%～50%。原则上补充置换液时采用先晶后胶的顺序，即先补充电解质溶液或血浆代用品，再补充蛋白质溶液，目的是使补充的蛋白质尽可能少丢失。

4. 置换液补充方式

血浆置换时必须选择后稀释法。

5. 置换液补充原则

等量置换，即丢弃多少血浆，补充多少血浆；保持血浆胶体渗透压正常；维持水、电解质平衡；如应用的胶体液为 4%～5% 的白蛋白溶液时，必须补充凝血因子；为防止补体和免疫球蛋白的丢失，可补充免疫球蛋白；应用血浆时应注意减少病毒感染机会；置换液必须无毒性、无组织蓄积。

6. 抗凝剂

可使用肝素或枸橼酸钠作为抗凝剂。肝素用量为常规血液透析的 1.5～2 倍。对于无出血倾向的患者，一般首剂量为 40～60 U/kg，维持量为 1000 U/小时，但必须根据患者的个体差异来调整。枸橼酸钠一般采用 ACD-A 配方，即含 22 g/L 枸橼酸钠和 0.73 g/L 枸橼酸，其用量为血流速度（mL/分）的 1/25 ~ 1/15。为防止低血钙，可补充葡萄糖酸钙。

二、常见血浆置换术

（一）非选择性血浆置换

1. 原理

用血浆分离器一次性分离血细胞与血浆，将分离出来的血浆成分全部去除，再置换与去除量相等的 FFP（新鲜血浆）或白蛋白溶液。

2. 适应证

重症肝炎、严重的肝功能不全、血栓性血小板减少性紫癜、多发性骨髓瘤、手术后肝功能不全、急性炎症性多神经炎、多发性硬化症等。

3. 护理评估

（1）对患者的体重、生命体征、神志、原发病、治疗依从性进行评估，并做好相应干预措施。准确的体重有助于确定患者血浆置换的总量；对患者依从性的评估，有利于提升患者对治疗的信心和配合程度；评估可能的并发症以确定干预措施。

（2）对设备、器材、药物等进行评估，做好充分准备；对血浆、白蛋白等做好存放和保管。

（3）确认相关的生化检查（凝血指标），操作过程、治疗参数。

（4）对血管通路及血液流量进行评估，确认静脉回路畅通，以免静脉压增高而引起血浆分离器破膜或再循环。

4. 操作准备

（1）物品准备：配套血路管、血浆分离器、生理盐水 2000 mL、血浆分离机器、心电监护仪等。

（2）药品及置换液准备。

1）置换液：置换液成分原则上根据患者的基础疾病制定，如肝功能损害严重、低蛋白血症的患者应适当提高患者胶体渗透压，提高白蛋白成分；血栓性血小板减少性紫癜患者除了常规血浆置换外，可适当补充新鲜血小板；严重肝功能损害患者在血浆置换以后可适当补充凝血因子、纤维蛋白原等。

置换液（以患者置换血浆 3000 mL 为例）主要有两种配方：①白蛋白 60 g、低分子右旋糖酐 1000 mL、706 代血浆 500 mL、平衡液 1000 mL、5% 或 10% 葡萄糖 500 mL（注：白蛋白根据医嘱稀释于 5% 或 10% 葡萄糖溶液 500 mL）；②新鲜血浆 1000 mL、706 代血浆 500 mL、低分子右旋糖酐 500 mL、平衡液 500 mL、5% 或 10% 葡萄糖 500 mL。以上配方可根据患者病情或需要做适当调整。

2）抗凝剂：由于血浆置换患者大多为高危患者，故在抗凝剂的选择上首选低分子肝素。

3）葡萄糖酸钙：非选择性血浆置换时，在输入大量新鲜血浆的同时，枸橼酸钠也被输入体内，枸橼酸钠可以与体内钙离子结合，造成低血钙，患者出现抽搐，故可适当补充葡萄糖酸钙。

4）激素：由于血浆置换时输入了大剂量的异体蛋白，患者在接受治疗过程中可能出现过敏反应。

（3）建立血管通路：采用深静脉留置导管或内瘘，动脉血流量应达到 150 mL/分。静脉回路必须畅通，采用双腔留置导管时注意防止再循环。

5. 操作过程及护理

血浆置换是一种特殊的血液净化方法，操作治疗时应有一个独立的空间，并有专职护士对患者进行管理和监护。术前向患者及其家属做好心理护理和治疗风险意识培训，取得患者的积极配合。

（1）打开总电源，打开血浆分离机电源，开机并自检。

（2）连接血路管、血浆分离器，建立通路循环。

（3）阅读说明书，按血浆分离器说明书上的预冲方法，进行管路及血浆分离器的预冲。预冲的血流量一般为 100 ~ 150 mL/分，预冲液体量为 1500 ~ 2000 mL。用 500 mL 生理盐水加入 2500 U（20 mg）肝素，使血浆分离器和管路肝素化。

（4）设定各项治疗参数：血流量/分、血浆分离量/小时、置换总量、肝素量、治疗时间等。

（5）建立血管通路，静脉端注入抗凝剂（等待 3 ~ 5 分钟，充分体内肝素化），建立血循环，引血时血流量应 < 100 mL/分。运转 5 ~ 10 分钟后患者无反应，加大血流量至 100 ~ 150 mL/分；启动弃浆泵及输液泵。要求保持进出液量平衡，可将弃浆泵及输液泵流量调节至 25 ~ 40 mL/分。

（6）观察血浆分离器及弃浆颜色，判断有无破膜现象发生。一旦出现破膜，立即更换血浆分离器。

（7）治疗过程中严密监测生命体征；随时观察跨膜压、静脉压、动脉压变化，防止破膜；观察过敏反应及低钙反应；观察电解质及容量平衡。

（8）及时记录数据；及时处理各类并发症。

（9）下机前评估：患者生命体征、标本采集、抗凝剂总结、治疗目标值情况。

（10）书写记录，患者转运、交班；整理物品；处理好医疗废弃物及环境。

6. 非选择性血浆分离操作流程

非选择性血浆分离操作流程见图 5-2。

（二）选择性血浆置换

1. 原理

选择性血浆置换也称为双重血浆置换。由血浆分离器分离血细胞和血浆，再将分离出的血浆引入血浆成分分离器（血浆成分分离器原则上按照分子量的大小进行选择，如胆红素分离器、血脂分离器等），能通过血浆成分分离器的小分子物质与白蛋白随血细胞回输入体内，大分子物质被滞留而弃去。根据弃去血浆量补充相应的白蛋白溶液，白蛋白的相对分子质量为 69000，当致病物质分子量为白蛋白分子量 10 倍以上时，可采用选择性血浆置换。

2. 适应证

多发性骨髓瘤、原发性巨球蛋白血症、家族性难治性高脂血症、难治性类风湿性关节炎、系统性红斑狼疮、血栓性血小板减少性紫癜、重症肌无力、多发性硬化症、多发性神经炎及移植前后的抗体去除等。

3. 护理评估

同非选择性血浆置换。

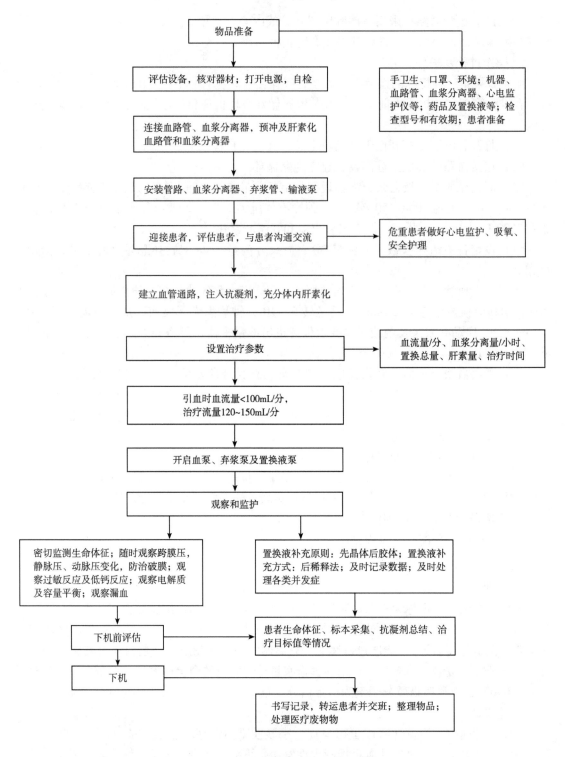

图5-2 非选择性血浆分离操作流程

4. 操作准备

（1）物品准备：配套血路管、血浆分离机、血浆分离器、血浆成分分离器、心电监护仪等。

（2）药品和置换液准备：生理盐水 4000 mL、白蛋白溶液 30 g（备用，根据丢弃量补充所需白蛋白）、激素等。

（3）血管通路：同非选择性血浆置换。

（4）抗凝剂应用：同非选择性血浆置换。

5. 操作过程与护理

（1）打开总电源，打开血浆分离机电源，开机并自检。

（2）连接血路管、血浆分离器及血浆成分分离器，建立通路循环。

（3）按照说明书要求预冲血浆分离器、成分分离器及管路。预冲流量为 100～150 mL/分，预冲液量为 2500～3000 mL。最后用 1000 mL 生理盐水加入 2500 U（40 mg）肝素使血浆分离器、血浆成分分离器和血路管肝素化。

（4）设定各项治疗参数：血流量（mL/分）、血浆分离量（mL/小时）、成分分离器流量（mL/小时）、血浆置换总量、肝素量、治疗时间等。

（5）建立血管通路，注入抗凝剂，建立血循环，引血时建议血流量＜100 mL/分。运转 5～10 分钟后患者无不适反应，治疗血流量增至 120～150 mL/分，启动血浆泵、弃浆泵及返浆泵。

（6）操作中严密监测动脉压、静脉压、跨膜压的变化，以防压力增高引起破膜。

（7）观察血浆分离器、成分分离器及弃浆颜色，判断有无破膜发生。一旦发生破膜，及时更换。

（8）选择性血浆分离，根据患者体重和病情决定血浆置换总量，根据分子大小决定弃浆量，一次选择性血浆置换会丢弃含有大分子蛋白的血浆 100～500 mL。

（9）治疗过程中严密监测 T、P、R、BP；随时观察跨膜压、静脉压、动脉压变化，防止破膜；观察电解质及容量平衡。

（10）及时记录数据；及时处理各类并发症。

（11）达到治疗目标值，下机。

（12）完成护理记录；向患者所在病房交班；合理转运危重患者；整理物品；处理医疗废弃物。

6. 选择性血浆分离操作流程

选择性血浆分离操作流程见图 5-3。

三、并发症及护理干预

血浆置换的并发症同常规血液净化的并发症、血管通路的相关并发症、抗凝的并发症等。与血浆置换特别相关的并发症如下。

1. 过敏反应

新鲜冰冻血浆含有凝血因子、补体和白蛋白，但由于其成分复杂，常可诱发过敏反应。据文献报道，过敏反应发生率为 0～12%。补充血液制品前，静脉给予地塞米松 5～10 mg 或 10% 葡萄糖酸钙 20 mL 并选择合适的置换液是预防和减少过敏的关键。

治疗过程中要严密观察，如出现皮肤瘙痒、皮疹、寒战、高热时不可随意搔抓皮肤，应及时给予激素、抗组胺药或钙剂，可摩擦皮肤以缓解瘙痒。治疗前认真执行三查七对，核对血型，血浆输入速度不宜过快。

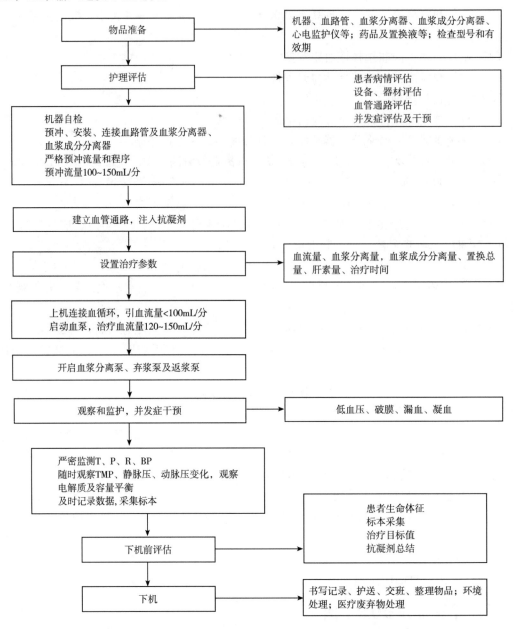

图5-3 选择性血浆分离操作流程

2. 低血压

引起低血压的主要原因：置换液补充过缓，有效血容量减少；应用血制品引起过敏反应；补充晶体溶液时，血浆胶体渗透压下降。血浆置换中应注意血浆等量置换，即血浆出量应与置换液输入量保持相等。当患者血压下降时可先输入胶体溶液，血压稳定时再输入晶体溶液。要维持水、电解质的平衡，保持血浆胶体渗透压稳定。当患者出现低血压时可延长血浆置换时间，血流量应控制在 50~80 mL/分，血浆流速相应减低，血浆出量与输入的血浆和液体量保持平衡。

3. 低血钙

新鲜血浆含有枸橼酸钠，过多、过快输入新鲜血浆容易导致低血钙，患者会出现口麻、腿麻及小腿肌肉痉挛等低血钙症状，严重时发生心律失常。治疗前应常规静脉注射 10% 葡萄糖酸钙 10 mL，注意控制枸橼酸钠输入速度，出现低钙反应时及时补充钙剂。

4. 出血

严密观察皮肤及黏膜、消化道等有无出血点，进行医疗护理操作时，动作轻柔、娴熟，熟练掌握静脉穿刺技巧，避免反复穿刺加重出血。一旦发生出血，立即通知医生采取措施，必要时用鱼精蛋白中和肝素，用无菌纱布加压包扎穿刺点，并观察血小板的变化。

5. 感染

当置换液含有致热源、血管通路发生感染、操作不严谨时，患者会出现感染、发热等。血浆置换是一种特殊的血液净化疗法，必须严格无菌操作，患者应置于单间进行治疗，要求治疗室清洁，操作前紫外线照射 30 分钟，家属及无关人员不得进入治疗场所。操作人员必须认真洗手，戴口罩、帽子，配置置换液时需认真核对、检查、消毒，同时做到现配现用。

6. 破膜

血浆分离的滤器因为制作工艺的原因而受到血流量及跨膜压的限制，如置换时血流量过大或置换量增大，往往会导致破膜。故应注意血流量在 100～150 mL/分，每小时分离血浆 <1000 mL，跨膜压控制于 50 mmHg。预冲分离器时注意不要用血管钳敲打，防止破膜。

四、选择性血浆分离和非选择性血浆分离的比较

（一）非选弹性血浆分离

1. 优点

可补充凝血因子（使用新鲜冰冻血浆时）；排除含有致病物质的全部血浆成分。

2. 缺点

因使用他人的血浆，有感染的可能性；因混入微小凝聚物，有产生相应不良反应的可能。必须选用新鲜血浆或白蛋白溶液。

（二）选择性血浆分离

1. 优点

对患者血浆容量的改变较小、特异性高，故所用置换量少，约为常规血浆置换量的 1/4，有时甚至可完全不用。这既节省了开支，又减少了感染并发症的发生率。选择性血浆分离法不但可选择使用不同孔径的血浆成分分离器，同时可根据血浆中致病介质的分子量，选择不同的膜滤过器治疗不同的疾病，如应用 0.02～0.04μm 孔径的滤膜治疗冷球蛋白血症、家族性高胆固醇血症等。

2. 缺点

因利用分子量大小进行分离（根据膜孔的不同分离），故可能会除去一些有用的蛋白质。

（张培培　侯雪飞）

第六章

血液透析护理

第一节　血液透析常规护理

一、血液透析前的护理

（一）透析机的准备

开启血液透析机，检测血液透析机各部件工作状况，进入透析准备，连接透析浓缩A、B液。

（二）患者的评估

1. 患者病情的评估

了解患者一般情况，如神志、生命体征、透析时间、透析次数；询问并检查患者有无皮肤黏膜及胃肠道出血、便血，女患者要询问是否月经期；观察患者有无水肿及体重增长情况；患者原发病及有无其他并发症，如肿瘤、高钾血症、酸中毒等。

2. 患者血管通路的评估

检查患者是自体动静脉内瘘，还是移植血管，或是深静脉留置导管，或是未建立血管通路；检测内瘘通畅情况，穿刺肢或置管处皮肤有无红肿、溃烂、感染；如通路闭塞应通知医师进行通路修复处理；深静脉置管者检查缝线有无脱落，固定是否妥善，置管口有无出血、红肿或分泌物；未建立血管通路者评估外周血管条件。

3. 超滤量的评估

指导患者正确测量体重，掌握以患者体重变化为依据正确计算超滤量的方法。患者每次测量体重时须使用同一体重秤，并穿同样重量的衣物，如患者衣物有增减应先将衣物称重后再与透析前、透析后体重相加减，计算当日超滤量。

4. 干体重的评估

干体重是患者目标体重或称理想体重，是指患者体内既无水钠潴留，也没有脱水时的体重，是在患者透析治疗结束时希望达到的体重。无尿肾衰竭患者均存在体液潴留，透析治疗要使患者达到干体重，往往需要经过几次透析后才能确定。干体重是动态变化的，与患者的精神状态、食欲改善、食量增加等因素也密切相关，故应注意根据患者具体情况给予修正。

（三）护理准备

1. 物品准备

准备透析用相关物品，所有无菌物品必须在有效期内。透析器的选择应根据患者的透析方案确定。

2. 透析器及管路的冲洗准备

正确安装透析器及管路并检查连接是否紧密、牢固。按血液净化标准操作规程进行预冲。复用透析器冲洗前做好有效消毒浓度及冲洗后残留消毒液浓度检测方可使用。

3. 透析参数设定

根据医嘱正确设定患者的透析参数，如超滤量、抗凝血药、透析方式、透析时间、透析液温度，是否需要选择透析治疗方式，如钠浓度、序贯透析、超滤程序等。

4. 上机连接的护理

（1）按血液透析上机操作流程连接血管通路与透析管路，开启血泵 80～100 mL/min。

（2）连接好静脉回路后渐增血流量至该患者透析治疗医嘱规定的血流量 200～300 mL/min。

（3）查对已设定透析参数是否正确。

（4）核查整个血液体外循环通路各连接处有无松动、扭曲；透析管路上各侧支上的夹子是否处于正常开、闭状态；静脉压力监测是否开启；机器是否进入正常透析治疗状态。

（5）妥善固定好透析管路，保持通畅。

二、血液透析中的护理

（一）严密观察巡视

（1）每 30～60 分钟巡视 1 次，根据病情每小时测量血压、脉搏并记录。

（2）观察患者穿刺部位或置管口有无出血、血肿。

（3）观察透析器、透析血管通路内血液的颜色变化，有无凝血。

（4）观察机器运转、超滤状况；观察跨膜压、静脉压变化，如有异常情况及早发现及早处理。

（二）观察血压变化，发现问题及时处理

（1）血液透析患者治疗中低血压的发生，在透析治疗之初往往与心功能差或以往合并心脏疾病有关；经过透析治疗 2 小时后患者血压降低往往与超滤量多、电解质改变有关。患者在治疗中发生低血压后，应正确分析原因酌情及时处理。

（2）透析中高血压的处理：一般发生在治疗 2 小时后，即经过治疗清除体内潴留水分后，血压仍无下降趋势时应遵医嘱给予降压药物。对于水、钠大量潴留的患者，降压药不宜给予过早，避免因血压降至正常后，患者不能耐受大量除水，给必要的超滤治疗造成困难。

（三）随时观察患者心率、呼吸、神志及病情的变化

（1）观察患者心率与呼吸、神志的变化，每小时记录 1 次。心率的异常在每个透析时段均有发生，应注重它的突然变化或透析 2 小时以后的改变及心电图改变。原有合并心脏疾病的心率异常，多发生在透析治疗开始；心功能代偿引起的心动过速，多在治疗第 2～5 小时发生。

（2）呼吸与神志在透析治疗中一般无明显改变，只在危重患者治疗时或患者病情发生危重变化时（如脑出血、低血容量性休克等）才可见到。

（3）在血液透析治疗中，护士应严密观察患者的病情变化、过敏反应和并发症的发生。最常见的并发症，按发生的频率排列为：低血压、恶心、呕吐、肌肉痉挛、头痛、胸痛、发热和寒战。

（4）在治疗开始及结束前测量体温。

三、血液透析结束时的护理

（一）回血护理

（1）血液透析结束时测量患者血压心率，观察并询问患者有无头晕、心慌等不适。

（2）回血时护士必须精力集中，严格按照操作规程进行回血，防止误操作造成出血和空气进入的不良事件。

（3）如患者在透析中有出血，如牙龈出血，在回血时按医嘱用鱼精蛋白中和肝素。

（4）如回血前伴有低血压症状，通知医师，回血后应再测量，并观察患者的病情，注意排除其他原因导致的血压下降，嘱患者血压正常后才能起床离开。如生活不能自理、老年人、儿童患者离开时，护士应给予协助。

（5）记录并总结治疗状况。

（二）回血后患者止血处理

（1）内瘘患者穿刺点用无菌敷料覆盖。

（2）拔针时用 1.5 cm×2 cm 大小的纱布卷压迫穿刺部位。

（3）弹性绷带加压包扎止血，按压的力量以既能止血又能保持穿刺点上下两端有搏动或震颤。

（4）15～20 分钟缓慢放松，防止压迫时间过长内瘘阻塞。

（5）止血贴继续覆盖在穿刺针眼处 12 小时后再取下。

（6）同时指导患者注意观察有无出血发生，若有出血发生，应立即用手指按压止血，同时寻求帮助。

（7）指导患者穿刺处当天保持干燥，勿浸湿，预防感染。

（三）透析机的消毒保养

透析结束后每班护士根据要求对机器进行消毒、机器外表面清洁维护、更换床单位，避免交叉感染。

（夏丽芳　李平涛）

第二节　血液透析治疗的观察与处理

透析治疗中的护理观察和处理大体分为两类：对透析设备方面的观察与处理；透析患者的观察与护理。在实际操作中遇到问题，又存在着两者的交叉处理。前者为透析技术，操作不当会发生溶血、凝血、漏血、空气栓塞、血行污染等，其发生率低与技术操作的人为因素有关，在这方面主要是提倡护理人员工作责任心，遵守操作规程与熟练的操作技术相结合，防患于未然；后者为透析护理，如透析治疗中患者失衡综合征、血压异常、心律异常、发热、肌肉痉挛、免疫与过敏反应等的发生，与患者体质、机体对治疗耐受程度有关，其结果与护士工作经验，处理是否及时、正确、到位密切相关，两者均为透析治疗中护理工作的重点和护理人员必须掌握的技能。

血液透析治疗过程中对患者的观察与血液透析治疗的原理密切相关。血液透析是利用特殊材料的半透膜制成中空纤维，血液运行在中空纤维管腔内，透析液运行在中空纤维管外，以透析膜将血液与透析液隔开，在血液与透析液逆向流动的过程中，通过透析、弥散、渗透、压力梯度等原理，清除患者体内滞留的中、小分子代谢产物及水、电解质，纠正酸中毒并补充患者体内缺乏的电解质，维持机体酸碱平衡及内环境的稳定。

应用半透膜及相关原理对患者血液进行净化的同时，在短时间内伴随患者体内大量代谢产物快速被清除，会引起患者血流动力学及机体内环境的改变。因此在透析治疗中应当注意观察透析治疗对患者的影响，观察患者生命体征、病情变化，及时处理突发事件是护士的主要责任。

血液透析中最常见的合并症为血压、心率的改变及失衡综合征的发生，对患者合并症的观察与护理措施如下。

一、对患者血压的观察及处理

在血液透析治疗中最常见的合并症是高血压与低血压。

（一）透析治疗中的低血压

1. 发生原因

透析开始血液被引入体外的血液回路内循环，使患者体内血容量减少（循环血量据透析器的大小而不同，约为 200 mL），再经过透析 4 小时的超滤和清除毒素使体内循环血量减少，血液渗透压降低。在血液透析治疗中，由于除水使患者血压有不同程度下降，真正需要进行处理的低血压发生率占 7.24%。肾衰竭患者的水钠潴留是普遍存在的，透析治疗前要求患者体重增长不超过干体重的 5% 或透析期间每天体重增加不应超过 1 kg。治疗中超滤速度过快，超滤量 >1000 mL/h 以上；超滤量过多， >干体重 5% 以上，易导致血浆容量在短时间内急速下降，当下降程度超过机体耐受性，患者则会出现心率增快、血压降低、面色苍白、冷汗淋漓、四肢厥冷、恶心、呕吐等低血容量性休克的表现，严重者出现表情淡漠、嗜睡、抽搐、昏迷等。

引起低血压的原因还有血流动力学的改变对原有心脏疾病的影响。如老年患者、糖尿病透析患者多合并心脏疾病，尿毒症性心肌损害如心肌炎、心包炎等，在血容量降低心肌缺血时，均会发生心率的改变，甚至出现心力衰竭引起血压的降低。在观察中可见，由于心脏原因引起的血压变化最初是随心率的改变而升高或降低的。

引起低血压的原因还有低钠透析液使患者血浆渗透压降低，机温过高使外周血管扩张，使回心血量减少及患者体内电解质及酸碱平衡的改变，低氧血症、低蛋白血症、甲状旁腺功能减退、自主神经功能紊乱、动脉硬化等多种因素。归纳起来最常见的原因是：血容量降低和渗透压降低和超滤速度过快。

护理上观察极为重要，当患者血容量降低之初，表现为迷走神经兴奋，如频繁打哈欠等，由于心脏功能的代偿最早表现为心率增快。及早发现，及时补充生理盐水，提高循环血量，及时停止超滤或减慢超滤速度，对防止病情恶化极为重要。

2. 处理措施

透析患者本身存在着水钠潴留高血压，随着透析超滤的进行，血压会逐渐下降。一般对逐渐血压降低只需注意观察，但对血压急剧下降，或血压下降伴随心率改变并有症状者，均应给予积极关注、适当处理。低血压的发生时间 70.37% 均发生在血液透析第 3 小时、第 4 小时，应引起特别注意。

（1）严密观察血压变化，测量血压每 0.5～1 小时一次，发现异常及时通知医生，必要时随时监测。

（2）发现低血压后立即停止除水。

（3）摇低床头使患者头低足高位。

（4）补充血容量，遵医嘱给予生理盐水 100～200 mL。

（5）提高血浆晶体或胶体渗透压。10% 氯化钠注射液 10 mL，静脉注射；50% 葡萄糖注射液 20 mL 静脉注射；人血白蛋白 5～10 g 静脉注射。

（6）使用升压药物：生脉注射液 20～40 mL 静脉注射或口服盐酸米多君片等。

（7）症状缓解后重新设定除水量、减慢除水速度或停止除水。

（8）安慰患者，待病情好转后针对患者进行健康教育，积极采取预防措施。

（9）对回血前、后发生的低血压应教会患者如何保护和观察内瘘是否通畅。

3. 预防措施

（1）改变治疗方法：对长期低血压患者可使用高钠透析液（氯化钠 140～145 mol/L）或采用在线 HF、HDF 等方法，对大量水潴留的患者使用程序除水、单超或序贯透析。

（2）劝告患者限制盐的摄入量，减少透析间期饮水量，防止饮水过多致使体重增长。

（3）对患者干体重进行再探讨，根据心胸比值重新确定干体重的设定值，不要过度除水；去除患者特殊因素如有腹水而实际外周水肿并不明显等情况。

（4）指导患者在透析之后视血压实测值服用降压药物。

（5）对易发生低血压的患者在透析过程中最好不要进食。

（6）确定心功能状态，有无合并心肌炎、心包积液等。

（7）纠正贫血，纠正低蛋白血症，加强饮食指导，增加蛋白质的摄入量。

（8）考虑使用血容量监测。

（二）透析治疗中的高血压

1. 发生原因

在血液透析治疗中高血压的患者占 80% 以上，与年龄无关。大体分为容量依赖型及肾素依赖型高血压，前者与水在体内大量滞留，血容量过多有关；后者与超滤后血容量降低刺激容量感受器，使肾素—血管紧张素系统功能亢进，末梢毛细血管收缩增强有关。还与升压物质相对清除过慢，浓度相对升高有关。

容量依赖型高血压多发生在透析治疗开始，随着体内潴留水分的大量被清除，血压逐渐下降，也有降至正常。肾素依赖型高血压则随着体内潴留水分的大量被清除，血容量降低刺激容量感受器，使交感神经兴奋肾素分泌增加，以及血浆中儿茶酚胺浓度异常升高，引起外周血管收缩而使血压逐渐升高。这类患者多发生在治疗 2 小时以后，患者会出现头痛、恶心、呕吐，严重者甚至在薄弱环节发生出血（如脑出血，患者还会出现意识障碍、昏迷等）。由于治疗中使用抗凝血药物，预后往往很严重。一般在收缩压达到 180 mmHg 时，应及时通报医师处理，防止脑血管意外等情况的发生。

2. 处理措施

（1）患者发生高血压后应及时告知医生。

（2）容量依赖型高血压的治疗方法为适当除水，将患者体重维持在干体重水平。过早的给予降压药物会造成血压降低后对大量除水的不耐受。

（3）肾素依赖型高血压的处理一般是在 HD 治疗后 2 小时给予降压药物，如硝苯地平 10 mg 口服或卡托普利 12.5 mg 口服等。

（4）在回血前血压 > 200/100 mmHg 时应慎重处理（延迟回血），应先使用降压药物，待血压下降至 180/100 mmHg 后再进行回血操作，血流量降低为 80 mL/min 进行回血治疗。对老年患者，应注意防止脑血管意外的发生。

3. 预防措施

（1）合理应用降压药物，观察患者降压药物的服用及疗效。

（2）观察总结患者干体重控制情况。

（3）指导患者低钠饮食，控制水的摄入量。

在血液透析治疗中对高血压与低血压的管理非常重要，是防止心脑血管合并症的重要方面并关系患者的长期存活率与生活质量，应针对患者个体制订护理方案，观察患者服用降压药物的疗效，督促医生对患者降压药物进行调节。

血液透析患者的血压应维持在 140/90 mmHg 以下，但由于患者的情况不同，应根据患者不同的降压效果区别对待。如高龄及糖尿病肾病患者，合并血管病变、动脉硬化及缺血性心脏疾病等比较多，循环系统的调节功能低下，透析中易发生低血压或直立性低血压。

二、对患者心律改变的观察与处理

1. 发生原因

在透析治疗中，部分患者主诉心慌、胸闷、气短，出现恶心、呕吐、心律失常、血压不稳定等情况。检查心电图可见心房纤颤，室性/室上性期前收缩，窦性心动过速、过缓，右束支传导阻滞等多种表现。

在血液透析治疗中各种电解质及 pH 的改变，特别是钾离子、钙离子的浓度变化直接影响心肌收缩力。钙离子参与心肌兴奋—收缩耦联过程，心肌细胞膜上钙离子通透性增强时，钾离子通透性减弱，心肌兴奋增高，心肌收缩力加强心率加快，反之心率减缓。

血液透析开始时血液的引出及大量超滤后，循环血量的减少所产生的血流动力学的改变增加了心脏的负担，更加重了原有心脏疾病的心肌缺血症状，血容量的降低刺激交感神经兴奋，释放肾上腺素、去甲肾上腺素，儿茶酚胺增加，刺激心肌细胞膜上的 β 受体使心肌兴奋性增强，收缩力增加，心搏加快，多种关联因素均可诱发心律异常。

透析患者由于高龄、糖尿病肾病及脂肪代谢的紊乱，使心血管合并症发病率高。在透析患者死因中，心血管疾病占第一位，应引起高度重视。在血液透析治疗中患者出现心律异常时应及时通报医师，及时按医嘱处理。

2. 处理措施

（1）观察患者心率/心律变化情况，对病情严重者协助医生做心电图，必要时进行心电监测。

（2）严格执行医嘱设定血液流量及除水量，并根据病情随时调整。

（3）遵医嘱给予患者吸氧，及时准确使用药物，如硝酸甘油、丹参制剂、毛花苷C、普萘洛尔等。

3. 预防措施

（1）充分透析清除毒素，避免由于代谢产物的积蓄造成心肌的损害。

（2）避免除水过多、过快造成的冠状动脉血流减少致使心肌缺血。

（3）尽量减少血流动力学对患者心脏的影响，如减慢血液流量150~180 mL/min，使用小面积透析器，延长透析时间或改为腹膜透析。

（4）合理控制血压。

（5）改善贫血，应维持红细胞压积在35%~54%。

（6）防止透析治疗中低氧血症的发生，使用生物相容性好的透析器与适当吸氧。

（7）加强饮食指导防止钾过多的摄入。

三、对患者失衡综合征的观察与处理

1. 发生原因

肾衰竭患者代谢产物及电解质在体内大量积蓄，如钾、钠、氯、尿素氮、肌酐、肌酸等在血液中浓度很高，使血浆渗透压增高。由于血液透析治疗，短时间内代谢产物急被清除，导致浓度的迅速降低，血浆渗透压也随之降低。由于血—脑屏障，脑脊液中毒素的清除速度较血液慢，形成了渗透压差，使血液中的水分进入颅内而发生脑水肿。患者出现头痛、恶心、呕吐、烦躁不安、痉挛，严重者可出现意识障碍，称为失衡综合征。

2. 护理措施与预防

（1）失衡综合征多见于尚未适应透析治疗的患者，为了避免失衡综合征的发生，对初次接受血液透析治疗的患者一般采用低效透析方法，包括减慢血流速度，应用面积小的透析器，短时间及每日连续透析的方法进行诱导。

（2）提高透析液中的钠浓度，可在治疗结束前1小时给予50%葡萄糖注射液20~40 mL静脉注射，提高患者血浆晶体渗透压，使患者能够适应透析治疗后再逐渐纳入常规透析。

（3）发生失衡综合征时遵医嘱给予降颅压等对症处理。

四、对患者免疫反应与过敏反应的观察与处理

1. 发生原因

当血液与透析膜接触时，某些膜表面上的游离羟基激活补体，产生补体片段 C_{3a}、C_{5a}，这些致敏毒素在迅速返回体内时引发过敏反应。组胺的释放刺激皮肤瘙痒，细胞激肽的产生刺激体温升高，前列腺素使梢末血管扩张血压降低，同时对白细胞有异化作用，使白细胞沉积在肺静脉毛细血管床，不仅使肺血管内血液淤滞，而且血小板释放的血栓素使肺血管收缩形成肺动脉高压，影响肺泡扩张造成低氧血症。

在透析液被细菌污染情况下，内毒素可透过透析膜进入血液与蛋白结合，刺激单核细胞释放白介素、肿瘤坏死因子、细胞激肽等炎症物质，引起患者瘙痒、发热、哮喘、休克等。

过敏反应的发生与透析器及血液回路的生物相容性（如原材料、质量、消毒方式）及操作方法密切相关，也与治疗中用药、输血、输蛋白等诸多因素有关，还与患者本身是否是过敏体质及个体耐受性有关（如透析器首次使用综合征）。血液透析中过敏反应常常发生在治疗开始和用药、输血后，发现患者出现瘙痒、皮疹，应引起注意，特别是在治疗之初患者出现胸闷、呼吸困难应立即报告医师并做好抢救准备。

2. 护理措施

（1）吸氧。

（2）抗过敏药物的应用如地塞米松 5 mg 静脉注射。

（3）对症治疗的配合。

（4）回血。

五、对患者肌肉痉挛的观察与处理

1. 发生原因

血液透析治疗中超滤过多，使血容量降低血压下降。毛细血管收缩以补充血容量，使末梢微循环灌注量不足，组织缺氧。透析中钠的清除及使用低钠、低钙透析液，使电解质发生改变。酸碱平衡失调、长期透析患者卡尼汀（肉毒碱）丢失，均可使患者在治疗中出现肌肉痉挛。一般多以下肢发生的频率高，也有发生在腹部及上肢。

2. 护理措施

（1）通常处理方法以血压变化决定，血压低以补液（如生理盐水 100～200 mL 静脉注射），提高血浆晶体渗透压（如静脉给予高渗糖、高渗盐等）为主；血压无变化时以补充钙制剂（如静脉给予 10% 葡萄糖酸钙）为主。

（2）长期透析患者应补充卡尼汀（如静脉给予雷卡）。

（3）给予局部热敷或按摩。

3. 预防措施

（1）确认干体重的设定值是否正确，透析超滤量是否适当。

（2）透析液中的钠浓度与钙浓度设置是否合理。

（3）透析患者均存在不同程度的钙磷代谢异常，日常观察患者纠正钙、磷代谢异常的疗效，及时与医师通报非常必要。

六、对患者体温异常的观察与处理

1. 发生原因

通常在透析治疗时患者体温无明显变化。但是血液透析患者本身存在中性粒细胞功能低下，淋巴细胞不仅功能低且数量少，使得透析患者细胞免疫与体液免疫均功能低下；常有患者自身存在感染，在透析治疗中发生体温升高的情况，多表现为寒战、高热。

体温升高还与透析相关因素有关。①直接因素：如透析器与血液回路在连接操作中被污染。②间接因素：如透析液有污染使内毒素过膜等引起血行的污染；在治疗中输血或血浆制剂等。另外，透析治疗中患者体温降低，往往由超滤量过多、循环末梢血管收缩及机温过低引起。

2. 护理措施

（1）严格执行无菌操作原则，阻断感染途径，特别是连接透析器及回路、皮肤消毒等各个环节。

（2）严格执行操作规范，如机器消毒和酸洗，防止污染与交叉感染。

（3）患者自身合并感染者要遵医嘱应用抗生素。

（4）物理降温或药物降温等对症处理。

（5）对于体温降低在处理上可适当提高机器温度，纠正血容量不足，给予适当的热水袋及保暖处理。

（夏丽芳　李平涛）

第三节　血液透析远期并发症的防治及护理

血液透析远期并发症是维持性透析患者在透析数年后相继出现的，诸如继发性甲状旁腺功能亢进、透析性骨病、透析性痴呆、透析相关性淀粉样变、铝中毒及病毒性肝炎等并发症总称。这些远期并发症的出现使透析治疗的复杂性进一步增大，对透析工作者的要求进一步增加。

一、心血管系统疾病

在血液透析的远期并发症中，心血管系统疾患占的比例最高，危害性最大，是血液透析患者最常见的死亡原因。

1. 高血压

高血压是心、脑血管并发症最重要的独立危险因素。据统计，有近80%的尿毒症患者伴有高血压，尤其在肾小球肾炎、原发血管病变或糖尿病肾病透析患者中高血压发病率高达90%～100%。

（1）病因：尿毒症患者血压持续增高的主要因素与其心输出量和总外周血管阻力增加等密切相关，包括：①钠、水潴留导致容量负荷增加；②肾素血管紧张素系统（RAS）激活，其血浆肾素活性显著增高；③细胞内游离钙增加与甲状旁腺激素水平增高；④自主神经系统病变导致交感神经系统紊乱等。

（2）防治措施：①保持干体重：所有患者应通过限制水、钠摄入和透析达到并维持干体重，如此可使65%～80%的患者高血压达到控制；②合理使用降压药：20%～30%的患者在采用饮食控制和透析治疗达到干体重后，仍需用降压药以控制血压。多主张首选血管紧张素转换酶抑制剂和钙通道阻滞剂，或加用β受体阻滞剂，但需注意透析当天最好在透析结束后服用降压药以防透析中低血压的发生；③对难治性高血压，应积极寻找原因对症治疗，如患者对饮食控制和服药的依从性；降压药的剂量、给药时间及药物之间相互作用；同时存在肾动脉狭窄、甲状腺功能亢进症或甲状旁腺功能亢进、高钙血症等。

2. 左心功能不全

（1）病因：综合因素所致，包括高血压、水钠潴留、贫血、动静脉瘘、动脉粥样硬化、尿毒症毒素蓄积、营养不良和低蛋白血症等。

（2）临床表现：由于左室顺应性明显减低，当容量负荷加重时极易引起肺充血和急性肺水肿，相反，当水钠丢失和容量减少时，又易使心排量锐减，引起冠状动脉灌注不足，诱发心绞痛或心肌梗死。

（3）防治：充分透析可改善心肌收缩功能，因此充分合理的脱水以维持透析患者理想的干体重甚为重要。应选用碳酸氢盐透析。此外，要积极控制高血压、纠正贫血和进行营养支持。

3. 心包炎

心包炎是慢性肾衰竭晚期的常见并发症，按其发生时间与透析治疗开始先后的关系分为早期心包炎和迟发性心包炎两大类。

（1）病因及发病机制：发病机制尚未完全肯定，可能与以下因素有关。①尿毒症毒素蓄积；②水、钠潴留；③病毒感染；④免疫异常；⑤血小板功能异常、凝血机制障碍及血液透析时全身肝素化等。

（2）临床表现：心包炎的临床表现主要有以下两方面。①早期心包炎（尿毒症心包炎），多见于透析治疗开始前或治疗后不久（2周内）尚未充分透析的尿毒症患者，表现为心前区不适、闷痛，以立位或前倾位较明显；心包摩擦音几乎存在于所有心包炎患者，但常在2~4天内消失。对于在透析过程中经常出现低血压的尿毒症性心包炎患者，应考虑大量心包积液的存在。心电图检查结果无特异性，房性心律失常为常见的心律改变，X线检查可见心影扩大，超声心动图对诊断心包积液有较大价值。②迟发性心包炎（透析相关性心包炎），是指透析治疗开始后（2周至2个月后）才出现的心包炎或心包积液，患者常无明显临床症状，心包摩擦音发生率较低，血液透析时易有难以解释的低血压。可以通过超声心动图诊断心包积液的存在。当发展至缩窄性心包炎时，主要表现为右心功能不全，极易误诊为充血性心力衰竭。处理上，首先要鉴别是早期心包炎或迟发性心包炎，因两者在治疗方法的选择上有所不同。前者以加强透析为主，一旦确立尿毒症心包炎的诊断应立即着手透析。通常每周进行5~7次透析，每次4~4.5小时，连续2~4周采用高效大面积透析器并减少肝素用量，或无肝素透析或采用局部肝素化，以防心包血性渗出。迟发性心包炎也需加强透析，每周3次，每次5小时，但单纯加强透析难以使积液消失，甚至在肝素应用时，血性心包炎反而加剧或发生心包填塞。此时可改用腹膜透析，或血液滤过，或连续性动静脉血液滤过。对皮质激素和吲哚美辛的应用尚有不同看法，多数研究者认为它们不能改变病理学变化，因此仅应用于有高热或全身中毒症状者。有报道用氟羟泼尼松龙通过导管注入心包腔内治疗心包炎取得良好疗效。对缩窄性心包炎应尽早进行心包剥离及部分心包切除术。

4. 冠状动脉疾病

透析患者直接死于冠状动脉疾病者占10%。动脉粥样硬化是造成冠状动脉疾病的主要原因，主要预防措施包括控制高血压、高脂血症，纠正贫血，防治甲状旁腺功能亢进症，控制钠摄入，保持透析间期体重稳定，避免过多、过快超滤脱水。心绞痛或心肌梗死的治疗与非透析人群处理原则相同。

5. 心内膜炎

慢性肾衰竭患者继发心内膜炎者占5%，易感因素包括尿毒症本身引起的免疫力低下，免疫抑制剂的应用，创伤性治疗手段引起血管内膜损伤、内渗和心脏内膜损伤等。细菌主要来源于血管通路与血管进路。据报道致病菌中70%为金黄色葡萄球菌，其次为表皮葡萄球菌。细菌性心内膜炎的诊断通常比较困难，症状和体征均缺乏特异性。发热不明显或偶有发热，但对长期或反复发热者，应该想到细菌性心内膜炎。依靠心脏杂音来诊断心内膜炎特异性较差，因尿毒症引起的贫血、心瓣膜钙化、高血压及动静脉内瘘等都可产生或改变心脏杂音。但经常进行心脏听诊尤其必要，对近期出现的杂音应高度怀疑心内膜炎的发生。超声心动图和彩色多普勒检查发现瓣膜反流和赘生物及血培养阳性是细菌性心内膜炎可靠的诊断证据，其他如血白细胞升高、血沉加快、血清 C-反应蛋白阳性和脾脏肿大等有助诊断。治疗上，根据细菌培养及药物敏感试验选择适当的抗生素。剂量要足，疗程要长，一般应达 6 周。有进行性瓣膜损伤或进行性心力衰竭或有复发性血管栓塞者，可考虑心脏瓣膜置换术。

6. 心律失常

尿毒症患者发生心律失常的危险性明显增加，这些因素包括尿毒症心肌病变，缺血性心脏病，心包炎，钾、钙、镁或酸碱代谢异常，系统性疾病如心肌淀粉样变、贫血、药物中毒等。原无心脏病患者，严重心律失常的发生并不常见，血液透析也不增加异位心律的发生。原有心脏疾患的尿毒症患者伴发心律失常者达 50%，且其中 1/4 的患者可能由于血液透析诱发严重心律失常，如二联律、室性心律、室性心动过速或心房颤动。急性发生的严重心律失常多因高钾血症、低钾血症、病毒感染、心肌钙化或洋地黄类药物中毒等引起。防治应戒烟和停止饮用咖啡，纠正诱发因素如贫血、电解质紊乱、酸中毒，避免低血压及低氧血症。药物治疗与非透析患者基本相同，但一些药物剂量要相应调整。药物治疗无效者可采用电转复或安装心内起搏器等措施。

7. 脂质代谢紊乱

据报道，60% 的慢性透析患者存在高脂血症，多数属Ⅳ型。现已证明与患者体内载脂蛋白代谢异常有关，使脂蛋白的构成发生改变，患者血中的极低密度脂蛋白及甘油三酯含量增加，而高密度脂蛋白及所含的胆固醇减少。上述脂代谢紊乱的主要原因除尿毒症本身导致肝内脂蛋白酯酶活力下降，使甘油三酯合成增加和清除减少外，血液透析中长期大量肝素抗凝加重高脂血症，醋酸盐在肝内代谢转化为胆固醇和脂肪酸，以及某些药物如 β 受体阻滞剂等的长期应用亦对脂代谢产生影响。戒烟、忌酒并鼓励患者进行适度体育活动，血液透析中减少肝素用量，尽量采用碳酸氢盐透析等有助于减缓高脂血症发生。治疗上以饮食疗法为主，多进食富含纤维素的食物，提倡低脂肪、低胆固醇、低糖饮食，每日按规定热量摄入，辅以降脂药物治疗时，应考虑尿毒症患者可能引起的药物蓄积及血液透析对该药物的清除能力，指导药物剂量。

二、透析相关性淀粉样变

透析相关性淀粉样变首先在患腕管综合征的透析患者中发现，以后证明在关节、骨骼及内脏器官中都可发生，是长期透析患者的一种全身性并发症。这种淀粉样变的基本成分是 β_2 微球蛋白（β_2 microglobulin，$\beta_2 MG$），其分子量为 11815Da，主要存在于血液，也可存在于滑液、脑脊液、羊水、精液、房水、初乳及唾液中。健康人 $\beta_2 MG$ 的合成量为每日 150～200 mg，约 95% 的 $\beta_2 MG$ 经肾脏代谢，因此一旦肾脏损害，血中 $\beta_2 MG$ 浓度会高达正常值的 10～60 倍。

1. β_2MG 相关性淀粉样变的危险因素

长期 β_2MG 的积累是 β_2MG 相关性淀粉样变形成的必要因素，尿毒症患者血中 β_2MG 水平受多种因素的影响，但主要见于长期血液透析的患者，且透析的时间越长发病率越高。研究表明，开始透析的年龄也是 β_2MG 相关性淀粉样变的一个独立危险因素，年龄越小发病率越高。透析膜对 β_2MG 相关性淀粉样变的形成有一定影响，行连续性不卧床腹膜透析（CAPD）或用高通量生物相容性较好的透析膜的患者，血清 β_2MG 浓度比用铜仿膜者低 30%，并能够延缓 β_2MG 相关性淀粉样变的形成。代谢性酸中毒能够刺激 β_2MG 产生，对 β_2MG 相关性淀粉样变的形成有促进作用。

2. 临床表现

β_2MG 对关节组织有较高的亲和力，首先沉积在软骨表面，逐渐累及滑膜、关节及肌腱。在透析治疗五年内，病变部位最初无细胞成分及骨质损害，也缺乏临床症状及放射学征象，不容易发现，早期诊断主要依靠病理学检查。当 β_2MG 相关性淀粉样变部位有巨噬细胞聚集时，可引起关节炎及骨囊肿形成。此时常见临床表现为腕管综合征，患者经常会有手指麻痛的症状尤其是在做内瘘的手更为严重，晚上睡觉时或透析治疗时，疼痛会加剧，甚至无法睡眠或进行透析治疗，严重影响生活质量。关节受累常是对称性的，主要是大关节。β_2MG 相关性淀粉样变脊柱关节炎损害表现为椎间隙狭窄，椎板囊肿形成而无明显骨质增生。病变发生在硬脊膜外及颈椎时可引起四肢感觉、运动异常和枕部神经痛。骨囊肿形成所致的病理性骨折多发生在股骨颈，其他可见于舟状骨及第一、第二颈椎关节部位。

内脏器官淀粉样物质沉积一般发生在透析 10 年以上的患者，多数病变较轻，比关节要晚数年出现，主要病变部位在血管壁，往往缺乏明显的临床表现，偶见于肺动脉高压引起的心力衰竭、胃肠道出血、肠穿孔、梗死或慢性腹泻、巨舌及舌结节等。透析治疗超过 15 年，几乎百分之百会出现症状。

3. β_2MG 相关性淀粉样变的治疗与预防

针对 β_2MG 相关性淀粉样变形成的有关危险因素采取措施，对减轻和缓解 β_2MG 相关性淀粉样变的形成可能有一定作用。如预防和积极治疗各种感染（尤其是病毒感染），纠正代谢性酸中毒等。β_2MG 相关性淀粉样变引起的关节疼痛多选用对乙酰氨基酚（paracetamol）/右旋丙氧芬（dextropropoxyphene），非甾体类抗炎药易致胃肠道出血，不宜使用。上述治疗无效者可用低剂量泼尼松 0.1 mg/（kg·d）。

长期 β_2MG 的积累是 β_2MG 相关性淀粉样变形成的必要因素，因此对于透析患者如何增加 β_2MG 的清除是治疗和预防的关键，同其他尿毒症的中分子毒素一样，β_2MG 的透析清除量与透析时间呈正相关，延长透析时间可清除更多 β_2MG。在现有的常用透析方式中，首先要选用生物相容性好的透析膜，对于 β_2MG 清除效果以 HDF 最好，根据 Locatelli 等一组 6444 人的报告，HDF 可减少 42% 透析患者的腕管综合征的发生。至于标准的血液透析，则无法清除血液中的 β_2MG。另外，在各种血液透析方式治疗中，选择超纯透析液也至关重要，即使使用普通的透析器，也能显著降低腕管综合征的发生。此项研究证实细菌内毒素是影响 β_2MG 产生的重要因素。同类研究还发现当使用超纯透析液后，类淀粉沉着的相关症状如腕管综合征，1996 年的发生率较 1988 年降低了 80%。腹膜透析无法清除 β_2MG，除非存在残余肾功能。总的说来，以目前的透析治疗方式，并不能使患者血中的 β_2MG 浓度降到正常。

腕管综合征能引起严重的不可逆性神经肌肉损害，应尽早行外科治疗。在等候移植的患者中应优先选择有 $\beta_2 MG$ 相关性淀粉样变的患者行肾移植，成功的肾移植可迅速改善其关节表现，阻止 $\beta_2 MG$ 相关性淀粉样变的进展，从根本上解除 $\beta_2 MG$ 相关性淀粉样变形成的原因。

三、继发性甲状旁腺功能亢进病变

继发性甲状旁腺功能亢进（2-HPT）病变是指继发于慢性肾衰竭（CRF）本身和长期接受透析治疗所致的甲状旁腺功能亢进产生的一组综合征。临床可出现神经、消化、心血管和骨骼等各系统的病变。而其中肾性骨病几乎累及每个终末期肾衰竭患者，严重影响长期透析患者的生活质量和存活率，一直是临床研究和防治的重点之一。

1. 发病机制

CRF 导致的 2-HPT 和活性维生素 D_3 缺乏是基本病因。研究证明，当患者肾功能由正常下降至 25 mL/min 时，体内钙磷代谢失衡，出现低血钙症及高血磷症，刺激免疫反应性甲状旁腺素（i-PTH）逐渐升高，促使溶骨释出钙以期平衡低血钙症。但由于肾功能的继续恶化，磷经肾排出进行性减少而持续堆积升高，同时钙也因维生素 D_3 无法经肾活化，而呈持续低钙血症。因此 i-PTH 持续上升，直到开始透析治疗时，多数患者已出现高 i-PTH，发生 2-HPT 及相关全身性病变。另外，肾脏是磷盐唯一的清除器官，尿毒症所致高磷血症本身可直接刺激甲状旁腺细胞增生及分泌，使其基因表达上调，因此高血磷较低血钙更能影响甲状旁腺功能亢进的发生。甲状旁腺素分泌升高的同时，也会直接刺激甲状旁腺细胞增生，并使得维生素 D_3 受体数目减少。血液透析治疗本身既不能完全消除上述病因，更不能使已经发生的病变完全修复。

2. 临床症状

多数患者在 2-HPT 病变早期无临床表现，症状也常不典型，须靠定期检查才能早期发现早期治疗。相对较严重的并发症如纤维囊状骨炎等，在透析治疗不久即可发生。由于 i-PTH 升高，常导致细胞内的钙浓度升高，产生全身细胞器官机能不良。晚期常伴多系统多器官受累表现或病变症状：①关节炎；②骨痛；③肌病变、肌肉无力及肌腱自动断裂；④皮肤瘙痒；⑤转移性软组织钙化、血管钙化引起皮肤溃疡及坏死；⑥骨骼变形、成长迟缓及骨髓纤维化，导致贫血；⑦心脏病变，心脏前壁增厚，心肌细胞间质纤维化，心脏长大，收缩无力；⑧失眠等中枢脑神经病变、周围神经病变、性功能异常等；⑨免疫功能下降，容易感冒及感染；⑩脂肪代谢异常，出现甘油三酯（TG）及低密度脂蛋白（LDL）升高，高密度脂蛋白（HDL）下降等。

值得注意的是，钙磷乘积及血磷浓度是决定是否会有转移性软组织钙化的关键，软组织钙化如造成心脏血管钙化，会导致死亡率上升。Black 等报道血磷大于 6.5 mg/dL，则死亡率升高 27%。同样的，钙磷乘积大于 65 mg^2/dL^2，则死亡率升高 34%。事实上，透析患者尸检结果显示，高达 60% 的患者已有心脏血管钙化的现象。甚至钙磷乘积在 55～60 mg^2/dL^2 时，就可出现心血管钙化。最近的研究也证实钙磷乘积越高，心脏血管钙化程度越高，死亡率越高。因此，须维持钙磷乘积小于 55 mg^2/dL^2。

3. 治疗

美国肾脏科医学会 1994 年建议，维持血中 i-PTH 浓度在 60 ~ 200pg/mL。其治疗措施包括：①轻度到中度 2-HPT：i-PTH 浓度在 200 ~ 600pg/mL，可口服活性维生素 D_3，每周 3 次，每次 0.5 ~ 2.0μg。注意睡前空腹口服活性维生素 D_3，可以减少高血钙或高血磷的发生；②中度到重度 2-HPT：i-PTH 浓度在 600 ~ 1200pg/mL，可用注射活性维生素 D_3，每周 3 次，每次 2.0 ~ 4.0μg。此时可使用活性维生素 D_3 脉冲式治疗每周 2 次或口服活性维生素 D_3 的同形物（paricalcitol，doxercalciferol），以减少高血钙或高血磷发生；③重度到极重度 2-HPT：i-PTH 浓度在 1200 ~ 1800 pg/mL，可用注射活性维生素 D_3，每周 2 ~ 3 次，每次 4.0 ~ 6.0 μg；④极重度以上 2-HPT：i-PTH 浓度在 1800 pg/mL 以上，可用注射活性维生素 D_3，每周 2 ~ 3 次，每次 6.0 ~ 8.0 μg。可考虑手术或局部甲状旁腺乙醇注射治疗。

在活性维生素 D_3 治疗时，要特别注意维持钙磷乘积仍须小于 60 mg^2/dL^2，以预防组织血管钙化发生；如果超过 65 mg^2/dL^2，则须暂时停药一周，直到其下降至 60 mg^2/dL^2 以下时，再继续用药。

手术及局部乙醇注射适应证：①甲状旁腺素非常高或骨切片已经有纤维囊状骨炎变化；②排除铝中毒引起骨病变的可能；③符合下列任何一项，有任何持续性高血钙、钙磷乘积大于 70 mg^2/dL^2、严重皮肤瘙痒、骨折、骨变形或皮肤因血管钙化坏死，都可考虑手术治疗；④局部甲状旁腺乙醇注射较手术的危险性低。虽然手术的方法差异很大，但是否成功主要取决于外科医师的技术，而非使用的方式。

甲状旁腺功能亢进的患者手术后，因骨大量吸收钙质，经常会发生骨吸收饥饿症候群（bone hungry syndrome），出现严重低血钙（< 7.0 mg/dL）、抽搐、心律失常等。故常在术前 5 天，给予活性维生素 D_3，每天口服 0.5 ~ 1 μg 或每次透析后注射 1.5 ~ 2.0 g。手术后，持续使用直到血钙恢复正常为止。同时也可以饭前或饭后 1 小时口服钙元素 1 ~ 2 g。无论是手术还是局部乙醇注射法治疗，约有 1/3 的患者复发，故仍须做好钙磷的控制。

4. 预防

①预防性地给予活性维生素 D_3，维持 i-PTH 小于 200pg/mL，但应大于 60pg/mL。若 i-PTH 水平有异常波动，则须追踪检查；②维持血磷小于 5.0 ~ 5.5 mmol/L，但大于 2.5 mmol/L；③钙磷乘积小于 55 mg^2/dL^2 以下；④限制高磷食物，使用新的磷树脂结合剂（renagel）或铁、镁磷结合剂。

四、慢性炎症反应

透析患者的炎症反应，尤其是慢性炎症反应，最近几年来得到世界肾脏医学界的重视及研究。在此，就最近的医学研究作一简述。

1. 基本概念

目前，已得到公认的慢性炎症反应最常见的标志物是"CRP"（C-reactive protein），即 C 反应蛋白。CRP 是炎症反应的直接产物，可能由细胞炎症因子 IL-6 直接刺激肝脏合成。研究发现，透析患者 CRP 的平均值较一般正常人高 8 ~ 10 倍。CRP 及其他炎症反应物如纤维素原或脂蛋白，能加速患者血管硬化。最近的医学研究发现，CRP 与透析患者生存质量及预后密切相关，因此 CRP 浓度可作为判断透析患者预后的指标之一。

2002 年 Wanner 等研究报道，在血液透析患者被追踪观察四年后发现，四年前 CRP 浓度大于 15.8 mg/L 的患者，其四年存活率只有 34%，相反的 CRP 浓度低于 3.3 mg/L 的透析患者，则存活率高达 83%。同样的其心脏血管疾病的发生率，分别为 50% 及 13%。随着 CRP 浓度上升，随访患者四年存活率降低。换言之，CRP 浓度最高的四分之一患者，与较 CRP 浓度最低的四分之一的患者相比，其整体死亡率增加 2.4 倍，因心脏血管疾病的死亡率增加 1.7 倍。CRP 的半衰期只有 19 小时，以目前的研究结果，无法相信仅用一次的 CRP 检测值去预测患者四年后的存活率，如果 Wanner 等研究设计中取不同时间段的 CRP 检验值加以平均，则可更准确地预测透析的预后。

2. 慢性炎症反应对透析患者的影响

CRP 对透析患者的影响是多方面的，现已发现以下两方面。

（1）血红蛋白、白蛋白及营养指标下降：随着 CRP 值的上升，透析患者的营养指标呈下降趋势，白蛋白、血红蛋白、血中肌酐浓度及蛋白质同化指标均有不同程度的下降。随着 CRP 值的上升，白细胞中的中性粒细胞数目会上升，但淋巴细胞数目会下降。中性粒细胞大于 4500/μL 以上，死亡的相对危险明显升高。淋巴细胞小于 1750/μL 及大于 2000/μL，死亡相对危险性也增加。

（2）CRP 值的升高与重度血管硬化及冠状动脉疾病的高发相关。

3. 透析患者发生慢性炎症反应的可能原因

（1）由患者本身的肾脏疾病进展及尿毒症毒素累积所引起。即使患者尚未开始透析治疗，随着肾功能的恶化，慢性炎症的指标包括细胞因子、CRP 值都会随着上升。

（2）由透析治疗相关因素所引起，特别是血液透析治疗使用了含致热原、内毒素的不干净透析液、生物组织相容性差的透析器膜，腹膜透析使用含糖高的生物相容性不好的透析液等，都会引起炎症反应。

（3）因长期使用中心静脉导管或人工血管进行血液透析治疗所引起。使用此类血管代用品，较一般血管透析的患者，有高达 0.5~3 倍的死亡相对危险性。事实上，这些代用品可能引起潜在的败血症及炎症反应，造成营养及蛋白质合成不足，以致死亡率上升。特别是无功能的人工血管残留物，更易引起潜在的感染及葡萄球菌败血症的发生。患者的白蛋白浓度常小于 3.5 g/dL，且 CRP 值往往大于 25 mg/L。曾有研究报告显示，如果将有潜伏感染的人工血管残留物去除，则患者的血红蛋白及白蛋白均明显上升，而 CRP 值及铁蛋白浓度明显下降。

（4）氧化反应导致的氧化应激（oxidative stress）经常发生在透析患者身上。患者体内的晚期糖基化终末化产物（advanced glycosylation end products，AGEs），晚期蛋白氧化产物（advanced oxidation protein products，AOPPs）生成增加，刺激 IL-6 等炎症因子产生，IL-6 进一步使肝脏合成 CRP 增加。另外氧化应激也使 β_2MG 变成类淀粉沉淀，使患者易患感染、贫血、营养不良、动脉硬化等并发症。事实上，氧化应激与炎症反应可能互为因果，共同作用而影响患者透析质量。

4. 治疗方法及预防

（1）使用生物相容性好的透析器及超纯透析液，使用生物相容性好的腹膜透析液，都可以减少炎症反应发生，而降低 CRP 值。

（2）给予口服维生素 E 或维生素 E 附着的透析器，以中和氧化应激的毒害作用。有研究发现，每天服用维生素 E 500 mg 可以提升患者的血红蛋白含量，改善动脉硬化，并能减少心脏血管疾病的发生率。维生素 E 可减少氧化产物的发生及 IL-6 的生成，因此口服维生素 E，可能是一有效地抑制炎症反应的方法。最近有人将维生素 E 附着于透析膜上，做成透析器，此种透析器对透析膜引起的氧化反应，应该有所助益。

（3）给予血管紧张素转换酶抑制剂（ACEI），以减少血管的收缩、降低 IL-6 浓度及增强一氧化氮（NO）扩张血管的生物活性。患者使用 ACEI 要注意预防高钾血症。另外给予他汀类降脂药也有助于减轻炎症反应。

（4）切除有潜伏感染的人工血管残留物，尽量避免长期使用导管及人工血管透析治疗，都可以减少炎症反应发生，而降低 CRP 值。

（夏丽芳　李平涛）

第四节　糖尿病肾病血液透析患者的护理

患者，男性，65 岁。主诉：血糖增高 6 年，间断双下肢水肿 17 个月，咳嗽、咳痰 2 周，以"糖尿病肾病"收入院。

一、血液透析过程中的临床护理

（一）透析前

1. 诊疗情况

入室后查体：体温 36.5 ℃、脉搏 84 次/分、血压 159/109 mmHg、呼吸 21 次/分，身高 178.0 cm，体重 85.0kg，体重指数 26.8。贫血貌，双肺呼吸音清晰，双肺可闻及湿性啰音，心界向左下扩大，双下肢重度凹陷性水肿。2 周前，患者因受凉后出现咳嗽、咳痰、发热，体温 38 ℃，痰液为白色黏痰，偶见淡红色血丝，无粉色泡沫痰，伴胸闷、气短，夜间不能平卧，肌酐 842 μmol/L，24 小时尿量 550 mL。神志清楚，精神尚可，自动体位，查体合作，问答切题。

辅助检查：化验提示：贫血、肾功能异常、磷代谢紊乱，支持慢性肾功能不全尿毒症诊断。

检验结果：尿常规：尿白细胞定量 45.50 μL；尿红细胞定量 30.40 μL。蛋白定性（＋＋＋）；尿红细胞（＋）；肾功能：尿素 34.6 mmol/L，肌酐 842 μmol/L，尿酸 503.33 μmol/L，胱抑素 C 5.85 mg/L。糖化血红蛋白 5.2%。血红蛋白 61 g/L，人血白蛋白 28.8 g/L。血脂：总胆固醇 5.71 mmol/L、甘油三酯 1.34 mmol/L、低密度脂蛋白胆固醇 4.37 mmol/L；血清钾 6.2 mmol/L，无机磷 2.9 mmol/L，甲状旁腺激素 203.30ng/L；血白细胞计数 5.4×10^9/L，尿比重 1.020，尿蛋白（＋＋＋）。诊断为 2 型糖尿病，糖尿病肾病，慢性肾功能不全尿毒症期，肾性贫血，肾性高血压，肺部感染。

2. 护理评估

患者贫血貌，双下肢凹陷性水肿，患者因受凉后出现咳嗽、咳痰、发热，体温 38 ℃，痰液为白色黏痰，偶见淡红色血丝，伴胸闷、气短，夜间不能平卧，24 小时尿量 550 mL。血清钾 6.2 mmol/L，患者病情不稳定，准备进行血液透析治疗，加强心理护理，应密切观察患者的病情变化。

3. 护理思维与实施方案（表6-1）

表6-1　血液透析前的护理思维与实施方案

症状	护理目标及护理措施
胰岛素分泌或作用缺陷引起蛋白质、脂肪代谢紊乱 ↓ 营养失调	（1）护理目标 ·患者体重恢复正常水平，并保持稳定，血糖正常或维持理想水平。采取有效措施预防糖尿病足的发生 ·未发生糖尿病急性并发症或发生时能被及时发现营养失调 （2）护理措施 ·饮食护理，总热量每天每公斤体重 105~125.5 kJ ·制订糖类、脂肪、蛋白质的合理分配计划 ·指导运动锻炼 ·指导患者正确服用口服药 ·使用胰岛素的护理：根据患者血糖控制情况按时、准确用药，指导患者注射部位的更换及不良反应的观察，监测血糖，胰岛素的储存
双下肢重度凹陷性水肿，尿量550 mL/d ↓ 导致水钠潴留	（1）护理目标：保持皮肤完整，及时、准确记录出入量及体重 （2）护理措施 ·患者高度水肿且尿少，要限制摄入水，饮水量不能超过尿量；尿少，同时会导致钠潴留，限制钠盐，少于 2 g/d ·患者目前尿量 550 mL/d，尿量偏少，须准确记录 24 小时出入液量及监测体重，每日 1 次，了解水肿有无增减 ·患者双下肢重度凹陷性水肿，易出现皮肤渗液及破损，须做好皮肤护理，注射后延长按压时间，注意个人卫生 ·按医嘱正确使用白蛋白、抗凝剂、利尿剂，并观察药物的作用和不良反应
患者疲乏，血钾 6.2 mmol/L ↓ 高钾血症	（1）护理目标：高钾症状改善，血清钾在正常范围内 （2）护理措施 ·尽早进行血液透析疗法 ·采取相关措施，及时纠正酸中毒 ·定期复查血清钾，监测高血钾有否加重，巡视时注意观察患者神志，有否出现腹胀及无力等症状，必要时使用心电监护机监测生命体征，注意观察患者心电图有否出现 T 波高尖、P 波消失的现象；准备好抢救用品，以防出现心脏骤停 ·向患者及其家属讲解预防高钾血症的重要性，并提供高钾食谱以参考，如香蕉、橘子、坚果类食物
乏力、纳差、睡眠欠佳，患者抵抗力下降 ↓ 有感染的危险	（1）护理目标：体温正常，未发生感染 （2）护理措施 ·注意观察有无体温升高、寒战、疲乏无力、食欲下降、咳嗽、咳脓性痰、尿路刺激征、白细胞计数增高等。准确留取各种标本，如痰液、尿液、血液等 ·有条件可安置单人房间，病室定期通风并进行空气消毒 ·各项检查治疗严格无菌操作，避免不必要的检查 ·加强生活护理，尤其是口腔及会阴部皮肤的卫生。卧床患者定期翻身，指导有效咳痰 ·指导患者尽量避免去公共场所 ·尽量减少血制品的输入 ·遵医嘱合理使用对肾无毒性或毒性低的抗菌药物，并观察药物的疗效和不良反应

症状	护理目标及护理措施
精神紧张 ↓ 恐惧、不能配合治疗	（1）护理目标：患者能积极配合治疗，制订护理方案，安全、有效 （2）护理措施 ·注意向患者解释血液透析治疗的重要性及简单过程，消除其紧张情绪 ·护士向患者讲解相同疾病的成功案例，鼓励患者积极治疗
咳嗽、咳痰，心界向左下扩大 ↓ 心脏衰竭的危险	（1）护理目标：患者咳嗽、咳痰减轻，避免心力衰竭发生 （2）护理措施 ·患者采取半卧位，指导咳痰技巧，促进痰液排出 ·给予氧气吸入 ·遵医嘱给予抗菌药物治疗，给予雾化治疗 ·根据医嘱设定血液透析超滤量的参数 ·根据医嘱调慢超滤速度 ·根据病情设定适当的血泵速度
首次使用的动静脉内瘘，血管脆性大，血管条件差 ↓ 发生动静脉内瘘相关并发症的危险	（1）护理目标：患者动静脉内瘘使用顺利，无并发症的发生 （2）护理措施 ·穿刺前认真评估患者一般情况及血管情况 ·安排资深护士穿刺 ·制订好内瘘穿刺计划 ·严格执行操作规范及无菌操作

（二）血液透析过程中

1. 患者入室

血压180/120 mmHg、呼吸19次，脉搏86次/分，体温36.5 ℃。患者精神可，交流沟通无问题。透析治疗方案：透析液流量500 mL/min，血泵流量150 mL/min，透析时间为2小时。血液透析机型号为Dialog +；选择LOPS12一次性透析器；碳酸氢盐透析液，钠浓度为145 mmol/L，透析液温度为36.5 ℃；抗凝剂为低分子肝素钠，首剂1000 U。

2. 护理评估

患者治疗1小时后发生全身出汗、心慌、恶心、呕吐、神志不清等不适症状，测血糖2.0 mmol/L，血压100/60 mmHg。患者病情不稳定，遵医嘱积极进行对症治疗与护理。

3. 护理思维与实施方案（表6-2）

表6-2　血液透析过程中的护理思维与实施方案

症状	护理目标及护理措施
恶心、呕吐 ↓ 低血压	（1）护理目标：预防低血压的发生；发生后及时对症处理，减轻患者不适症状 （2）护理措施 ·指导患者适当锻炼，合理用药与饮食，透析间期严格控制水分摄入，体重增长不超过患者体重的3%～5%，透析过程中单位时间内脱水不宜过快。如增长过多可延长透析时间或增加透析次数 ·治疗前准确测量血压及体重，根据患者的全身情况合理设定脱水量及治疗时间 ·透析过程中发生低血压时对症处理：立即给予停脱水，降低血流量，必要时给予补液

症状	护理目标及护理措施
透析不充分，食欲下降 ↓ 低血糖	（1）护理目标：患者无低血糖发生或低血糖发生时处理得当 （2）护理措施 ·准确及时做好护理记录 ·指导患者定时、定量饮食并准备适量糖果、点心，以备急用 ·病情监测，定时监测血糖情况 ·透析前一次胰岛素应酌情减量或暂停 ·急救措施：一旦确定发生低血糖，应尽快给予糖分补充解除脑细胞缺糖症 ·突发昏迷不醒应考虑低血糖的发生，立即给予口服或静脉注射50%高渗糖水

（三）血液透析后

1. 诊疗情况

患者经过治疗与护理，透析后病情逐渐好转，水肿消退，睡眠及呼吸困难改善，情绪稳定，透析过程顺利。

2. 护理评估

患者透析后血压、脉搏、心率、呼吸、精神好，无特殊不适，股静脉置管处敷料干燥，无渗血，导管固定良好。注意指导患者自我护理的相关知识，减少相关并发症的发生。

3. 护理思维与实施方案（表6-3）

表6-3　血液透析后的护理思维与实施方案

症状	护理目标及护理措施
准确掌握干体重 ↓ 透析间期体重增长少于体重的3%～5%	（1）护理目标：准确评估干体重 （2）护理措施 ·根据患者的干体重合理设置超滤量、速度，超滤过多过快造成有效血容量不足是透析性低血压最常见的原因。透析时脱水速度大于毛细血管再充盈率，脱水总量超过体重的6%～7%或脱水后体重低于干体重，均易引起有效循环血容量不足，导致低血压。在透析间期，指导老年患者限制水、钠的摄入量，饮食上要做到"质优量少"，使透析间期体重增长少于体重的3%～5%。干体重应根据患者病情及季节变化随时调整，不可长期固定不变。对于透析过程中发生低血压者，应注意区别是干体重设定过低或是超滤过快。对于前者可适当上调干体重，减少超滤量；而后者是因为短时间内快速脱水致血管充盈不足导致低血压，脱水并不充分，透析后血压仍会维持于较高水平，应注意适当延长透析时数及缩短透析间期
动静脉内瘘护理不当 ↓ 有血管通路阻塞的危险	（1）护理目标：动静脉内瘘通畅，正确掌握护理要点 （2）护理措施 ·向患者讲解内瘘对其生命的重要性，使患者重视内瘘的自我护理，积极配合。指导患者每日定时检查内瘘的搏动情况，如局部震颤有无减弱，血管充盈程度，若有异常立即就诊 ·禁止在内瘘侧肢体注射、输液、测血压，衣着要宽松，防止吻合口受压 ·保持皮肤清洁，防止皮肤感染。透析结束当日，穿刺部位避免接触水，穿刺点用止血贴贴上，第2天才撕掉，防止感染。非透析日，可每日做内瘘局部热敷2～3次，也可使用治疗仪对内瘘动静脉吻合口做物理治疗，以改善局部血液循环和扩张内瘘血管

续表

症状	护理目标及护理措施
患者饮食控制不当 ↓ 发生水钠潴留、电解质紊乱	（1）护理目标：患者能够自我管理，饮食控制得当 （2）护理措施 ·向患者讲解饮食控制的目标、注意事项及严重并发症 ·发放食物成分表，告知患者要控制水、钠摄入，重点加强对血糖的控制，指导患者随时监测 ·制订每日饮食计划 ·制订适合患者的活动计划
患者透析当晚洗澡 ↓ 内瘘局部感染	（1）护理目标：患者感染控制，掌握内瘘护理知识，能够预防感染 （2）护理措施：教会患者动静脉内瘘自我护理方法，每次血液透析前用肥皂水清洗内瘘前臂，告知患者内瘘穿刺后24小时以内应保持针眼干燥。局部涂抹莫匹罗星（百多邦）软膏，密切观察内瘘变化，注意个人卫生

二、护理评价

患者从开始透析到透析结束，给予一系列护理方案。开始时为患者做好血液透析护理计划及心理指导。包括血管通路的建立，耐心向患者讲解血液透析、血管通路建立的必要性及注意事项；此类患者一般都受尽疾病折磨，心理消极，因此做好心理护理非常重要。由于糖尿病患病时间均较长，现又导致终末期肾衰竭，需行动静脉内瘘成形术，为维持性血液透析做准备。面对新的治疗方式和手术，患者常产生不同程度的焦虑、恐惧甚至绝望。针对患者的特殊心理状态和个体差异，应特别注意关心体贴患者，加强与患者的沟通，了解患者的心理状态，讲解手术的目的、意义、手术过程、手术及麻醉的安全性、注意事项等。同时与家属交流，让家属多关心体贴患者，支持鼓励患者，请长期做血液透析的患者现身说法，讲自己的感受，使患者增强与疾病做斗争的勇气。透析过程中严密监测患者生命体征及病情变化，同时密切观察患者体外循环各项压力指标变化，确保患者血液透析过程的安全治疗，使患者顺利过渡到规律透析，随后根据患者的个体情况制订相应的护理计划及宣教计划。在患者整个发病过程中，最为重要的是饮食管理与药物的正确使用，为此饮食管理与指导用药应始终贯穿患者的治疗前、治疗中及治疗后。

（1）患者多饮、多食症状得以控制，血糖控制理想，体重恢复。

（2）足部无破损、感染等发生，局部血液循环良好。

（3）糖尿病急性并发症的发生很少并且发生时及时纠正和控制。

三、安全提示

（1）糖尿病肾病血液透析患者的护理与非糖尿病血液透析的患者大致相同，作为医护人员应了解患者的原发病，针对患者不同的特点采取不同的措施，糖尿病患者在接受血液透析治疗时急性并发症及远期并发症发生率较非糖尿病患者高，在治疗过程中容易发生低血压、高血压，一定要定时询问，密切观察患者有无出现神志恍惚、脉搏细数、皮肤湿冷、面色苍白等，如有异常，紧急情况下应立即停止超滤，减慢血流量，迅速输入生理盐水，同时告知医师。密切观察患者生命体征变化，对于糖尿病血液透析的患者干体重的评估尤为重要。合理控制饮食可避免高血压的发生。

（2）糖尿病肾病患者常并发高钾血症、感染、视网膜病变。要加强对患者的宣教，告知患者出现口角、四肢发麻等症状时，应警惕高血钾的发生，立即来医院进行紧急血液透析，否则会给患者带来生命危险。对于糖尿病患者护理人员应严格无菌操作，同时由于患者视网膜病变生活不能自理，要求护理人员给予生活上的细致照顾，以免发生跌伤、晕倒等不良事件。

（3）预防意外事件的发生。指导患者外出时随身携带识别卡，以便发生紧急情况时及时处理。

（4）低血糖、低血压是糖尿病患者透析过程中的常见急症，若不及时进行处理可能危及患者生命，因此护理人员应熟悉低血糖、低血压的不同临床表现，提高早期识别能力，并在透析过程中，加强床旁巡视，并对患者及其家属进行相关知识的宣教，让其注重糖尿病肾病的系统治疗，并加强他们对透析治疗中低血糖、低血压的自我识别、自我自救能力，并通过对糖尿病透析患者发生的低血糖、低血压进行分析，针对该患者制订个性化透析方案，采取积极有效的护理措施，就可以提高糖尿病患者的生存率和生活质量。

四、经验分享

1. 健康教育的重要性，如何做糖尿病肾病血液透析患者的健康教育

糖尿病教育是糖尿病治疗手段之一。良好的健康教育和充分调动患者的主观能动性，使其积极配合治疗，有利于疾病的控制达标，防止并发症的发生和发展，提高患者的生活质量。糖尿病肾病患者饮食管理是糖尿病患者的治疗手段之一。首先患者要增加对疾病的认识，采取讲解、录像、发放宣传资料等方法，提高患者对治疗的依从性。教会患者掌握自我检测的方法，测血糖、体重、血压，同时提高患者的自我管理能力，指导患者定期复查。

2. 如何预防糖尿病肾病血液透析患者的感染

血液透析当天要求患者保持穿刺部位清洁卫生。护理人员严格无菌操作，穿刺时严格消毒，严防感染。为了减轻患者的痛苦，提高穿刺成功率，可由年资高的护士进行穿刺。要求患者做好个人卫生，勤洗澡、勤更衣、饭前饭后漱口，防止皮肤及口腔感染。季节变换时注意冷暖，防治上呼吸道感染，尽量不要到人多的公共场合，加强营养的摄入。

3. 糖尿病肾病血液透析患者的心理护理

血液透析治疗本身就会对患者造成极为强烈的恐惧心理暗示，加上经济原因和日常的生活秩序紊乱使得患者的心理负担极重。严重的心理问题会加重病情。对透析患者的护理干预可以从心理层面给予患者一定的支持，从而增强患者对抗疾病的信心。当然这种护理干预不能只是表面上的心理暗示，医护人员也要随时注意病患的身体反应，及时做出透析方案调整和用药调试，保证糖尿病肾病透析患者能够稳定病情，增强患者的自我管理能力，延缓并发症的发生和发展。

4. 患者病情及并发症的观察

糖尿病肾病患者病情观察主要是指在进行透析治疗的过程中观察病患的反应，以便及时进行治疗调整。例如，血液透析过程中出现了神经综合征、失衡综合征、低血压、低血糖等不良反应。所以，在进行病情观察时要特别注意首次血液透析的患者。透析过程密切观察患者的神志、脸色、反应、血压等，如出现上述异常情况，立即采取相应措施。除了血液透析

过程中的病情观察外，糖尿病患者的视网膜病变、低血糖、高钾血症、高血压及感染与营养不良的预防及处理尤为重要。

5. 提高患者自我护理能力

（1）向患者详细讲解口服降糖药及胰岛素的名称、剂量，给药时间及方法。

（2）强调治疗与运动的重要性，并指导患者掌握具体的实施及调整的原则和方法。

（3）患者和家属应熟悉糖尿病急性并发症的观察方法及处理措施。

（4）指导患者掌握糖尿病足的预防及护理知识。

（5）指导患者透析间期注意事项及透析相关性并发症的预防及处理。

6. 如何做好糖尿病患者动静脉内瘘护理

糖尿病患者由于脂代谢异常和微血管变化，导致动脉粥样硬化和血管内膜增厚，血管弹性降低，管腔缩小，因此，糖尿病肾病患者建立动静脉内瘘难度更大。为了保证内瘘的成功，首先对患者血管进行评估，获悉血管使用情况，了解血管状况，确立术侧肢体，避免在该侧肢体穿刺。术前5~7天停止使用抗凝剂，以免术中或术后出血。术后护理，经常观察手术部位是否有震颤和血管杂音，若于静脉侧扪及震颤音或用听诊器听到血管杂音，则提示内瘘通畅，否则疑为内瘘不通。内瘘不通可由于血栓形成或缝合口狭窄所致，应及时通知医师配合处理。内瘘建立后，抬高造瘘侧肢体，以促进静脉回流，减轻肢体肿胀。造瘘侧肢体禁测血压及做各种注射，避免肢体受压，如睡觉时勿压迫造瘘侧肢体、不穿袖口过紧的内衣、不用力举重物等，防止内瘘闭合及吻合口撕裂。促进内瘘成熟的护理：内瘘术后3~4天于吻合口10 cm以上近心端行湿热敷，每次20~30分钟，2~3次/天，使血管扩张、血流加快，有助于内瘘扩张。患者于14天拆线后行适当锻炼如握拳运动，将造瘘侧肢体浸泡于温水桶内并做握拳运动，指压吻合口上部静脉，间断开放，促进静脉扩张。特殊情况下需提前使用者，最好只穿刺1针连接管道，用其他肢体的周围静脉做静脉穿刺。在透析穿刺时，应有计划地选择穿刺点，穿刺方法严格无菌操作，动脉穿刺点应距吻合口5~6 cm以上，离心方向穿刺，以保证足够血流量；静脉穿刺点与动脉穿刺点的距离不少于8 cm，向心方向穿刺，保证静脉回流通畅，若距离太近，可加重血管狭窄，每次动静脉穿刺要更换部位，不可在同一穿刺点反复穿刺。若采用固定点穿刺则可使此处血管壁多次受损，弹性减弱变硬，形成瘢痕，轻者引起渗血，重者可引起内瘘血管闭塞。尤其注意的是新瘘第一次使用时，由于新瘘管壁薄、脆性大、易发生血肿，最好找有经验的技术熟练的护士穿刺，力争一次性穿刺成功。若动脉穿刺失败，应在动脉穿刺点以下重新穿刺，如透析过程中出现血肿，重新穿刺困难，可将血液满意的静脉端改为动脉端与透析管路动脉端相连，保证继续透析；若静脉穿刺失败，应静脉穿刺点以上即近心端重新穿刺，或改为其他处静脉穿刺。穿刺失败发生的血肿应立即按压、胶布固定、冰袋冷敷，第2天再用50%的硫酸镁湿热敷。加强透析观察，在透析过程中，要随时观察血流量、血压、超滤量、倾听患者的主诉。当血流量低于160 mL/min，血压低、超滤量大时，应特别注意防止内瘘阻塞。当患者连续打哈欠、恶心、欲吐时，应立即停止脱水，取头低足高位，减小血流量，提高透析液钠的浓度，必要时迅速补充生理盐水，症状即可缓解。当患者主诉血管疼痛时，考虑可能长期使用内瘘导致静脉管径内及周围结缔组织增生，内瘘狭窄。应让患者局部热敷或用硫酸镁湿敷，2次/天，以改善局部血液循环和扩张内瘘血管。糖尿病患者一般将血糖控制在空腹血糖4.4~6.1 mmol/L，餐后2小时4.4~8.0 mmol/L为良好，老年患者可将标准放宽至空腹血糖<7.8 mmol/L,餐后2小时血糖<11.1 mmol/L 为宜。应避免低血糖和高血糖的发生，因为患者出现低血糖给予相应措施后，会出现1次反射性的高血糖，血糖升高，血液黏稠度增加，使糖尿病患者内瘘闭塞的概率增加。一般建议患者在透析当日停用胰岛素或减量，透析当中鼓励患者少量进食，并在透析时采用葡萄糖浓度为5.5 mmol/L 的 A 液，避免了透析中及透析结束后低血糖的发生。通过对糖尿病透析患者的护理，体会到了解糖尿病透析患者内瘘的特殊性，做好内瘘术前、术后护理，根据患者具体情况科学使用内瘘，鼓励患者积极配合，内瘘的成功率能得到有效提高，并可有效地延长内瘘使用寿命。

（夏丽芳　李平涛）

第七章

中医内科疾病护理

第一节　心悸护理

心悸是指气血阴阳亏虚，或痰饮瘀血阻滞，致心失所养，心脉不畅，心神不宁，以自觉心中悸动，惊惕不安，甚则不能自主为主要临床表现的一种病症。心悸包括惊悸和怔忡。惊悸是因惊恐而诱发的自觉心跳不安的病证。怔忡是不因惊恐而自发的自觉心中悸动，惊惕不安，甚至不能自主的一种病证。心悸一般多呈阵发性，每因情绪激动或过度劳累而诱发，发作时常伴有气短、胸闷，甚至眩晕、喘促、晕厥，脉象或数或迟，或节律不齐。

《黄帝内经》虽无心悸或惊悸、怔忡之病名，但已有心悸类似证候的描述，如《素问·至真要大论》篇"心澹澹大动"，《素问·痹论》篇"心下鼓"及《灵枢经·本神》篇"心怵惕"。并认识到心悸的病因有宗气外泄，心脉不通，突受惊恐，复感外邪等。汉代张仲景在《金匮要略·惊悸吐衄下血胸满瘀血病脉证治》中以惊悸、心动悸为病证命名。

西医学中各种原因引起的心律失常，如心动过速、心动过缓、期前收缩、心房颤动或扑动，及心功能不全、神经症等，凡具有心悸临床表现的，均可参照本节辨证施护。

一、病因病机

1. 体质虚弱

禀赋不足，素体亏虚，或脾胃虚弱，化源不足，或久病失养，劳欲过度，皆可使气血不足，心失所养，发为心悸。

2. 饮食劳倦

嗜食膏粱厚味、煎炸之品，蕴热化火生痰，痰火扰心，发为心悸。或饮食不节，损伤脾胃，运化失施，水液输布失常，滋生痰浊，痰阻心气，而致心悸。

3. 情志所伤

平素心虚胆怯，暴受惊恐，易使心气不敛，心神动摇，而心慌不能自主，惊悸不已，渐次加剧，直至稍遇惊恐，即作心悸，甚或外无所惊，时发怔忡。思虑过度，劳伤心脾，不仅暗耗阴血，又能影响脾胃功能，致生化之源不足，气血两虚，心失所养，发生心悸。长期抑郁，肝气郁结，气滞血瘀，心脉不畅，心神失养，引发心悸。大怒伤肝，肝火上炎，气血逆乱，且可夹痰，上扰于心，而出现心神不宁，心脉紊乱。

4. 感受外邪

心气素虚，风湿热邪，合而为痹，痹病日久，内舍于心，痹阻心脉，心血瘀阻，发为心悸。或风寒湿热之邪，耗伤心气心阴，亦可引起心悸。温病、疫毒均可灼伤营阴，心失所养，或邪毒内扰心神，如春温、风温、暑湿、白喉、梅毒等病，往往伴见心悸。

5. 药食不当

嗜食膏粱厚味，煎烤炙煿，蕴热化火生痰，痰火扰心，发为心悸。饮食不节，损伤脾胃，运化失司，水液输布失常，滋生痰浊，痰阻心气；或因用药不当，药毒损及于心而致心悸。常见药物如中药附子、乌头、雄黄、蟾蜍、麻黄、洋地黄等，西药奎尼丁、肾上腺素、锑剂等。补液过多、过快时，也可发生心悸。

心悸的病位主要在心，但其发病与脾、肾、肺、肝四脏功能失调相关。心悸有虚实之分，但以虚证为多见，多因气血阴阳亏虚，心神失养所致；实证者常见痰浊、瘀血、水饮、气滞等邪气痹阻血脉、扰动心神；临床可见虚实夹杂或转化。

二、诊断与鉴别诊断

（一）诊断依据

（1）自觉心搏异常，或快速，或缓慢，或时而感觉心跳过重，或忽跳忽止，呈阵发性或持续不解，不能自主。

（2）常伴有胸闷不适、易激动、心烦寐差、颤抖乏力、头晕等症。或伴有心胸疼痛，甚则喘促，汗出肢冷，或见晕厥。

（3）听诊示心搏或快速，或缓慢，忽跳忽止，或伴有心音强弱不等，脉象可有速、促、结、代、沉、迟等变化。面色及舌象变化可以帮助诊断。

（4）常由情志刺激、劳倦过度、外感邪气或饮酒饱食等因素而诱发。

（5）实验室检查、心电图、动态心电图监测及超声心动图，CT等检查，有助明确诊断。

（二）病证鉴别

心悸与胸痹的鉴别：胸痹常与心悸合并出现，但胸痹除见心慌不安、脉结或代外，必以心痛为主症，多呈心前区或胸骨后刺痛、闷痛，常因劳累、感寒、饱餐或情绪波动而诱发，多呈短暂性发作，但甚者心痛剧烈不止，唇甲发绀或手足青冷至节，呼吸急促，大汗淋漓，直至晕厥，病情危笃。

三、辨证施护

（一）辨证要点

1. 分清虚实程度

心悸证候特点多为虚实相兼，故当首辨虚实，虚指脏腑气血阴阳的亏虚，实指痰饮、瘀血、火邪上扰。其次，当分清虚实之程度，在正虚方面，即一脏虚损者轻，多脏虚损者重。在邪实方面，一般来说，单见一种夹杂者轻，多种合并夹杂者重。临床以虚实夹杂者为多，但总属虚多实少。

2. 辨脉象变化

脉搏的节律异常为本病的特异征象，故辨脉象可以帮助判定心悸的寒热虚实属性。一般认为，数脉主热，迟脉主寒，脉有力为实，无力为虚。阳盛则促，阴盛则结。数滑有力为痰火，涩脉多提示有瘀血，迟而无力为虚寒，脉象迟、结、代无力者，一般多属虚寒，结脉多提示气血凝滞，代脉常见元气虚衰、脏气衰微。若脉虽数、促而沉细、微细，伴有面浮肢肿，动则气短，形寒肢冷，舌淡者，为虚寒之象。其中凡久病体虚而脉象弦滑搏指者为逆，病情重笃而脉象散乱模糊者为病危之象。

3. 辨心悸的轻重

从引起心悸的病因、发作的频率、病程的长短及伴随症状区分心悸的轻重。如因惊恐而发，时发时止，伴有痰热内扰，胆气不舒者较轻；心悸频发，病程已久，脏气虚损，痰瘀阻滞心脉者较重。即惊悸较轻，怔忡较重，发作急骤，伴有亡阳者多危重。

（二）证候分型

1. 心虚胆怯

证候表现：心悸不宁，善惊易恐，稍惊即发，劳则加重，兼有胸闷气短，自汗，坐卧不安，恶闻声响，少寐多梦而易惊醒。舌淡红，苔薄白，脉数，或细弦。

护治法则：镇惊定志，养心安神（治疗代表方：安神定志丸加减）。

2. 心脾两虚

证候表现：心悸气短，失眠多梦，思虑劳心则甚，兼有神疲乏力，眩晕健忘，面色无华，口唇色淡，纳少腹胀，大便溏薄。舌淡苔薄白，脉细弱。

护治法则：补血养心，益气安神（治疗代表方：归脾汤）。

3. 肝肾阴亏

证候表现：心悸失眠，眩晕耳鸣，兼有形体消瘦，五心烦热，潮热盗汗，腰膝酸软，视物昏花，两目干涩，咽干口燥，筋脉拘急，肢体麻木，急躁易怒。舌红少津，苔少或无，脉细数。

护治法则：滋补肝肾，养心安神（治疗代表方：一贯煎加减）。

4. 心阳不振

证候表现：心悸不安，动则尤甚，形寒肢冷，兼有胸闷气短，面色苍白，自汗，畏寒喜温，或伴心痛。舌质淡，苔白，脉虚弱，或沉细无力。

护治法则：温补心阳（治疗代表方：桂枝甘草龙骨牡蛎汤）。

5. 水饮凌心

证候表现：心悸眩晕，肢面浮肿，下肢为甚，甚者咳喘，不能平卧，兼有胸脘痞满，纳呆食少，渴不欲饮，恶心呕吐，形寒肢冷，小便不利。舌质淡胖，苔滑，脉弦滑，或沉细而滑。

护治法则：振奋心阳，化气利水（治疗代表方：苓桂术甘汤）。

6. 血瘀气滞

证候表现：心悸，心胸憋闷，心痛时作，兼有两胁胀痛，善太息，形寒肢冷，面唇紫黯，爪甲青紫。舌质紫黯，或有瘀点、瘀斑，脉涩，或结，或代。

护治法则：活血化瘀，理气通络（治疗代表方：桃仁红花煎）。

7. 痰浊阻滞

证候表现：心悸气短，胸闷胀满。兼有食少腹胀，恶心呕吐，或伴烦躁失眠，口干口苦，纳呆，小便黄赤，大便秘结。舌苔白腻或黄腻，脉弦滑。

护治法则：理气化痰，宁心安神（治疗代表方：导痰汤）。

（三）护理措施

1. 生活起居护理

保持病室环境安静整洁，空气新鲜，温湿度适宜，注意四时气候变化，防寒保暖，以免外邪侵袭诱发或加重心悸。避免噪声及恐慌刺激。起居有节，劳逸适度。心悸发作时宜卧床休息，有胸闷、头晕、喘息等不适时应高枕卧位或半卧位，吸氧。水饮凌心、痰阻心脉等重症应绝对卧床。年老体弱、长期卧床、活动无耐力的患者，做好皮肤护理，预防压疮。养成良好的生活习惯，进餐不宜过饱，保持大便通畅，睡前放松身心。

2. 病情观察

观察心悸发作的规律、持续时间及诱发因素，以及心率、心律、血压、脉象等变化，给予心电监护进行监测，做好记录。若见脉结代、呼吸不畅、面色苍白等心气衰微表现，立即给予吸氧。心率持续在每分钟120次以上或40次以下或频发期前收缩，及时报告医生，予以处理。心阳不振，心力衰竭者，应注意观察其有无呼吸困难、喘促、咳吐粉红色泡沫痰的情况，可给予氧气吸入，必要时加20% ~30% 酒精湿化后吸入，协助患者采取半卧位、坐位或垂足坐位。若患者出现胸中绞痛，喘促大汗、面色苍白、四肢厥冷等心阳暴脱危象，应及时配合医生进行抢救。

3. 饮食护理

饮食宜低脂、低盐，进食营养丰富而易消化吸收的食物，忌过饥、过饱，避免烈酒、浓茶、咖啡等刺激性饮品。心阳不振者，饮食宜温补，可选羊肉、海参等，可用桂皮、葱、姜、蒜等调味，忌过食生冷；气血亏虚者，以补益气血之品为宜，如鸡肉、鸽肉、莲子、银耳、红枣、山药等，以及含铁丰富的食物；阴虚火旺者，以滋阴降火，清心安神之品为宜，如梨、百合、小麦、鸭肉等，忌辛辣炙煿；心虚胆怯者，以养心安神之品为宜，如桑椹、荔枝、猪心、蛋类、五味子等；心血瘀阻者，以活血化瘀之品为宜，如玫瑰花、山楂、红糖等；痰火扰心者，忌食膏粱厚味，煎炸炙煿之品；水饮凌心者，以健脾养胃，温阳化饮之品，应限制钠盐和水的摄入。

4. 情志护理

心悸每因情志刺激诱发，故应加强疏导，关心体贴患者，避免不良情绪刺激。多和患者进行沟通，选择说理、劝解、安慰、鼓励等方法疏导患者，使其保持心情愉快，精神乐观，情绪稳定。对心虚胆怯及痰火扰心、阴虚火旺等引起的心悸，应避免惊恐刺激及忧思恼怒等。进行各种治疗和检查前，向患者做好解释。

5. 用药护理

遵医嘱使用各种抗心律失常药，注意观察药物的不良反应。心阳不振者中药汤剂应趁热服，补益药宜早晚温服，利水药宜空腹或饭前服用，安神药宜睡前服用。阴虚火旺者，中药汤剂宜浓煎，少量频服，睡前凉服，服药期间忌饮浓茶、咖啡，平时可用莲子心沸水泡后代茶饮，有清心除烦的功效。静脉输注抗心律失常药物和血管扩张药物时，应严格遵医嘱控制剂量和滴速，密切观察心率、心律、血压情况。使用附子或洋地黄类药物，应密切观察心率变化及中毒反应，服用前测心率低于每分钟 60 次时应停药，若出现恶心、呕吐、脉结代等症状应立即报告医生处理。使用利尿剂的患者，要准确记录出入量。

6. 适宜技术

心悸发作时，可行耳穴埋豆，取心、神门、脑、肝、肾、交感、皮质下等耳穴。心阳不足者，可灸心俞穴，或针刺神门、内关等穴，以安神定惊；心虚胆怯者，可按揉心俞、内关、神门、胆俞等穴。失眠者可取神门、交感、心等耳穴进行按压，或睡前用热水泡脚及按摩脚心以宁心安神。阵发性心悸脉搏明显加速而并无结代者，可用屏气法，深吸气后屏气几秒钟，再用力作呼气动作以止悸；或用压迫眼球法，患者轻闭双眼下视，用拇指压迫一侧眼球上部，逐渐增加压力，感到轻微疼痛，心悸减轻为止；或用压迫颈动脉窦法，以拇指轻压一侧颈动脉窦 10～20 秒，若不缓解可再重复一次，两侧可交替进行。注意切不可两侧同时压迫，或在一侧压迫时间过长，以免发生意外。

四、健康教育

1. 生活起居有常

保持充足的睡眠和休息，适寒温，预防外邪的侵袭，避免剧烈活动。对水饮凌心、心血瘀阻等重症心悸，应嘱其卧床休息，生活有规律。养成良好的排便习惯，临厕切忌努责。

2. 重视自我调节情志

保持乐观开朗的情绪，避免不良情绪刺激。丰富生活内容，怡情悦志，使气血条达，心气和顺。

3. 饮食有节

进食营养丰富而易消化吸收的食物，忌过饥、过饱、烟酒、浓茶，宜低脂、低盐饮食。平时应多吃新鲜蔬菜、水果，适当进食芝麻油、蜂蜜，以保持大便通畅。

4. 积极治疗原发病

在医生指导下合理应用药物。随身携带急救药品，如硝酸甘油片等，心慌伴有胸闷、胸痛时，可及时舌下含服。如出现心悸频发且重，伴有胸闷、心痛，尿量减少，下肢浮肿，呼吸气短或喘促等时，应及时就医。

（刘明月　王　梅）

第二节　不寐护理

不寐是指脏腑机能紊乱，气血亏虚，阴阳失调所致，以不能获得正常睡眠为主要临床表现的病证。表现为睡眠时间、深度的不足，不能消除疲劳及恢复体力与精力。轻者入睡困难，寐而易醒，或时寐时醒，或醒后不能再寐；重者彻夜不能入睡，严重影响正常的生活、工作、学习和身心健康。以中老年人为多见。

不寐一词虽首见于《难经》，但《黄帝内经》中即有"目不瞑""不得眠""不得卧"等提法，《灵枢经·邪客》有"阴虚故目不瞑"的记载，认为"阴虚"是不寐的主要病机。《素问·逆调论》中提到"胃不和则卧不安"，认为胃气不和，气血衰少也可导致失眠。东汉张仲景从外感与内伤论述了失眠的病因病机，其在《伤寒杂病论》中论及有因太阳病汗下后致胃中干，而烦躁不得眠；有因汗吐下虚烦不得眠；有邪入少阴，热化伤阴所致的失眠，并提出用黄连阿胶汤和酸枣仁汤治疗失眠。《医学心语·不得卧》提出了"脾胃不和""心血空虚""风寒热邪""惊恐不安""痰湿壅遏"为本病之病因。

西医学中的神经官能症、更年期综合征等，当出现以不寐为主要表现时，可参照本节辨证施护。

一、病因病机

1. 情志失调

喜、怒、忧、思、悲、恐、惊过极均可导致脏腑功能失调而发生失眠病证。或由情志不遂，肝气郁结，肝郁化火，邪火扰动心神，神不安而不寐。或由心火内炽，心神扰动而不寐。或由思虑太过，损伤心脾，心血暗耗，神不守舍，脾失健运，营血亏虚，不能奉养心神。

2. 饮食不节

暴饮暴食，伤及脾胃，宿食停滞，酿生痰热，壅遏于中，胃气失和，胃脉通心，胃气上逆扰动心神而卧寐不安。久之，脾胃受损，脾失健运，气血亏虚，心神失养而不得安卧。此外，浓茶、咖啡、酒精类的饮品也是造成不寐的因素。

3. 久病体虚

由于先天不足、后天失养，或年老体弱及病久耗伤正气，营血不足，心失所养，心神不安而不寐。如素体阴虚，肾阴不能上奉于心，水火不济，心火独亢，心肾不交而神志不宁。肝肾阴虚，肝阳上亢，火盛神动而不寐。年迈体虚，心血不足，阴阳亏虚，心失所养，心神不安导致失眠。

4. 劳逸失调

劳倦太过则伤脾，过逸少动亦致脾虚气弱，运化不健，气血生化乏源，不能上奉于心，心神失养而不安，神不守舍而失眠。或素体阴虚，兼因房劳过度，肾阴耗伤，心肾不交而神志不宁。

失眠的病位在心，与肝、脾、肾密切相关。因心主神明，神安则寐，神不安则不寐。心主火，肾主水，在正常情况下，水火相济而相安，一旦心火亢奋，下汲肾水，肾水匮乏，不能上济于心，而致心肾不交，神不安宅。脾之营血不足，无以奉心，心失其养，则神无所附而致不寐。肝体阴而用阳，若肝之阴血不足，相火偏盛，上扰于心，神魂不安，亦能失眠；或因肝胆气虚以致怯而难眠。本病的病机主要是阳盛阴衰，阴阳失交，一为阴虚不能纳阳，二为阳盛不得入于阴。其病理性质有虚实之分，总属虚多实少。

二、诊断与鉴别诊断

（一）诊断依据

（1）以不寐为主症，轻者入寐困难或睡而易醒，醒后不寐连续3周以上，重者彻夜难眠。

（2）常伴有头昏、心悸、健忘、神疲乏力、心神不宁、多梦等症。

（3）有饮食不节、情志刺激、思虑过度、劳逸太过、素体亏虚的病史。

（二）病证鉴别

不寐应与一时性失眠、生理性少寐、因他病痛苦而失眠相区别。若因情志影响或生活环境改变引起的暂时性失眠不属于病态。老年人少寐，早睡、早醒，寐时易醒，亦多属于生理性少寐。因痛苦而失眠，则在缓解痛苦后睡眠得以改善。

三、辨证施护

（一）辨证要点

1. 辨虚实

失眠虚证，多属阴血不足，心失所养，阴阳失调，虚火扰神，心神不宁致失眠。临床特点为体质瘦弱，面色无华，或颧红、潮热，神疲懒言，或五心烦热，心悸健忘，多梦。常见阴虚火旺、心脾两虚、心胆气虚等证。实证多因肝郁化火，痰热内扰，食滞胃脘，胃气上逆扰动心神，心神不安所致。临床特点为心烦易怒，口苦咽干，便秘溲赤，舌红，苔腻，脉滑数有力。多见于肝火扰心、痰热扰心等证。

2. 辨脏腑

不寐的主要病位在心，由于心神失养或不安，神不守舍而失眠，且与肝、脾、胆、胃、肾的阴阳气血失调有关。如急躁易怒为肝火内扰；脘腹胀满、苔腻而失眠，多为胃腑宿食，痰浊内盛；心烦心悸，头晕健忘而失眠，多为阴虚火旺，心肾不交；面色少华，肢倦神疲而失眠，多为脾虚不运，心神失养等。因惊悸而失眠，病位多在心胆。

（二）证候分型

1. 实证

（1）肝火扰心。

证候表现：不寐多梦，甚则彻夜不寐，心烦，急躁易怒，伴头晕、头胀痛，面红目赤，耳鸣耳聋，胁肋胀痛，口干口苦，小便黄赤，大便秘结，舌红，苔黄，脉弦数有力。

护治法则：疏肝泻热，清心安神（治疗代表方：龙胆泻肝汤）。

（2）痰热内扰。

证候表现：心烦不寐，胸闷脘痞，恶食嗳气，吞酸恶心，心烦口苦，头重目眩，苔腻而黄，脉滑数。

护治法则：化痰清热，和中安神（治疗代表方：黄连温胆汤）。

2. 虚证

（1）阴虚火旺。

证候表现：失眠，多梦，健忘，心悸，五心烦热，口干，盗汗，思虑劳心则症状加重，头晕目眩，舌红少津，苔少或无，脉细数。

护治法则：滋阴降火，养心安神（治疗代表方：黄连阿胶汤）。

（2）心脾两虚。

证候表现：多梦易醒，醒后难于入睡，健忘，头晕目眩，心悸，饮食无味，食少，腹胀，便溏，肢倦神疲，面色少华，舌淡，脉细无力。

护治法则：补益心脾，养心安神（治疗代表方：归脾汤）。

（3）心胆气虚。

证候表现：虚烦不眠，胆怯易惊，惕惕然不可终日，心悸，善太息，伴面色无华，气短乏力，舌淡，脉弦细或脉虚。

护治法则：益气镇惊，安神定志（治疗代表方：安神定志丸合酸枣仁汤）。

（三）护理措施

1. 生活起居护理

居室安静舒适，光线柔和，温湿度适宜，远离强光、噪声、异味刺激，为患者创造良好的睡眠环境。床单位舒适整洁，枕头高度适宜。指导患者养成良好的生活习惯，建立有规律的作息时间，按时就寝。睡前避免情绪过度激动、兴奋，忌饮浓茶、咖啡、可乐等，晚餐不宜过饱，睡前少饮水。阴虚烦热者，衣被不宜过厚，汗出后及时更换，干爽舒适。指导患者讲究睡眠卫生，适当参加体力活动，促进睡眠。

2. 病情观察

注意观察患者睡眠时间、睡眠形态和睡眠习惯，有无头晕、头痛、心悸等伴随症状。因病痛而引发不寐者，及时祛除相关病因，如呼吸困难，喘息等，给予半卧位，氧气吸入；身有痛处造成不寐，应根据不同情况采取措施，如按摩、针刺、拔罐、冷敷、热敷等方法，缓解疼痛，使患者舒适入睡；因食滞胃脘而不得安卧者，遵医嘱可给予消食导滞药，或以探吐法，使其吐出胃中积滞食物；咳嗽者可酌情给予镇咳治疗。

3. 饮食护理

饮食宜清淡，少食肥甘厚味，忌食辛辣刺激食物。心脾两虚、心虚胆怯者，应多食补益气血，益气安神之品，如山药、莲子、薏米仁、大枣、龙眼肉等；阴虚火旺者，应多食养阴降火之品，如百合、莲子、海参、西洋参、牡蛎、淡菜等，忌食辛燥动火食物；肝火扰心，脾胃不和者，宜多食柑橘、金橘等理气之品，或多食消食导滞，和中安神之品，如荸荠、萝卜、山楂等。

4. 情志护理

忧思、郁怒等不良情绪可造成脏腑功能失调，可加重失眠，指导患者放松情绪，避免思虑过度，做好情志疏导，解除其烦恼。鼓励患者进行自我情志调节，做到喜怒有节，控制情绪，以豁达、乐观、平和的态度为人处事，正确对待失眠。

5. 用药护理

中药汤剂宜温服，安神药应在睡前服用，严格按照医嘱服药，避免长期依赖安眠药物。

6. 适宜技术

用耳穴压贴法，取心、肝、肾、神门、枕等耳穴，每日自行按压，以宁心安神，适用于各种证型之不寐。梅花针叩刺督脉经线和足太阳膀胱经第一侧线，适用于各种证型之不寐。以推拿手法，按揉头面部及背部经络穴位，取印堂、神庭、风池、肩井、背俞、心俞、肾俞、关元等穴，以补益气血，滋养肝肾，疏肝解郁；或按揉脾俞、心俞、神门、内关穴；心脾两虚者，睡前可按摩背部夹脊穴，或以中药煎汤泡足，以促进睡眠。

四、健康教育

（1）重视精神调摄，避免过度紧张、兴奋、焦虑、抑郁、惊恐、愤怒等不良情绪刺激。鼓励多参加社会活动，加强交流，保持愉悦的心情。

（2）家居环境应保持静谧、舒适，养成合理作息、规律睡眠的习惯，睡前精神放松，避免从事紧张、兴奋的活动，可用温水或中药煎汤泡脚。

（3）饮食有节，晚餐不宜过饱，忌浓茶、咖啡、醇酒。根据不同证型，选择补益气血或滋阴化痰等功效的食物，如山药莲子粥、红枣莲子粥、银耳羹等。

（4）病后要注意调养，劳逸结合，适当从事体力劳动和体育运动，增强体质。脑力劳动者，应坚持每日适当进行体育锻炼。慎用安眠药。

（刘明月　王　梅）

第八章

护理安全管理及护理质量管理

第一节　概述

一、护理质量管理的概念

（一）质量概念

质量通常有两种含义，一是指物体的物理质量，二是指产品、工作或服务的优劣程度。现在讲的护理质量用的是后者。从后者的定义可以看出，质量不仅指产品的质量，也包括服务质量。服务包括技术性服务，也包括社会性服务。在医疗护理服务中，既有技术服务质量，也有社会服务质量。质量概念产生于人们的社会生产或社会服务中，质量具有以下特性。

1. 可比较性

可比较性是指质量是可分析比较和区别鉴定的。同一服务项目有的深受用户满意，有的导致用户意见很大。同一规格、型号的产品有的加工精细，有的粗糙，有的使用寿命长，有的寿命短，这种差别是比较的结果。人们可运用比较与鉴别的方法来选择质量好的产品和服务。因而，人们对产品或服务质量预定的标准，便于他们进行对比、鉴定。有的产品或服务可以进行定量分析，有的产品或服务只能进行定性分析，我们由此分别称为计量和计数质量管理。在医院管理中，对生化的质量控制、药品质量控制是计量质量管理，而更多的是定性分析和计数判定的质量管理。

2. 客观规定性

质量有它自身的形成规律，人们是不能强加其上的。客观标准必须符合客观实际，离开客观实际需要的质量标准是无用的。质量受客观因素制约，在经济和技术发达的国家或地区所生产的产品及所提供的服务质量要比经济技术不发达的国家或地区好。同一经济技术水平的行业和部门人员素质高，管理科学严格，其产品质量或服务质量较好，相反就差。由此可见质量的客观规定性。

（二）护理质量管理

质量管理是对确定和达到质量所必需的全部职能和活动的管理。其中包括质量方针的制定，所有产品、服务方面的质量保证和质量控制的组织和实施。

所谓护理质量，是指护理工作为患者提供护理技术和生活服务效果的程度，即护理效果的好坏反映护理质量的优劣。护理质量是护理工作"本性"的集中体现。护理质量反映在护理服务的作用和效果方面。它是通过护理服务的计划和实施过程中收到的作用、效果经信息反馈形成的，是衡量护理人员素质、护理领导管理水平、护理业务技术水平和工作效果的重要标志。有关专家认为，医院护理质量包括以下几个方面：①是否树立了护理观念，即从患者整体需要去认识患者的健康问题，独立主动地组织护理活动，满足患者的需要；②患者是否达到了接受检诊、治疗、手术和自我康复的最佳状态；③护理诊断是否全面、准确，是否随时监护病情变化及心理状态的波动和变化；④能否及时、全面、正确地完成护理程序、基础护理和专科护理，且形成了完整的护理文件；⑤护理工作能否在诊断、治疗、手术、生活服务、环境管理及卫生管理方面发挥协同作用。

护理质量管理按工作所处的阶段不同，可分为基础质量管理、环节质量管理和终末质量管理。

1. 基础质量管理

基础质量管理包括人员、医疗护理技术、物质、仪器设备、时间的管理。

（1）人员：人员素质及行为表现是影响医疗护理质量的决定因素。人员的思想状况、行为表现、业务水平等都会对基础医疗质量产生重要影响，而医务人员的业务水平和服务质量则起着至关重要的作用。

（2）医疗护理技术：包括医学和护理学理论、医学和护理学实践经验、操作方法和技巧。医、护、技、生物医学和后勤支持系统等高度分工和密切协作，各部门既要自成技术体系，又要互相支持配合，才能保障高水平的医疗护理质量。

（3）物质：医院所需物质包括药品、医疗器械、消毒物品、试剂、消耗材料及生活物质等。

（4）仪器设备：现代医院的仪器设备对提高医疗护理质量起着重要作用。包括直接影响质量的诊断检测仪器、治疗仪器、现代化的操作工具、监护设备等。

（5）时间：时间就是生命，时间因素对医疗护理质量有十分重要的影响。它不仅要求各部门通力合作，更主要的是体现高效率，各部门都要争分夺秒，为患者提供及时的服务。

2. 环节质量管理

环节质量管理是保证医疗护理质量的主要措施之一，是各种质量要素通过组织管理所形成各项工作能力。环节质量管理包括对各种服务项目、工作程序或工序质量进行管理。

3. 终末质量管理

终末质量管理是对医疗护理质量形成后的最终评价，是对整个医院总体质量的管理。每一单项护理工作的最后质量，可以通过某种质量评价方法形成终末医疗质量的指标体系来评价。终末质量管理虽然是对医疗质量形成后的评价，但它可将信息反馈于临床，对下一循环的医疗活动具有指导意义。

二、护理质量管理的意义

护理质量管理是护理工作必不可少的重要保证。护理工作质量的优劣直接关系服务对象的生命安危，因此护理质量保证是护理工作开展的前提。提高护理工作质量是护理管理的核心问题，通过实施质量管理、质量控制，可以有效地保证和提高护理质量。另外，护理质量是医院综合质量的重要组成部分，实施护理质量管理是促进医疗护理专业发展、提高科学管理的有效举措。随着现代医学科学的发展，护理工作现代化也势在必行，现代医学模式要求护理工作能提供全面的、整体的、高质量的护理，以满足患者身心各方面的需求，这就不仅要求护理人员全面掌握知识，提高专业水平，而且要有现代化的质量管理。建立质量管理体系是现代化管理的重要标志，所以，护理质量管理不仅对开展护理工作具有重要意义，而且对于促进护理学科的发展和提高人员的素质也具有深远意义。

三、护理质量管理的特点

护理质量管理的特点包括下述几个方面。

（一）护理质量管理的广泛性和综合性

护理质量管理具有有效服务工作质量、技术质量、心理护理质量、生活服务质量及环境管理、生活管理、协调管理等各类管理质量的综合性，其质量管理的范围是相当广泛的。因此，不应使护理质量管理局限在临床护理质量管理的范围内，更不仅是执行医嘱的技术质量管理。这一特点，充分反映了护理质量管理在医院服务质量管理方面的主体地位。

（二）护理质量管理的程序性和连续性

护理质量是医疗质量和整个医院工作质量中的一个大环节的质量。在这个大环节中，又有若干工作程序质量。例如：中心供应室的工作质量就是一道完整的工作程序质量，临床诊断、治疗等医嘱执行的技术质量，也是这些诊断、治疗工作质量的工作程序质量。工作程序质量管理的特点，就是在质量管理中承上启下，其基本要求就是对每一道工作程序的质量进行质量把关。不论护理部门各道工作程序之间还是护理部门与其他部门之间，都有工作程序的连续性，都必须加强连续的、全过程的质量管理。

（三）护理质量管理的协同性与独立性

护理工作既与各级医师的诊断、治疗、手术、抢救等医疗工作密不可分，又与各医技科室、后勤服务部门的工作有着密切联系。大量的护理质量问题，都从它与其他部门的协调服务和协同操作中表现出来，因此，护理质量管理必须加强与其他部门协同管理。另外，护理质量不只是协同性的质量，更有其相对的独立性，因此护理质量必须形成一个独立的质量管理系统。

（宁国欣　李　靖）

第二节　护理安全文化的构建

随着社会的进步、经济的发展和法制法规的不断健全，人们的健康、法制、自我保护意识和维权意识不断增强，对护理服务的要求也越来越高，医疗护理纠纷也逐渐增多，护理实践将面临更加复杂的环境。特别是新的《医疗事故处理条例》和《侵权责任法》颁布实施以后，对护理安全管理提出了更高的要求。如何保证护理工作的安全，科学实施护理安全管理，控制护理缺陷和差错事故的发生成为护理管理者面临的重大问题之一。

一、与护理安全文化相关的几个概念

"医院安全文化"的概念是由 Singer 等于 2003 年首先提出的。医院安全文化就是将文化的所有内涵向以安全为目的的方向推进的一种统一的组织行为，以及医院内所有员工对待医疗安全的共同态度、信仰、价值取向。护理安全文化是医院安全文化的重要组成部分。

护理安全是指在实施护理全过程中患者不发生法律和法规允许范围以外的心理、机体结构或功能上的损害、障碍、缺陷或死亡。护理安全管理是护理管理的核心，是护理质量的重要标志之一。

护理安全文化是护理管理中引入的新概念，美国围手术期注册护士协会（AORN）把护理安全文化定义为一个组织具有风险知识、安全第一的工作理念，把差错作为组织改进的机遇，建立差错报告系统及有效的改进机制，即认为如果一个组织缺失护理安全文化，大部分患者的安全将得不到保障。护理安全文化包含8个观点3种意识。8个观点为预防为主、安全第一、安全超前、安全是效益、安全是质量、安全也是生产力、风险最小化和安全管理科学化；3种意识为自我保护意识、风险防范意识、防患于未然的意识，被认为是护理安全文化的精髓。Mustard认为建立护理安全文化是评价护理质量和识别、预防差错事故的重要手段。因此护理安全文化的建立是确保护理安全的前提和保证，护理安全文化的构建和完善是护理管理者面临的一个重要课题。

二、护理实践中存在的不安全因素

1. 制度不健全或不详尽

护理规章制度是护理安全的基本保证，规章制度不健全或不详尽，使护士在实际工作中无章可循，遇到问题时不知如何应对，往往会对患者的安全构成威胁及护理纠纷的发生。

2. 人力资源不足

充足的护理人员配置是完成护理工作的基本条件，超负荷的工作常使护理人员无法适应多角色的转变，极易出现角色冲突。

3. 护理人员能力与岗位不匹配

护理过失的发生与护士素质和能力有着直接的联系，护士队伍日趋年轻化，工作中缺乏经验，专科知识不扎实，急救操作不熟练，病情观察不仔细，发现问题、处理问题不及时，这些都是造成护理不安全的隐患。

4. 仪器、设备

仪器、设备保养或维修不及时，抢救仪器、设备不能及时到位或没有处于备用状态，极易导致护理安全问题的发生。

5. 沟通渠道不通畅

医务人员彼此之间有效的沟通是患者安全工作的重要前提，医护之间缺乏沟通和协调，如病情变化时未及时通知医生、医嘱开立时间与护士执行时间不一致、医生临时口头医嘱过后漏补、病情记录内容出现差异等，都是导致纠纷的隐患。

三、护理安全文化的构建内涵

人类自从有了"护理"这一活动，护理安全就一直贯穿护理活动的始终，总结后形成了许多安全防范的方法和措施，逐渐构建了护理安全文化，丰富了现代护理内容。护理安全文化的建设，从现代护理现状看，单单关注护士的护理措施与方法是远远不够的，我们还应该关注患者心目中的安全问题（医疗安全、人身安全、生活安全等）。

1. 改变护理安全的观念

根据安全促进理论，建立新的安全护理的理念，包括：差错将发生在任何系统和部门，没有人能幸免，通过努力，寻找、发现系统和部门中的薄弱点；在纠正错误之前，首先找出问题发生的根本原因；纠错不是纠正直接的问题而是纠正整个系统，不把一个问题简单地判断为"人的因素"；简化工作流程，避免出错；对差错者提供帮助。

2. 以护理质量文化促进护理质量改进

护理质量文化的内容分为护理质量文化内层（精神层）、中层（制度层）、外层（物质层）三层，共同构成了护理质量文化的完整体系。内层主要体现在质量价值观、质量意识与理念、质量道德观方面；中层包含质量方针、目标、管理体系、质量法律、法规、标准制度；外层包括护士的质量行为、质量宣传教育、开展质量月活动、院容院貌等。三个层次相互作用，其中内层（精神层）是关键的部分，是护理人员质量价值观和道德观、质量管理理念及质量意识与精神的结合。只有建立持续改进、追求卓越的理念，不断对中层进行完善，使其适应"以人为本，以文化为人"的管理理念，且成为护理人员自觉遵守的行为准则，外层（物质层）才会呈现长久、真实的卓越。

3. 建立共同的安全价值观

构建安全文化体系首先要统一思想，建立共同的安全价值观。护理部利用安全培训班、晨会、安全活动日等深入病房，参加医护人员的安全交流活动，让全体护理人员懂得安全是一切医疗护理工作的基础，它在效率与效益之上，为了安全，必要的牺牲和投入是必需的，也是值得的。安全无小事，护理无小事，因为我们面对的是既神圣又脆弱的生命。共同的安全价值观便于指令性任务的执行，高度的统一行动，在提高工作效率的同时也始终保持着安全意识。

安全文化是安全工作的根本，倡导安全自律遵守。著名经济学家于光远有句名言："国家富强在于经济，经济繁荣在于企业，企业兴旺在于管理，管理优劣在于文化。"营造安全文化氛围，做好护理安全管理工作，首先必须在全体人员中树立护理安全的观念，加强职业道德教育，时刻把患者安危放在首位。建立安全第一的观点，让每位护理人员都明白，在护理的各个环节上都可能存在安全隐患，如果掉以轻心势必危机四伏，给患者带来不可弥补的伤害。树立安全的心理素质、安全的价值观。

护理安全管理是一个系统工程，必须建立起长效管理机制，营造安全文化氛围，使人人达到"我会安全"的理想境界。人的管理重点关键在于管好人、教化人、激励人、塑造人，是所有管理中最重要的环节。管理重点在规范化阶段护士、实习护生、新入院或转科患者、危重患者及疑难病患者的管理。规范化阶段护士、实习护生临床工作经验不足，加之工作环境的刺激性，工作目标的挑战性，学习与工作中的"精神压力""紧迫感"、考试、评比、检查、竞赛、护理质量控制等，心理应激耐受力差，难以适应工作环境，正确指导她们把这些看作是适度的心理应激，是促进学习工作的手段，是人正常功能活动的必要条件，把工作看成是一件快乐的事情对待，就能逐渐树立良好的心理素质。新入院或转科的患者由于发病或病情发生变化等，易产生焦虑或猜疑而导致心理应对不良，危重患者及疑难病患者病情变化快、反复，不易察觉，甚至出现突然死亡等严重问题，一旦碰到患者病情变化，规范化阶段护士及实习护生心理准备不足，就会显得惊慌，易给患者及家属带来不安全感，易引起护理纠纷。护士长要经常提醒她们，利用晨会、床头交接班、科务会上反复讲，天天看，怎么做，如何应对，使她们心理逐渐承受，并以以往血的教训警示教人。

4. 建立系统的护理差错分析方法

对护理差错事件进行登记和分析。原因分析包括组织和管理因素、团队因素、工作任务因素、环境因素、个人因素、患者因素等方面。组织和管理因素包括制度、工作流程、组织结构等；团队因素指交流与合作、沟通等；环境因素包括设备、布局设置等；个人因素包括知识、经验、责任心等；患者因素包括患者的情感状态、理解能力、配合程度等。通过对护理差错事件的原因和性质的系统分析，找出造成护理差错的量化数据，为护理管理者找出关键环节提供理论依据。

5. 实施人性化的处理程序，建立畅通的护理差错报告制度

护理工作的复杂、多样、重复等特点使护理人员难免出现这样或那样的差错。这就需要从已发生的事件及错误中分析存在的问题，制订好预防差错发生的策略。同时实施"无惩罚性护理不良事件上报制度"，改变传统的惩罚性措施，把错误作为一个改进系统、预防不良事件发生的机会，转变过去那种对出现护理安全隐患的个人予以经济处罚、通报批评、延迟晋升等做法，护理差错不纳入当事人及部门领导的绩效考核体系。从过去强调个人行为错误转变为重视对系统内部的分析，这并不是否认问责制，而是因为这样会阻止护理人员对护理安全隐患进行正确的报告，难以保障患者的安全性。科室做好自查工作，防范差错事故的发生，出现护理差错时要及时上报，科室或护理部要在例会上对差错事故进行分析，目的是查找原因、吸取教训，避免类似的错误再次发生。护理部定期组织质控小组对上报的差错进行分析讨论，提出解决问题的参考意见，给全院护理人员提供一个分享经验的平台，有效的差错报告体系不仅增加了患者的安全性，也为护理管理提供了一个可持续进行的护理质量改进的有效途径。

6. 建立标准化护理工作流程

管理者在制订护理工作流程时，必须有一个指导思想，即简化程序，将所需解决的问题减少到最低程度，在不违反原则的前提下，尽可能使流程简单，既减少差错，又提高工作效率。同时建立、修订护理工作流程时，必须从系统、防御的角度去制定。

7. 护理管理者对安全问题的关注与参与

护理管理者必须树立安全第一的思想，把安全管理作为首要的任务来抓，经常对系统进行重新评估和设计，同时要参与护理安全文化的教育工作，做好护理安全的检查工作。

8. 倡导团队协作精神，加强与合作者及患者的沟通

护理工作连续性强，环环相扣，护理人员之间的监督、协助、互补能有效发现、堵截安全漏洞；同时和医院的其他工作人员，尤其是医护双方加强沟通交流，认真听取不同意见，共同做好安全问题的防范，加强医院内各科室的协作与交流，有效防止差错的发生；提倡医护药检一体化，医护人员间的默契配合和高度信任，临床药师的及时指导，计算机医嘱的PASS系统等多方位体现团队协作精神，也更促进了护理安全文化氛围的形成。

9. 患者安全满意度调查

患者对安全满意度的参与更直接有效地满足患者对安全的需求。有文献报道某医院每月进行床边护理满意度调查和出院患者电话回访，其中包含了征求患者对治疗、检查、用药、护理措施等心存疑问的方面，了解患者的需求，让患者参与患者的安全，加强医、护、患之间的沟通，明确告知患者在治疗护理过程中潜在的危险，在沟通中达成安全共识，使患者放

心，家属满意，取得了满意的效果。

通过构建护理安全文化，改变护理安全的观念、促进质量文化的建设、建立健全护理安全管理制度，以及护理风险应急和管理预案、合理调配护理人力资源、加强医护患之间的沟通、开展患者安全满意度调查等，旨在减少护理安全隐患，减少护理差错和纠纷的发生。但护理安全文化的建设是一项长期、持续的工作，是一项系统工程，还需要结合我国具体国情，从多角度、多层面分析护理安全问题，提出针对性预防措施，在护理实践过程中不断总结和发展护理安全文化。

（辛　延　汝连红）

第三节　护理安全管理组织架构、职责

一、目的

为了进一步加强护理安全管理，落实各级护理人员职责和各项护理规章制度，加强护理安全前馈管理，及时发现护理安全隐患并制订落实整改措施。

二、目标

（1）建立护理质量安全管理体系。

（2）加强护理安全制度的建设。

（3）及时发现及纠正护理安全隐患。

（4）杜绝严重差错事故的发生，降低护理缺陷发生率，保障患者安全。

三、护理安全小组架构

护理质量管理与持续改进委员会→护理安全小组→科护理安全小组（3～4名）→病区护理安全员（至少1名）。

四、护理安全小组主要职能

（1）制订临床护理安全考核标准。

（2）制订质控计划及考核内容。

（3）督促指导所在科室护理安全相关制度执行情况，及时发现存在的问题并适时提出修改建议。

（4）及时发现本科室护理安全工作过程中的存在问题、安全隐患，并针对护理安全存在的问题进行原因分析，提出改进意见并落实整改措施。

（5）协调处理护理制度建设方面的有关工作。

（6）定期组织护理缺陷分析，提出改进建议。

（7）定期修订各项护理应急预案并检查落实情况。

五、工作程序

（1）凡护理部下发的护理安全相关的规章制度，由科护士长及病区护士长逐层宣传及落实，护理安全小组协助做好落实工作及落实情况的反馈。

（2）凡需要责任追究的事项（护理质量及服务缺陷、意外事故等）由所在科室病区、科护士长、护理部及相关安全小组成员负责调查核实并提出处理及整改意见，再由护理部病房管理组及护理部主任讨论决定。

（3）安全小组成员根据工作职能开展工作，针对临床护理安全工作实际所收集和提出的意见和建议由病区—科—护理部逐级提出和汇总讨论，最后交由护理质量管理与持续改进委员会和护理部主任会议讨论决定。

六、工作要求

（1）安全小组成员随时发现及收集有关护理安全制度及护理工作过程中的安全隐患，并及时提出相关整改措施。

（2）安全小组成员每月按《护理安全隐患检查标准》对所管辖病区进行检查，以发现病区安全隐患，并与相关护理管理人员共同分析原因，提出整改措施并进行追踪落实。

（3）每半年逐级组织安全小组成员进行有关安全工作研讨并提出护理安全工作的改进措施。

（4）每月对护理缺陷进行讨论分析、定性并提出整改意见。

（贾环宇　杨昌霞）

第四节　护理不良事件上报系统的构建与管理

确保住院患者安全是临床护理的基本原则，是护理质量管理的核心。目前患者安全问题已经在全世界范围内引起高度重视。美国等国家的实践证明，医疗差错和不良事件报告系统的建立能促进医疗质量和患者安全，达到医疗信息的共享，最终达到减少医疗错误、确保患者安全的目的。在 2005 年国际医院交流和合作论坛上国内外专家指出，报告系统的建立是最难的，因为有诸多因素阻碍着不良事件的呈报。

中国医院协会在《2007 年度患者安全目标》中明确提出"鼓励主动报告医疗不良事件"，体现了"人皆会犯错，犯错应找原因"的管理理念，所以营造鼓励个人报告护理不良事件并能让护士感到舒适的外部环境十分重要。卫生部 2008 年在《医院管理年活动指南》中也明确要求各卫生机构要鼓励报告医疗不良事件，但是目前还没有建立规范化、制度化的医疗不良事件外部和内部报告系统。

一、与护理不良事件相关的几个概念

护理不良事件是指在护理工作中，不在计划中，未预计到或通常不希望发生的事件。包括患者在住院期间发生的跌倒、用药错误、走失、误吸窒息、烫伤及其他与患者安全相关的非正常的护理意外事件，通常称为护理差错和护理事故。但为准确体现《医疗事故处理条例》的内涵及减少差错或事故这种命名方式给护理人员造成的心理负担与压力，科学合理对待护理缺陷，所以现以护理不良事件来进行表述。

患者安全是指患者在接受医疗护理过程中避免由于意外而导致的不必要伤害，主要强调降低医疗护理过程中不安全的设计、操作及其行为。

二、护理不良事件分级标准

1. 护理不良事件患者损伤结局分级标准

香港医管局关于不良事件管理办法中不良事件分级标准内容如下：0级事件指在执行前被制止；Ⅰ级事件指事件发生并已执行，但未造成伤害；Ⅱ级事件指轻微伤害，生命体征无改变，需进行临床观察及轻微处理；Ⅲ级事件指中度伤害，部分生命体征有改变，需进一步临床观察及简单处理；Ⅳ级事件指重度伤害，生命体征明显改变，需提升护理级别及紧急处理；Ⅴ级事件指永久性功能丧失；Ⅵ级事件指死亡。

2. 英国患者安全局（National Patient Safety Agency，NPSA）为患者安全性事件的分级

根据 NPSA 为患者安全性事件的分级定义如下：无表示没有伤害；轻度表示任何需要额外的观察或监护治疗患者安全性事件，以及导致轻度损害；中度表示任何导致适度增加治疗的患者安全性事件，以及结果显著但没有永久性伤害；严重表示任何出现持久性伤害的患者安全事件；死亡表示任何直接导致患者死亡的安全性事件。

三、影响护理不良事件上报的因素分析

1. 护理不良事件上报影响因素的分析

有学者调查结果显示：临床护士护理不良事件上报影响因素中，排序前 5 位的是担心因个人造成的不良事件影响科室分值、害怕其他人受到影响、担心上报其他同事引起的不良事件影响彼此间关系、担心被患者或家属起诉、担心上报后会受处罚。长期以来，护理差错或事故多以强制性的，至少是非自愿性的形式报告。在医院内部，护理人员的职称晋升、年终评比等通常都与不良事件或过失行为挂钩，一旦发生就一票否决，而且会对自身的名誉造成伤害。在实际操作中，护理不良事件的上报缺乏安全、无责的环境。在护理不良事件发生后，更多的护士首先选择告知护士长或者自己认为可相信的同事，这在一定程度上影响了安全且保密的上报环境。同时，目前国内恶劣的医疗环境，患者对于医院和医务人员的不理解，往往带来严重的过激行为，医疗纠纷的社会处理机制尚不健全，医院对于医疗纠纷的处理一筹莫展，护理人员更加担心不良事件的报告会给医疗纠纷的处理"雪上加霜"，这导致了护理人员更加不愿主动报告医疗不良事件。

2. 人口学资料对护理不良事件上报的影响

学者调查结果显示，大专学历者平均得分高，本科学历者最低。不同学历护士护理不良事件上报影响因素评分比较，差异有统计学意义（$P < 0.01$）。学历高者，对于理论知识掌握相对更全面，对护理安全也有较高的认识。有研究表明，对不良事件的认知程度决定着对一项护理操作是否定义为不良事件的判断能力。护理人员会因为错误的操作没有造成患者的伤害而不上报，他们不认为此类事件是不良事件。而医护人员对于医疗不良事件报告有足够的认知及正向态度是成功报告的关键。中专学历者不良事件上报影响因素平均得分低，可能是因为本院中专护士人数少，一般参加基础护理工作，不良事件发生率较低，从而对是否上报的矛盾也小。不良事件上报影响因素平均得分护师最低，护士最高。10 ~ 19 年工龄者平均得分最低，1 ~ 9 年工龄者次之，20 年及以上者平均得分最高。不同职称和工龄护士的护理不良事件上报影响因素评分比较，差异有统计学意义（均 $P < 0.01$）。其原因可能是工龄长的护士大多未经过系统的理论学习，第一学历普遍较低，对于不良事件的认知多从临床经

验中总结得出。同时，在实际临床工作中，工龄长的护士因为其丰富的临床经验多需负责临床带教任务，若实习护士发生不良事件，带教老师仍需要承担一定的责任，这同样关系个人利益，同时存在对实习护生职业发展的影响，在一定程度上影响了不良事件的上报。10～19年工龄的平均得分最低，可能是该年龄段护士学历相对提高，经过一定时期的临床工作，具有一定的临床经验，同时科室资深护士对其仍有监督作用，而且该阶段的护士有较多的机会参加各种护理继续教育，对于新理论新知识的掌握较好，对护理安全认识较深，因而对不良事件多能主动告知给护士长或年长护士。1～9年工龄的护士多为临床新护士，一方面，工作经验不足，发生不良事件的概率较大，但是又害怕上报对自己、对科室有影响，害怕受罚影响其职业生涯发展；另一方面，对不良事件的认识相对不足，从而影响其对护理不良事件的主动上报。

四、提高护理不良事件自愿上报的措施

1. 加强护理人员对不良事件的安全认知和医疗法律意识的培养

有学者认为，给予医护人员对不良事件适当的训练和教育可促进报告行为。医护人员若相信报告不良事件可用来预防错误的再发生，就会相信可以透过资讯从中获益，分享学习，进而促进其报告行为。Kohn等指出，要促进医护人员的认知水平，就必须了解不良事件报告系统的流程、报告的种类、目的及责任，不良事件的定义和报告后的利益。因此，应给予医护人员对不良事件的训练和教育，加强医护人员的认知水平，培养其正确的态度。

2. 加强护理人员业务素质培训

临床实践表明，护士的素质和能力与护理差错、事故的发生往往有着直接的联系，是维护安全护理最重要的基础。因此，加强护士业务素质培训，提高理论知识水平，对提升护理质量非常重要。护理管理者既要做好护士"三基"培训，又要重视对护士专科理论和专科技能的培训，并加强考核，提高护士业务素质，保证工作质量。同时，对于临床带教老师，要加强带教过程中的护理安全意识，避免不良事件发生。

3. 转变管理模式，实行非惩罚报告体制，创造不良事件上报的无惩罚性环境，营造"安全文化"氛围

其核心是避免以问责为主要手段来管理差错事故。应建立一套规范化、制度化的护理不良事件内部和外部报告系统，明确强制报告和自愿报告的范畴，委托专项研究机构负责对医疗不良事件报告系统的执行情况进行督查。一方面让护理人员按照规范程序进行强制报告，对未报告事件的部门或个人进行处罚；另一方面鼓励自愿上报，加强整个系统的保密性，并对报告数据及时进行分析、评价，查找不良事件发生的根本原因，同时提出的改进建议应该针对系统、流程或制度，而不仅针对个人，营造一种"安全文化"的氛围，把不良事件上报的管理制度提升到文化管理的层次，放弃目前拒绝承认错误、惩罚失败的文化，使医院每位护理人员在正确的安全观念支配下规范自己的行为。

五、护理不良事件上报系统的构建

目前，中国医疗卫生行业中推行已久的是医疗事故报告系统，不良事件报告系统尚处于起步阶段。护理不良事件报告系统有两种形式，即强制性报告系统和自愿报告系统。

强制性报告系统（Mandatory Reporting Systems，MRS）主要定位于严重的、可以预防的

医疗差错和可以确定的不良事件，规定必须报告造成死亡或加重病情最严重的医疗差错。通过分析事件的原因，公开信息以最少的代价解决最大的问题。

自愿报告系统（Voluntary Reporting Systems，VRS）是强制性报告系统的补充，鼓励机构或个人自愿报告异常事件，其报告的事件范围较广，主要包括未造成伤害的事件和近似失误，由于不经意或是及时的介入行动，使原本可能导致意外伤害或疾病的事件或情况并未真正发生。医疗事故报告系统的应用，体现了医疗管理者希望在医务人员医疗实践过程将安全提升到最优先地位的一种行为，使患者安全降低至最低值。

护理不良事件报告系统可分为外部报告系统和内部报告系统。内部报告系统主要以个人为报告单位，由医院护理主管部门自行管理的报告系统；外部报告系统主要以医院护理主管部门为报告单位，由卫生行政部门或行业组织管理的报告系统。

1. 建立护理不良事件的管理机构和信息系统

成立质量控制科负责对不良事件的登记、追踪，并联合护理部对不良事件进行通告和处理。此外医院还在内部网站上建立不良事件报告系统，可以通过该系统进行不良事件网络直报，使质控科和护理部能在第一时间得知不良事件的发生并通知护理风险管理委员会采取相应的预防和补救措施。

2. 制作统一的护理不良事件自愿报告系统登记表

借鉴美国等国家的医院异常事件、用药差错和事故报告制度的做法，建立电子版护理不良事件自愿报告系统登记表，采用统一的护理不良事件报告表。记录项目包括：发生日期、时间、地点、患者基本情况、护士基本情况、发生问题的经过、给患者造成的影响、引起护理不良事件的原因、改正措施等。

3. 护理不良事件的报告程序

发生不良事件后，护士长立即调查分析事件发生的原因、影响因素及管理等各个环节，并制订改进措施。当事人在医院的内网中填写电子版《护理不良事件报告表》，记录事件发生的具体时间、地点、过程、采取的措施和预防措施等内容后直接网络提交，打印一式2份，签名后1份提交护理部，1份科室留存。根据事件严重程度和调查进展情况，一般要求24～48小时内将报告表填写完整后提交护理部（患者发生压疮时，按照压疮处理报告制度执行）。事件重大、情况紧急者应在处理的同时口头上报护理部和质控科。针对科室报告的不良事件，护理部每月组织护理风险管理委员会分析原因，每季度公布分析处理结果，并跟踪处理及改进意见的落实情况，落实情况列入科室护理质量考核和护士长任职考评内容。

4. 护理不良事件的报告范围

护理不良事件的发生与护理行为相关，如违反操作规程、相关制度等。护理不良事件的发生造成患者的轻微痛苦但未遗留不良后果，如漏服口服药、做过敏试验后未及时观察结果又重复做；护理不良事件的发生未造成伤害，但根据护理人员的经验认为再次发生同类事件有可能会造成患者伤害，如过敏者管理不到位、标识不全；存在潜在的医疗安全或医疗纠纷事件，如对特殊重点患者未悬挂安全警示标识等。

5. 护理不良事件的报告原则

报告者可以报告自己发生的护理不良事件，也可以报告所见他人发生的护理不良事件。报告系统主要采取匿名的形式，对报告人严格保密，自愿报告者应遵循真实、不得故意编造虚假情况、不得诽谤他人，对报告者采取非处罚性、主动报告的原则。主动报告包括：护士主动向护士长报告，总护士长主动向护理部报告。

6. 建立"患者安全质量管理"网络

建立护理部主任、总护士长、科护士长三级管理体系。有计划地跟踪检查，以保证每一项措施能够落实到位。制订出"护理安全质量检查表"，每月对全院的各护理单元进行检查，督促措施的落实，纠正偏差，以此保证各项护理安全工作的实施。

7. 全体护理人员参与质量安全控制

将科室各项护理质量安全指标分配到个人，内容包括护士仪表、医德医风规范要求、病房管理、特级及一级护理质量、基础护理质量、急救物品、药品、器械管理、消毒隔离管理、护理文书书写管理、用药安全等，结合各岗位工作质量标准，每日进行自查互查。

8. 组织学习培训

组织护士学习各项护理质量安全标准，要求护理人员明确掌握本病区质量安全的内容及标准，发现他人或自己存在的质量与安全隐患、护理缺陷主动报告，不徇私情，不隐瞒。

9. 自愿报告管理方法

成立三级护理不良事件自愿报告管理系统，由病区—护理部—主管院长逐级上报。发生护理不良事件后护理人员应立即报告护士长，并积极采取措施，将损害降至最低。护士长将每月自愿报告的护理不良事件进行分类、统计、汇总，及时上报至护理部，并在每月的质量安全会议上对各种护理不良事件发生原因进行分析，了解管理制度、工作流程是否存在问题，确定事件的真实原因，提出整改措施，护理部根据全院不良事件发生情况，组织专家进行调查研究，提出建议，并及时反馈给一线临床护理人员，对典型病例在全院点评。点评时不公布科室及当事人姓名，点评的目的主要是为预防此类事件的再次发生。主管院长负责对相关工作制度、流程进行审查。

10. 制订护理不良事件自愿报告处理制度

传统的管理模式在不良事件发生后需逐级上报并进行讨论，还要"确定事故性质，提出讨论意见"，最终按照责任的大小给予个人和科室相应的处罚。这种以惩罚为主的传统的管理模式成为护理人员不敢报告不良事件的主要因素。对医疗不良事件进行开创性研究的美国医学专家 Lucian Leape 教授提出，发生差错后担心被惩罚是当今医疗机构内患者安全促进的唯一最大障碍。同时国外的实践也表明在非惩罚性的环境下，员工更乐于指出系统的缺陷，报告各类意外事件和安全方面的隐患。为此护理管理部门应尽快建立一个非惩罚性的、安全的不良事件报告系统，确保各种不良事件能够迅速、高效地呈报给护理管理部门，便于护理管理人员对事件集中分析，从对系统的纠正方面来揭示需要关注的伤害和伤害发生发展的趋势，为医院护理质量的提高提供最佳指导意见。对自愿报告责任护士免于处罚，自愿报告人员为消除护理安全隐患提出合理化建议的、对保障护理安全有贡献的给予奖励。

11. 制订实施管理办法

（1）自查与他查：根据全院统一的《护理质量检查标准》及《患者安全目标》管理的要求，每日进行自查与他查，对检查中存在的问题，潜在的安全风险做到及时记录，及时纠正。

（2）班后小结：要求每位护士在下班前，对自己的工作进行认真审查，针对自己工作中存在的问题，潜在的风险及时记录，确认并改进后签名，第2天上班前阅读，以提醒自己及警示他人。

（3）组织讨论：护士长每月对表中记录的护理质量安全问题进行归类总结，每月在护士业务学习会上组织全科护士进行原因分析讨论，并共同提出改进措施。

（4）考核：护理人员绩效考核实施量化考核制，即与季度之星评选挂钩，根据护士工作质量进行考核评分，对主动报告的不良事件，如果在规定的时间内及时阅读并改进的，不扣个人质量分，并适当加分。若护理不良事件由患者或家属指出，或护士长查出，在当事人个人绩效考核成绩中适当扣分。

总之，患者的护理安全是医院管理的核心内容之一。护理管理者应了解护理不良事件上报影响因素和程度，采取相应的措施，应用科学的管理原则和处理方式，建立更完善的不良事件报告系统，为患者创建安全的就医环境，确保患者的就医安全。

（于　菲　宋玲玲）

第五节　护理安全分级

护理安全是指在实施护理的全过程中，患者不发生法律和法定的规章制度允许范围以外的心理、机体结构或功能上的损害、障碍、缺陷或死亡，护理安全是护理管理的重点。

医疗质量与患者安全是全球医疗服务所面临的重大问题，已引起WHO和各国的高度重视。护理工作作为医院医疗工作的重要组成部分，护理安全已成为衡量服务质量的重要指标，与患者的身心健康及生命安全息息相关。

在临床中护理工作虽然具有专业性、复杂性及高风险性，但这并不表示"护理安全"和"患者安全"不可掌控。有学者指出，30%～50%的不良事件可以通过预防得以避免。通过对住院患者不安全因素进行预防性评估，用建立护理安全分级的方法帮助医护人员识别高危患者，并采取切实有效的措施，以最大限度地减少护理安全隐患，保证患者安全。

一、护理安全分级的由来

分级护理是指根据患者病情的轻、重、缓、急及自理能力评估，给予不同级别的护理。我国的分级护理始于1956年，由护理前辈张开秀和黎秀芳所倡导并一直沿用至今，国内医院的分级护理制度也是由此发展而来的。目前，国内医院的护理级别，一般均由医生根据等级护理制度要求，结合患者病情，以医嘱的形式下达，然后护士根据护理等级所对应的临床护理要求，为患者提供相应的护理服务。

受分级护理制度的启发，认为可以对患者现存的安全隐患进行全面、有效地评估，将安全隐患等级按照低、中、高、危档划分，建立护理安全分级，以预防和保证患者在医疗服务中的安全。

护理安全分级是在护理安全的基础上为实现患者安全而制定的分级制度，通过对患者不安全因素的评估、分级，能够使护士对患者可能出现的安全隐患进行防范，防微杜渐，减少和控制护理缺陷和事故的发生。

护理安全分级与分级护理制度的区别为：等级的下达者为护士，而非医生；等级的下达依据是患者的安全隐患，而非患者病情的轻重缓急。例如：对于深昏迷的患者，其病情危重，属于一级或特级护理，但针对其安全隐患的评估，由于其处于昏迷状态，安全隐患主要为压疮的发生，而跌倒、坠床或拔管的危险因素则较低。《2022年度患者安全目标》由中国医院协会在中华人民共和国卫生部医政司指导下制定，具体内容如下所列。

目标一：正确识别患者身份。

（1）严格执行查对制度，确保对正确的患者实施正确的操作和治疗。识别时应至少使用两种标识确认患者身份，如姓名、出生日期、病案号等，但不包括患者的床号或病房号。

（2）鼓励应用条码扫描、人脸识别等身份信息识别技术，但不得作为识别的唯一依据，且仍需口语化查对。

（3）在实施输血等关键治疗时，应采用双人核对识别患者身份。

（4）对术中患者、精神疾病、意识障碍、语言障碍等特殊患者以及无名患者，应采用双人核对识别患者身份。

（5）加强新生儿身份识别管理。

目标二：确保用药与用血安全。

（1）规范药品遴选、采购、贮存、识别、处方、调配、使用和评价的全流程管理。

（2）严格执行麻醉药品、精神药品、医疗用毒性药品、放射性药品等特殊药品，以及药品类易制毒化学品、抗肿瘤药物的使用与管理规范。加强高风险药物使用风险的文书告知。

（3）规范临床用药医嘱的开具、审核、查对、执行、点评制度及流程，制定并执行药物重整、药品追溯、药物警戒制度及流程。

（4）建立和实施抗菌药物、抗肿瘤药物、质子泵抑制剂、国家重点监控药品管理的诊疗体系和技术规范。

（5）严格执行静脉用药调配中心操作规范、审核、查对、安全配送制度与流程。

（6）严格执行血液预订、接收、入库、储存、出库、库存预警、临床合理用血管理等制度与流程，建立输血信息系统，实施临床用血申请、审核、监测、分析、评估、改进等全闭环管理。

目标三：强化围手术期安全管理。

（1）制定并实施择期手术（包括日间手术）必要的术前检查与评估，加强围术期相关学科协作，强化术前、麻醉前病情评估及术后访视等制度的规范落实。

（2）制定并实施统一的手术及有创操作的部位标识流程，由实施手术的医生在患者清醒和知晓的情况下标记手术部位，并将其纳入术前核对流程予以执行。

（3）严格执行手术安全核查及手术风险评估制度和流程，并提供必需的保障与有效的监管措施。

（4）严格执行围手术期患者转运与交接制度，明确转运节点、交接内容，规范转运流程，确保患者转运安全。

（5）加强围术期疼痛管理，倡导开展多模式镇痛。

（6）建立完善的标本采集、标识、运输、交接和报告制度，实现标本全流程可追溯管理。

目标四：预防和减少健康保健相关感染。

（1）健全医院感染管理组织体系，严格执行感染预防与控制基本制度，落实医院感染监控指标并持续改进。

（2）提高医务人员手卫生依从性，为执行手卫生提供必需的设施和有效的监管。

（3）确保安全注射，提供安全、可负担的注射设备，加强对医务人员的安全注射培训。安全处理医疗废物。

（4）健全抗菌药物分级管理制度，制定并落实多重耐药菌医院控制管理制度。

（5）加强对呼吸机相关性肺炎、血管导管相关感染、导尿管相关尿路感染和手术部位感染的监测和防控。

（6）完善医疗机构内传染病监测、预警、预防和救治机制，强化新发传染病的应对与处置。

目标五：加强有效沟通。

（1）建立医务人员间有效沟通机制，规范信息交接流程，确保诊疗信息的连续性，保障相关医疗照护措施落实到位。

（2）加强跨专业协作，倡导多学科团队协作模式，为医务人员提供多种沟通方式和渠道，提升团队合作能力。

（3）健全并落实临床"危急值"管理制度，规范并实施操作流程。

（4）建立不良事件自愿报告及强制性报告的制度和流程，倡导从错误中学习，构建公正的患者安全文化。

（5）鼓励患者及其家属参与患者安全。加强诊疗前后全过程的医患沟通，鼓励应用多种方式提高医患沟通效果。

目标六：防范与减少意外伤害。

（1）加强高风险意外伤害人群管理，制定相关风险防范应急预案。

（2）加强跌倒、坠床、压力性损伤、走失等意外事件的风险评估，确定、警示、重点标识高风险人群，并列入交接班内容。

（3）识别具有自伤和他伤风险的患者及家属，评估自我伤害、拒绝饮食、自杀及暴力倾向等行为，制定相应防范措施和应急处置预案。

（4）评估与识别消防安全隐患，加强消防安全培训与演练，提高防范意识及能力。

（5）完善意外伤害的上报制度及流程，推进闭环管理和持续改进。

（6）加强对医护人员、患者及其照护者等意外伤害防范的教育。

目标七：提升导管安全。

（1）建立并完善导管安全的管理制度和风险评估流程。

（2）加强导管使用的监控，预防并及时处置导管事件，减少对患者的伤害。

（3）建立并完善导管事件的报告流程，加强对导管事件的分析和改进，减少导管事件的发生。

（4）建立多学科协作模式，加强对非计划性拔管、导管相关性感染、导管相关性血栓等高风险患者的管理，降低导管相关并发症。

（5）加强对医务人员导管安全的培训，鼓励和教育患者及其家属主动参与导管安全管理。

目标八：加强医务人员职业安全与健康管理。

（1）建立健全医务人员职业安全与健康管理机制，加强职业安全培训，形成关爱医务人员的文化氛围。

（2）建立职业性有害因素风险评估管理体系，制定风险防控措施。健全完善工作场所安全保卫机制，加强安全防范能力建设。

（3）建立医务人员职业安全事件报告制度及流程，定期进行事件分析。

（4）合理配置人力资源，关注医务人员的劳动强度、心理状态，强化心理援助，关注医务人员职业健康对患者安全的影响。

（5）制定突发公共卫生事件医务人员职业安全与健康防护预案，为医务人员提供系统保障，最大限度减少职业暴露。

目标九：加强孕产妇及新生儿安全。

（1）严格落实母婴安全五项制度，强化生育服务全链条各环节的风险评估及健康教育，持续落实孕产妇及新生儿的安全管理。

（2）强化产科探视制度，完善新生儿出入管理制度和交接流程，严格落实产科及新生儿科医源性感染管理制度。

（3）建立多学科协作团队，完善院内急危重症孕产妇救治协调机制，减少孕产妇和新生儿死亡。

（4）加强孕产妇安全分娩管理，确保分娩过程中的用药安全和输血安全，落实世界卫生组织安全分娩核查表实践指南。

（5）积极开展分娩镇痛服务，促进安全舒适分娩，落实安全分娩中的尊严照护。

目标十：加强医学装备及医院信息安全管理。

（1）完善医学装备安全管理与监管制度，遵从安全操作使用流程，加强对装备警报的管理。

（2）落实医学装备安全使用的培训制度，强化对医务人员的培训，鼓励监测并上报医学装备相关不良事件。

（3）完善信息安全管理制度，建立覆盖患者诊疗信息管理全流程的制度和技术保障体系，强化"互联网＋医疗"信息安全，保护患者隐私。

（4）加强信息系统闭环管理，确保实现患者诊疗信息管理全流程的安全性、真实性、连续性、完整性、稳定性、时效性、溯源性，实行授权管理。

（5）加强医院网络安全培训。切实增强网络安全防范意识和应急处置能力，严格遵守网络安全管理制度，杜绝网络安全事故发生。

二、护理安全分级的制定

1. 重视评估患者自身安全的影响因素

英国著名学者 Vincent 从制度背景、组织管理因素、临床工作环境、医疗团队因素、医护工作者、任务因素及患者自身因素 7 个方面归纳了影响患者安全问题的因素。虽然管理制度、人员、任务等因素是影响患者安全的重要因素，但患者自身因素是患者在特定时间内本身所具有的，不同患者之间存在高度的差异性、多样性和不确定性，且同一因素也可能对患者安全造成多方面的影响。因此，对患者自身影响安全的因素评估对护理临床实践有更直接的指导意义。有调查发现，患者自身存在的危险因素较多，每一种安全问题中患者自身至少存在 5 项以上的危险因素。因此，重视对患者自身相关安全因素的评估是十分必要的。

2. 筛选常见患者安全问题，为临床护理安全防范提供警示

患者在住院期间可能发生的安全问题多种多样，这无疑增加了护理安全防范工作的难度。有调查结果显示，不同级别医院、不同科室临床常见的安全问题中，排序位居前 6 位的安全问题基本相同，说明安全问题发生的种类和频率是有规律可循的，常见安全问题的筛出，可为临床护理人员的安全管理及预防工作指明方向，临床护理人员可以针对常见的安全问题，采取针对性强的预防措施，对护理安全防范工作具有指导意义。

3. 筛选患者自身影响因素，为评估患者安全提供依据

目前，临床上使用的有关患者的评估工具不多且涉及问题单一，而现有的护理评估表的评估内容也较少涉及患者安全方面。因此，临床上需要能客观反映患者安全问题的护理评估工具。

有研究表明，不论是护理人员的总体评价结果，还是各级医院、不同科室护理人员的评价结果，剔除在临床工作中已取得较好管理效果或已有明确规章制度可循的护理安全问题，同时结合临床工作经验，排序居前 4 位的常见安全问题基本均包含周围静脉输液渗出或外渗、跌倒或坠床、意外脱管、压疮。据此，筛选出临床上常见的住院患者安全问题为周围静脉输液渗出或外渗、跌倒或坠床、意外脱管、压疮。

三、护理安全分级的评估

1. 周围静脉输液渗出或外渗的评估

周围静脉输液渗出或外渗患者自身影响因素见表 8-1。

表 8-1　周围静脉输液渗出或外渗患者自身影响因素

排序	影响因素	得分
1	神经精神情况：躁动、昏迷	1
2	静脉条件：细、弯曲、弹性差、静脉炎等	1
3	输注药液：抗肿瘤药物、高渗药物等	1
4	血管穿刺史：长期反复静脉穿刺	1
5	穿刺部位：近关节处血管、指趾间细小静脉等	1
6	皮肤状况：不同程度的水肿	1
7	局部感觉功能障碍	1
8	年龄：大于 65 岁或小于 12 岁	1
9	疾病因素：外周血管疾病、糖尿病等	1
10	输液量大、速度快	1
11	输液方式：使用加压、注射泵或输液泵	1

2. 跌倒或坠床高危因素的评估

详见表 8-2、表 8-3。

表 8-2 患者跌倒/坠床风险护理评估表

科室： 姓名： 性别： 年龄： 床号： 住院号：

评估内容	分值	评估标准	分值	标准分	评估日期		
精神状况	3分	昏睡或昏迷		1			
		嗜睡		2			
		意识模糊或躁动或谵妄或痴呆		3			
活动情况	4分	仅能床上活动		2			
		行走需要帮助或使用辅助工具或步态不稳或站立时平衡障碍		4			
年龄因素	2分	> 60 岁或 < 12 岁		2			
疾病因素 3分 □低血压（包括体位性低血压） □眩晕症 □帕金 □森综合症 □癫痫发作 □贫血 □短暂性脑缺血发作（TIA） □严重营养不良 □关节疾病		患一种疾病 患两种及其以上疾病		2 3			
用药情况 3分 □麻醉药物 □抗组胺类药物 □缓泻剂或导泻药物 □利尿剂 □降压药 □降糖药物 □抗惊厥药物 □抗抑郁药物 □镇静催眠药物		使用任意一类药物 使用任意两类药物		1 2			
感觉功能	3分	单眼或双眼矫正视力 < 0.3		1			
		单盲或视野缺损		2			
		双盲或双眼包扎		3			
跌倒史	2分	入院前 3 个月内有跌倒史		2			
			评估得分				
			评估人签名				

（左侧纵列合并单元格）跌倒或坠床

表 8-3 评估结果及预防措施实施情况

预防措施	评估得分
（1）保持地面无水渍、无障碍物，病室及活动区域灯光充足。必要时使用床栏	
（2）评估结果为高危患者，床尾悬挂预防跌倒标识，加强巡视，严格交接班，留陪伴	
（3）告知患者及家属可能导致跌倒的原因，患者日常用物及呼叫器放于可及处	
（4）指导患者穿长短合适的衣裤及防滑鞋，提醒患者下床时若有必要寻求帮助，外出检查时使用轮椅专人护送	

预防措施	评估得分
（5）护士长督促检查防跌倒措施的落实情况	
责任护士签名	

注：1. 60 岁以上的患者均要进行评估。入院后每周评估一次，手术后重新评估；每项评估情况请在相应评估项目上作出评分。

2. 评分 3 分及以上者属高危患者，请在"评估结果及预防措施实施情况"中选出相关预防措施（若已实施，请划"√"）。

3. 分数高表示风险增加：轻度风险：3 ~ 8 分；中度风险：9 ~ 14 分；高度风险：15 ~ 20 分。

3. 意外脱管高危因素的评估

首先对患者进行布卢姆斯瑞镇静评分（Bloomsbury Sedation Score）和格拉斯哥昏迷量表（GCS）评分，使用风险分层工具来确定患者意外脱管的风险程度。C 区域患者故意拔管风险高，B 区域患者处在高敏感区，而 A 区域患者不存在故意拔管的风险。

根据导管的位置、作用及意外脱管后相对的危害性大小，将导管分Ⅰ、Ⅱ、Ⅲ类，并将每类导管细分了若干类型。

同一导管对于不同病种，其分类可能不同。如食管癌术后患者，胃管属于Ⅰ类导管，一旦拔除严重影响术后恢复；而对于一般慢性疾病，只需胃管鼻饲肠内营养的患者，胃管就属于Ⅲ类导管。

导管的具体分类需临床各科室针对各自收治的主要病种，加以设置和具体细化。如心脏外科患者其常见导管Ⅰ类包括气管插管、气管切开套管、胸腔、心包及纵隔引流管、心脏临时起搏器、IABP 置管、ECMO 置管等；Ⅱ类包括中心静脉导管、PICC 导管、有创血压监测导管等；Ⅲ类包括尿管、氧气管、胃及十二指肠营养管、外周静脉导管、鼻温监测管等。

最后根据患者的风险分层和导管类型确定患者意外脱管的安全等级。危险度 1 级（低度危险）指风险度分层位于 A 层，有Ⅱ类、Ⅲ类导管的患者；危险度 2 级（中度危险）指风险分层位于 A 层的Ⅰ类导管患者，以及风险度位于 B 层的Ⅲ类导管的患者；危险度 3 级（高度危险）指风险分层位于 C 层的各类导管患者及位于 B 层的Ⅰ类、Ⅱ类导管患者。评估时间为患者新入院或转科时；患者意识或病情变化时；患者留置（拔除）导管时。

四、护理安全等级卡片及安全标识的制订

1. 护理安全等级卡片

护理安全等级卡片长 15 cm，宽 10 cm，分为上下两部分，上部分宽 4 cm，纵向将卡片上部均分为 3 个色块，绿色、橙色和紫色，分别代表危险度的 1、2、3 级；下部分宽 6 cm 为白色底板，用以注明患者的一般信息，包括姓名、性别、年龄、住院号、入院诊断及日期等。此卡片将悬挂于患者床头醒目位置，便于识别，分级护理卡片挂于床尾。

2. 护理安全标识

将 4 种安全问题分别制成相应的标识，标识为等边三角形，边长 3 cm，黄底，内画黑色图案，图案均能明显代表此 4 种意外情况。经评估筛选出有安全隐患的患者，根据各项安全问题的等级不同，分别将其标识贴于等级卡片的相应位置。如患者经评估其意外脱管危险度为 3 级，跌倒或坠床和压疮危险度为 2 级，将代表意外脱管的标识贴于等级卡的紫色区

域，将代表跌倒或坠床和压疮的 2 张标识贴于橙色区域。

五、护理安全分级的临床应用建议

对评定出的高危患者，护理人员应给予足够的重视，加强巡视、观察并根据其自身特点为其制订相应的护理措施。护士在为患者制订护理措施时，不应只注意危险度级别，还应关注危险度级别较高的原因。同一危险度级别，因患者自身情况不同，其护理措施也会不同。如同为跌倒、坠床危险度 3 级的患者，在评估中其主要问题为意识障碍、躁动的，护理人员就应给患者加设床档，进行适当约束，必要时遵医嘱给予镇静剂。而对于肢体功能障碍的患者，护理人员就应将患者安置在宽敞、空间较大的病房，将患者的日常生活用品放置在随手可取的位置，为患者提供助步器，如患者如厕可提供便器等，最大限度地预防不良事件的发生。在为患者制订护理措施时，应结合患者的自身特点，提供切实有效的个性化护理。

在临床上应用护理安全分级，可使患者和家属明白其目前的状态、危险度级别及需要家属配合的内容，以减少和避免意外发生后所引起的纠纷，也让患者了解自身的身体状况，预知自己的危险性，提高自我管理能力，及时寻找和接受援助。将护理安全等级卡片贴于患者床头作为警示标志，也便于医护人员、部分患者、家属辨识并知道该患者存在的主要安全问题，必要时给予协助、保护并采取相应的护理干预。

（鲍莉莉　周静静）

第六节　患者参与患者安全

患者和居民参与能够反映一个国家对医疗质量的重视程度，对医疗质量管理的发展也具有明确的指示作用。患者参与对于推动患者安全运动具有十分重要的意义，美国国家患者安全目标联合会将患者参与其照护过程作为保障患者安全的策略，中国医院协会也将鼓励患者参与医疗安全作为保障患者安全的目标之一。患者满意度的提高与患者参与安全管理有高度正相关关系。尽管患者参与在医院管理中的重要作用已得到医院管理人员的广泛认可，但长期以来患者更多是医疗服务的被动接受者，其在医院质量与安全管理中的重要作用没有得到足够的重视。

一、患者参与在医院管理中的重要性

患者参与可以表现到医院工作中的各个环节，对医院管理、诊疗过程、环境、安全及院感等多方面都会产生重要影响。其参与者可以包括除外医院现职员工外的所有人员，而鉴于中国文化的特点，患者参与也包括了患者家属这一重要部分。在患者参与管理中安全管理是最重要的内容。

1. 患者参与医院安全管理

医院设置患者安全管理委员会是实现患者参与医院管理的主要途径。通过邀请患者或家属等来参加医疗安全相关组织，能够实现三方面作用。首先，患者参与医院规章制度的制定，从患者角度提出的建议使制度更好地代表了患者的利益；其次，患者提供对医院各部门的监督和评价有助于质量的改进与提高；最后，患者还可以参与医疗纠纷的解决。因为患者安全委员会的委员是来自患者，他们会站在患者的角度用患者习惯的语言沟通，较易为患者

·141·

及家属所接受。他们互相沟通后再进行院方的协调，会收到更好的效果。此外，目前较为管理者接受的患者满意度调查也是患者参与的重要形式。

2. 患者参与诊疗过程

患者参与的重要作用在医院诊疗过程中的各个方面都得到了证实。患者配合医生详细如实描述症状及病情，能够有助于医生的正确诊断。患者参与用药安全中，通过告知住院患者药物使用管理方法，并在给药过程中，鼓励患者说出他们所观察到的药物类型、剂量、给药方式及服药反应的改变，能够为加强住院患者用药安全发挥重要作用。而患者掌握所用药物安全方面的信息，会加强其服药依从性，一定程度上减少药物滥用，降低医药比例。而通过执行患者参与的术前核对，不仅增加了医患双方的沟通，更减少了手术部位错误的发生。有研究表明，在研究药品的不良反应时，由患者自我报告得出的药物不良反应的发生率要远远高于医生的观察数据。例如：在关于治疗肿瘤药物的不良反应中，采用患者自我报告方法，药物不良反应虚弱、食欲下降、恶心呕吐、腹泻、便秘等症状的发生率分别为明显高于医生研究观察到的结果。同样，患者参与给药过程的查对更是解决查对错误的有效方法。另外，患者参与在降低医院感染率方面也得到了学术界的一致认可。不良事件的报告由患者参与后上报率会有所增加，同时患者参与更好地保证了患者的知情权利。

3. 患者参与患者安全

患者参与患者安全是世界患者安全联盟倡导的六个行动纲领之一，旨在代表患者的心声，建立患者和患者安全倡导者、医疗服务消费者与提供者共同参与的国际网络。强调患者积极参与一切相关工作，在推动患者安全运动中发挥重要作用。2004 年 10 月，WHO 启动世界患者安全联盟。基于改善全球患者安全的核心原则，联盟正式提出"患者参与患者安全"（Patients for Patient Safety，PPS）等六个行动计划。患者参与患者安全自提出后即得到了医院管理者的普遍认可。中国医师协会提出的 2023 年度住院患者十大安全目标中，目标九就是鼓励患者主动报告医疗平安（不良）事件。

二、患者参与的有效实施方法

尽管患者参与对医院的质量与安全具有重要意义，且多数患者对参与临床决策持积极态度，但目前的研究表明患者参与并不乐观。在一项调查研究中，95% 的患者希望了解与疾病相关的医学信息，其中有 60% 的患者希望从医生处了解疾病治疗的信息，而仅有 46.2% 的患者达到目的，因此要采取有效方法来保证患者的参与。

1. 构建医院安全文化氛围

医院的安全文化氛围是实现患者参与的保障。构建医院的安全文化最重要的是工作人员将保证患者安全作为工作的第一目标，要求医院职工每个人都要参与到患者安全中，其中领导者的态度极其重要。领导通过建立相关规章制度及自身的榜样作用来保证员工和患者最大程度的参与。构建安全文化要求医务人员改变追求完美、不犯错误的观点，取而代之的是注重以安全为目标的系统设计，创造一个使人不容易犯错误的环境。现代的观点也认为，人是有缺点的，是人就会犯错误，不论他们受到多好的训练，医务人员也不例外。只有医务人员接受自己可能犯错误的事实，才能真正执行预防错误发生的系统设计，也才能报告自己的错误以警示其他同业人员。构建安全文化要注重实现医院安全文化的 3 个支柱，即信任、改进和报告。建立一个相互信任的环境，包括管理人员与一线工作人员之间，医生与护士及各个专业之间，医务人员与患者之间的相互信任；建立相互信任的关系后，还需要医院提供医院各专业的平等发展、平等对话的机会，如医生、患者、护士、相关检验、功能科的技术人员、药剂师等之间平等，才能保证各专业人员都能够从专业角度对存在的问题提出改进方法。也只有实现了信任和改进，才能够实现报告的通畅性，才能把保证患者安全的质量管理真正落到实处。

2. 注重健康团队的工作模式

尽管患者参与被认为是防止医疗差错事故发生的重要方法，但在临床上实施患者参与并不是一个简单的事情，需要整个健康团队成员的努力。随着医学的发展，医院分工越来越精细。疾病的康复需要医生、护士、营养、康复、检验人员、病理、药剂、影像、功能科、外送等多个部门的有效服务和患者的主动配合才能实现。疾病的诊断与治疗不仅需要专业知识的精深也需要知识的广博。这样复杂的系统中，健康团队的工作模式不仅需要各专业具有很强的合作意识，还需要有专业来提供联络、组织的功能，而这个专业需要广博的知识和密切接触患者的特点，也许护理专业将是这个功能的最佳实现者。

3. 重视健康教育，促进患者在医疗护理过程中的角色转变

患者较低的健康知识水平是患者参与的主要障碍，因此重视患者及其家属的健康教育是保证患者参与的必备条件，同时还可以通过健康教育来促进患者或家属转变其在治疗过程的角色，因此健康教育的内容应主要包括以下两个部分：通过讲解疾病知识、治疗、护理的相关知识等，使患者及家属掌握健康知识从而得到参与的能力，同时也提高了其自身管理健康的能力及全民的健康素养；通过灌输"患者安全是每一个人的责任"，拉近公众的期待或认知与医疗服务提供者间的认知差距。使患者或家属从认为诊断和治疗是医务人员的事、自己只是消极接受者的角色转变为主动参与诊断治疗中、是疾病治疗过程中的重要一员的角色。将患者参与医疗活动过程中的责任进行宣教，如患者要提高准确的信息、完整填写健康史和调查问卷、监督医护人员工作、遵从医嘱并提问等来保证患者有效地参与。

4. 医护人员转变观念，支持患者参与

研究表明患者参与的意愿很高，相反医生对患者参与持有否定的态度，因此医务人员应转变观念支持患者的参与。医务人员要本着永远把患者安全、患者权益放在第一位的观点才能够真正欢迎患者的参与与监督。同时，鉴于治疗中患者家属的重要性，患者参与一部分是代表了患者家属的参与。医生认为存在的困难是对患者沟通缺乏时间，另外，由于治疗中的个体差异使治疗结果存在不确定性而难以沟通。

5. 转变对待不良事件的态度及处理方法

不良事件上报对提高医院安全的效果得到了专家的一致认可。不良事件上报不仅有助于通过深入分析不良事件的产生原因来避免其发生，还对其他可能发生相似事件的工作人员提出预警。但目前不良事件的报告率要远远低于发生率，其原因不仅与医务人员、科室管理人员对不良事件上报的观念没有转变有关，也与分析不良事件时主要从责任人角度来分析以及处理时主要以采取惩罚责任人的处理方法有关，而没有从系统上来找原因。在不良事件发生后，系统的原因不可忽视。口服药的机器摆药系统就是一个案例，通过使用计算机系统来摆药而将护士手工摆药的错误发生率降为零。此外，医院计算机系统的使用也大大减少了护士手抄医嘱的错误。因此，管理部门在不良事件的发生后能够从系统上找原因，更便于整个组织的进步；而各个部门担负自己的责任，更便于错误根源的解决。只有转变对待不良事件的

态度，才能使医务人员真正欢迎患者参与到自己工作每一个环节。不过，不良事件的分析与处理也要避免从一个极端走向另一个极端，个人在错误中的责任也一定要重视，惩罚也仍是纠正错误习惯的一个重要手段。另外，患者、家属等对待不良事件的态度也是决定患者参与的因素之一。现在医疗行业医患的不信任关系、暴力事件及触目惊心的医闹等问题使医护人员很难真诚地欢迎患者参与。

患者参与是保证医院质量与安全的重要方法，是我国医院第二评审周期中医院评审的一项重要内容，在医药体制改革步入深水区、公立医院改革进一步深入的形式下，患者参与医疗安全管理不仅仅是提高医疗质量，也是有效维护患者合法权益、营造和谐医院的有效举措。但在实际工作中，患者参与仍然没有被医务人员广泛认可和采纳，需要管理者采取多种方法保证患者参与到各项工作中，以实现其重要作用。

（张海英　崔婧瑶）

第七节　护理质量管理的基本方法

一、质量管理的基本工作

进行质量管理工作必须具备的一些基本条件、手段和制度，是质量管理的基础。护理质量管理也不例外。

首先，要重视质量教育，使全体人员树立"质量第一"的思想。质量管理教育包括两个方面：一是技术培训，二是质量管理的普及宣传和思想教育。通过教育要达到以下目的：①克服对质量管理认识的片面性，进一步理解质量管理的意义，树立质量管理人人有责的思想；②使每个护理人员掌握有关的质量标准、管理方法和质量管理的工具，如会看图表等；③使全体人员弄清质量管理的基本概念、方法及步骤。

除进行质量管理教育外，还要建立健全质量责任制，即将质量管理的责任明确落实到各项具体工作中，使每个护理人员都明白自己在质量管理中所负的责任、权力、具体任务和工作关系，在其位，任其责，形成质量管理的体系，并与奖惩制度联系起来。

二、质量管理的工作循环

全面质量管理保证体系运转的基本方式是以 PDCA（计划—实施—检查—处理）的科学程序进行循环管理的。它是 20 世纪 50 年代由美国质量管理专家戴明根据信息反馈原理提出的全面质量管理方法，故又称戴明循环。

（一）PDCA 循环的步骤

PDCA 循环包括质量保证系统活动必须经历的四个阶段八个步骤，其主要内容是：

1. 计划阶段（plan）

计划阶段包括制定质量方针、目标、措施和管理项目等计划活动，在这阶段主要是明确计划的目的性、必要性。这一阶段分为四个步骤：①调查分析质量现状，找出存在的问题；②分析影响质量的各种因素，查出产生质量问题的原因；③找出影响质量的主要因素；④针对主要原因，拟定对策、计划和措施，包括实施方案、预计效果、时间进度、负责部门、执行者和完成方法等内容。

2. 执行阶段（do）

执行阶段是管理循环的第五个步骤。它是按照拟定的质量目标、计划、措施具体组织实施和执行，即脚踏实地按计划规定的内容去执行的过程。

3. 检查阶段（check）

第三阶段即检查阶段，是管理循环的第六个步骤。它是把执行结果与预定的目标对比，检查拟定计划目标的执行情况。在检查阶段，应对每一项阶段性实施结果进行全面检查、衡量和考查所取得的效果，注意发现新的问题，总结成功的经验，找出失败的教训，并分析原因，以指导下一阶段的工作。

4. 处理阶段（action）

处理阶段包括第七、第八两个步骤。第七步为总结经验教训，将成功的经验加以肯定，形成标准，以便巩固和坚持，将失败的教训进行总结和整理，记录在案，以防再次发生类似事件。第八步是将不成功和遗留的问题转入下一循环中去解决。

PDCA 循环不停地运转，原有的质量问题解决了又会产生新的问题，问题不断产生而又不断解决，如此循环不止，这就是管理不断前进的过程。

（二）PDCA 循环的特点

（1）大环套小环，互相促进。整个医院是一个大的 PDCA 循环，那么护理部就是一个中心 PDCA 循环，各护理单位如病房、门诊、急诊室、手术室等又是小的 PDCA 循环。大环套小环，直至把任务落实到每一个人；反过来小环保大环，从而推动质量管理不断提高。

（2）阶梯式运行，每转动一周就提高一步。PDCA 四个阶段周而复始地运转，而每转一周都有新的内容与目标，并不是停留在一个水平上的简单重复，而是阶梯式上升，每循环一圈就要使质量水平和管理水平提高一步。PDCA 循环的关键在于"处理这个阶段"，就是总结经验，肯定成绩，纠正失误，找出差距，避免在下一循环中重复犯错。

（三）护理质量的循环管理

护理质量管理既是一个独立的质量管理系统，又是医院质量管理工作中的一个重要组成部分，因此，它是在护理系统内不同层次上的循环管理，也是医院管理大循环中的一个小循环。所以，护理质量循环管理应结合医院质量管理工作，使之能够纳入医院同步惯性运行的循环管理体系中。

我国大多数医院在护理管理中实施计划管理，即各层次管理部门有年计划、季计划、月安排、周重点，并对是否按计划达标有相应的检查制度及制约措施。

各护理单元及部门按计划有目的地实施，护理各层管理人员按计划有目的地检查达标程度，所获结果经反馈后及时修订偏差，使护理活动按要求正向运转。具体实行时可分为几个阶段。①预查：以科室为单位按计划、按质量标准和项目对存在的问题进行检查，为总查房做好准备；②总查房：护理副院长、护理部主任对各科进行检查，现场评价，下达指令；③自查：总查房后，科室根据上级指令、目标与计划和上月质量管理情况逐项分析检查，找出主要影响因素，制定下月的对策、计划、措施；④科室质量计划的实施：科室质量计划落实到组或个人，进行 PDCA 循环管理。这种动态的、循环的管理办法，就是全面管理在护理质量管理中的具体实施，对护理质量的保证起了重要作用。

（马建清　鲍　晶）

第八节　医院分级管理与护理标准类别

一、医院分级管理与医院评审的概念

（一）医院分级管理

医院分级管理是根据医院的不同功能、不同任务、不同规模和不同的技术水平、设施条件、医疗服务质量及科学管理水平等，将医院分为不同级别和等次，对不同级别和等次的医院实行标准有别、要求不同的标准化管理和目标管理。

（二）医院评审

根据医院分级管理标准，按照规定的程序和办法，对医院工作和医疗服务质量进行院外评审。经过评审的医院，达标者由审批机关发给合格证书，作为其执业的重要依据；对存在问题较多的医院令其限期改正并改期重新评审；对连续三年不申请评审或不符合评审标准的医院，一律列为"等外医院"，由卫生行政部门加强管理，并根据情况予以整顿乃至停业。

二、医院分级管理和评审的作用

（1）促进医院医德、医风建设。

（2）医院分级管理和评审制度具有宏观控制和行业管理的功能。

（3）促进医院基础质量的提高。

（4）争取改革的宽松环境，为逐步整顿医疗收费标准提供科学依据。

（5）有利于医院总体水平的提高。

（6）有利于调动各方面的积极性，共同发展和支持医疗事业，体现了大卫生观点。

（7）有利于三级医疗网的巩固和发展。

（8）有利于充分利用有限的卫生资源。

（9）有利于实施初级卫生保健。

三、医院分级管理办法

（一）医院分级和分等

我国医院分级同国际上三级医院的划分方法一致，由基层向上，逐级称为一级、二级、三级。直接为一定范围社区服务的医院是一级医院，如城市的街道医院、农村的乡中心卫生院；为多个社区服务的医院是二级医院，如农村的县医院、直辖市的区级医院；面向全省、全国服务的医院是三级医院，如省医院等。各级医院分为甲、乙、丙三等，三级医院增设特等，共三级十等。医院分等以后，可以通过竞争促使医院综合水平提高而达到较好的等次，体现应有的价值。

（二）医院评审委员会

医院评审委员会是在同级卫生行政部门领导下，独立从事医院评审的专业性组织。可分为部级、省级、地（市）级三级评审会。

部级由原卫生部组织，负责评审三级特等医院，制定与修订医院分级管理标准及实施方案，并对地方各级评审结果进行必要的抽查复核。

省级由省、自治区、直辖市卫生厅（局）组织，负责评审二、三级医院。

地（市）级由地（市）卫生局组织，负责评审一级医院。

评审委员会聘请医院管理、医学教育、临床、医技、护理和财务等有关方面有经验的专家若干人，要求其成员作风正派，清廉公道，不徇私情，身体健康，能亲自参加评审。

四、标准及标准化管理

（一）标准

标准是对需要协调统一的技术或其他事物所做的统一规定。标准是衡量事物的准则，要求从业人员共同遵守的原则或规范。标准是以科学技术和实践经验为基础，经有关方面协商同意，由公认的机构批准，以特定的形式发布的规定。因此，标准具有以下特点：①明确的目的性；②严格的科学性；③特定的对象和领域；④需运用科学的方法制定并组织实施。

（二）护理质量标准

护理质量标准是护理质量管理的基础，是护理实践的依据，是衡量整个工作单位及个人工作数量、质量的标尺和砝码。护理质量标准应是以工作项目管理要求或管理对象而分别确定的。

（三）标准化

标准化是制定和贯彻执行标准的有组织的活动过程。这种过程不是一次完结，而是不断循环螺旋式上升的，每完成一次循环，标准化水平就提高一步。标准是标准化的核心。标准化的效果有的可在短期或局部范围内体现，多数要在长期或整体范围内才能体现，已确定的标准需要经常深化，经常扩张。

（四）标准化管理

标准化管理是一种管理手段或方法。即以标准化原理为指导，把标准化贯穿管理的全过程，是以增进系统整体效能为宗旨、以提高工作质量与工作效率为根本目的的一种科学管理方法。标准化管理具有以下特征：①一切活动依据标准；②一切评价以事实为准绳。

五、综合医院分级管理标准及护理标准（原卫生部试行草案）

（一）综合医院分级管理标准

1. 范围

我国当前制定的综合医院分级管理标准（专科医院标准另订）的范围包括两个方面：一是医疗质量，尤其是基础质量；二是医疗质量的保证体系。

"标准"涉及管理、卫生人员的资历和能力、患者与卫技人员的培训和教育、规章制度、医院感染的控制、监督和评价、建筑和基础设施、安全管理、医疗活动记录（病案、报告、会议记录）和统计指标十个方面的内容。以上内容分别在各级医院的基本条件和分等标准中做了明确规定。

2. 医院分级管理标准体系及其指标系列

医院分级管理标准体系由一、二、三级综合医院的基本标准和分等标准所构成。每部分既含定性标准，又含定量标准。

（1）基本标准：基本标准是评价医院级别的标准，是最基本的要求，达不到基本标准的医院不予参加评定等次。基本标准与等次标准两者分别进行考核评定。基本标准系列由以下七个方面组成：①医院规模；②医院功能与任务；③医院管理；④医院质量；⑤医院思想政治工作和医德医风建设；⑥医院安全；⑦医院环境。

（2）分等标准：各级综合医院均被划分为甲、乙、丙三等，三级医院增设特等的标准。评审委员会依据分等标准评定医院等次，同时也将会促进医院的发展建设。分等标准中，根据一级医院的特殊性，与二、三级医院的评审范围有所不同。分等标准归类包括：①各项管理标准；②各类人员标准；③物资设备标准；④工作质量、效率标准；⑤经济效果标准；⑥卫生学管理标准；⑦信息处理标准；⑧生活服务标准；⑨医德标准；⑩技术标准。

在评审中，采取千分制计算方法评定。合格医院按所得总分评定等次。分等标准考核，甲等须达 900 分以上（含 900 分）；乙等须达 750 分至 899 分（含 750 分）；丙等在 749 分以下。三级特等医院除达到三级甲等医院的标准外，还须达到特等医院所必备的条件。

各级医院统计指标的系列项目有所区别，一级医院共 39 项，二级医院共 41 项，三级医院共 50 项。其中含反映护理方面的统计指标 7～10 项，例如：五种护理表格书写合格率、护理技术操作合格率、基础护理合格率、特护和一级护理合格率、陪护率、急救物品完好率、常规器械消毒合格率、开展责任制护理百分率、一人一针一管执行率，以及昏迷和瘫痪患者压疮发生率。

（二）护理管理标准及评审办法

护理管理标准是评审各级医院护理工作的依据，是目前全国统一执行的护理评价标准。护理管理标准以加强护理队伍建设和提高基础护理质量为重点。

1. 护理管理标准体系

护理管理标准体系中的基本标准包括五部分内容。①护理管理体制：含组织领导体制、所配备的护理干部的数量及资格、护理人员编制的结构及比例等；②规章制度：含贯彻执行1982 年卫生部颁发的医院工作制度与医院工作人员职责有关护理工作的规定，结合医院实际，认真制定和严格执行相应的制度，包括护理人员职责、疾病护理常规和护理技术操作规程、各级护理人员继续教育制度等，并要求认真执行；③医德医风：即贯彻执行综合医院分级管理标准中相应级别医院医德医风建设的要求，结合护士素质，包括仪表端庄，言行规范，患者对护理工作、服务态度的满意度达到的百分率要求；④质量管理：包括设有护理质量管理人员；有明确的质量管理目标和切实可行的达标措施；有质量标准和质控办法，定期检查、考核和评价；严格执行消毒隔离及消毒灭菌效果监测的制定；有安全管理制度及措施，防止护理差错、事故的发生；⑤护理单位管理：包括对病房、门诊（注射室、换药室）、急诊室、手术室、供应室等管理应达到布局合理，清洁与污染物品严格区分放置，基本设备齐全、适用；环境整洁、安静、舒适、安全、工作有序。

2. 分等标准

分等标准包括护理管理标准、护理技术水平及护理质量评价指标三部分。①护理管理标准：包括护理管理目标、年计划达标率的要求；设有护理工作年计划、季安排、月重点及年工作总结；有护理人员培训、进修计划，年培训率达标要求；有护理人员考核制度和技术档案，年考核合格率要求；有护理质量考评制度，定期组织考评；有护理业务学习制度，条件具备的组织护理查房；有护理工作例会制度；有护理差错、事故登记报告制度，定期分析讨论；对护理资料进行登记、统计；三级医院要求对资料动态分析与评价，并达到信息计算机管理；②技术水平：包括护理人员三基（基本知识、理论、技能）平均达标分数；掌握各科常见病、多发病的护理理论、护理常规、急救技术、抢救程序、抢救药品和抢救仪器的使用，有不同要求；掌握消毒灭菌知识、消毒隔离原则及技术操作；不同级别医院分别承担初、中、高等护理专业的临床教学任务；二、三级医院分别承担下级医院的护理业务指导、护理人员的进修、培训和讲学任务；开展护理科学研究工作、学术交流，发表论文，开展护理新业务、新技术的能力与数量要求，对不同级别医院均应达到相应标准；二、三级医院应能熟练掌握危、急、重症的监护，达到与医疗水平相适应的护理专科技术水平；③护理质量评价指标：参考以下护理质量指标及计算方法。

3. 护理质量指标及计算方法

医院分级管理中护理标准要求的质量指标共计十七项，各级医院的质量标准原则相同，指标要求有所差别。例如：五种护理表格书写合格率，一级医院≥85%，二级医院≥90%，三级医院≥95%。五种护理表格包括体温单、交班本、医嘱本、医嘱单、特护记录单，其标准是：①字迹端正，清晰，无错别字，眉栏填齐，卷面清洁，内容可靠、及时；②护理记录病情描述要点突出，简明通顺，层次分明，运用医学术语；③体温绘制点圆线直，不间断、不漏项；④医嘱抄写正确、及时，拉丁文或英文字书写规整，用药剂量、时间、途径准确，签全名。

十七项护理质量标准中，责任制护理开展病房数与陪护率对一级医院不设具体规定指标。

4. 三级特等医院标准

三级特等医院其护理管理总体水平除达到三级甲等医院标准外，要求全院护理人员中取得大专以上学历或相当大专知识水平证书者≥15%；医院护理管理或重点专科护理在国内具有学科带头作用；有独立开展国际护理学术交流的能力。

5. 护理管理标准评审办法

评审中采取标准得分与分等标准得分分别计算方法，各按100分计算。两项得分之和除以2，计入医院总分。基本标准得分必须≥85%分才可进入相应等次，<85分时在医院总分达到相应等次的基础上下降一等。

基本标准与分等标准内各项具体分值见表8-4。

表8-4 护理管理标准评分要求

项目	比重/%	分值
一、基本标准		
（一）护理管理体系	25	25
（二）规章制度	20	20
（三）医德医风	20	20
（四）质量管理	15	15
（五）护理单位管理	20	20
小计	100	100

续表

项目	比重/%	分值
二、分等标准		
（一）管理标准	25	25
（二）技术水平	25	25
（三）护理质量评价指标	50	50
小计	100	100
合计	200	200

（王　坤　刘　维）

第九节　护理质量评价

一、评价的目的与原则

（一）目的

（1）衡量工作计划是否完成，衡量工作进展的程度和达到的水平。

（2）检查工作是否按预定目标或方向进行。

（3）根据实际提供的护理数量、质量，评价护理工作需要满足患者的程度、未满足的原因及其影响因素，为管理者提高护理管理质量提供参考。

（4）通过评价工作结果肯定成绩，找出缺点和不足，并指出努力的方向。也可以通过比较，选择最佳方案来完成某项工作。

（5）检查护理人员工作中实际缺少的知识和技能，为护士继续教育提供方向和内容。

（6）促进医疗护理的质量，保障患者的权益。

（7）确保医疗设施的完善，强化医疗行政管理。

（二）原则

1. 实事求是的原则

评价应建立在事实的基础上，将实际执行情况与原定的标准和要求进行比较。这些标准必须是评价对象能够接受的，且在实际工作中可以测量的。

2. 可比性的原则

评价与对比要在双方水平、等级相同的人员中进行，制定标准应适当，标准不可过高或过低。过高的标准不是每位护士都能达到的。

二、护理质量评价的内容

（一）护理人员的评价

护士工作的任务和方式是多样化的，因此在评价时应从不同的方面去进行，如护士的积极性和创造性、完成任务所具备的知识基础、与其他人一起工作的协作能力等。对护士经常或定期地进行评价，考察护理工作绩效，为护理人员的培养、职称的评定、奖罚提供依据。

一般从人员素质、护理服务效果、护理活动过程的质量或将几项结合起来进行评价。

1. 素质评价

从政治素质、业务素质、职业素质三个方面来综合测定基本素质，从平时的医德表现及业务行为看其政治素质及职业素质；从技能表现、技术考核成绩、理论测试等项目来考核业务素质。方法可用问卷测评方式或通过反馈来获得综合资料，了解护士的基本情况，包括他们的道德修养、积极性、坚定性、首创精神、技能表现、工作态度、学识能力、工作绩效等素质条件。

2. 结果评价

结果评价是对护理人员服务结果的评价。由于很多护理服务的质量不容易确定具体目标，评价内容多为定性资料，不易确定具体的数据化标准，所以结果评价较为困难。并且在评价后，只能告诉护理人员是否达到了目标，并不能告诉他以后怎样去达到目标，因此应采用综合方法进行评价，以求获得较全面的护理人员服务质量评价结果。通过信息反馈，指导护理人员明确完成护理任务的具体要求和正确做法。

3. 护理活动过程的质量评价

这类评价的标准注重护士的实际工作做得如何，评价护理人员的各种护理活动，某医院病室对主班护士任务的执行情况进行评价。

这种评价的优点是给工作人员以具体的标准、指标，使评价对象知道如何做才是正确的，有利于护理人员素质和水平的提高。不足之处是费时间，且内容限制在具体任务范围之内，比较狭窄，对人的责任评价范围小，只能评价护理人员在具体岗位上的工作情况。

4. 综合性评价

即用几方面的标准综合起来进行评价，凡与护理人员工作结果有关的活动都可结合在内，如对期望达到的目标、行为举止、素质、所期望的工作结果和工作的具体指标等进行全面的考核与评价。

（二）临床护理质量评价

临床护理质量评价，就是衡量护理工作目标完成的程度，衡量患者得到的护理效果。临床护理质量评价的内容有以下三方面。

1. 基础质量评价

基础质量评价着重评价进行护理工作的基本条件，包括组织机构、人员素质与配备、仪器、设备与资源等。这些内容是构成护理工作质量的基本要素。具体评价以下几个方面：

（1）环境：各护理单位是否安全、清洁、整齐、舒适。

（2）护理人员的素质与配备：是否在人员配备上做出了合适的安排、人员构成是否恰当、人员素质是否符合标准等。

（3）仪器与设备：器械设备是否齐全、性能完好情况、急救物品完好率、备用无菌注射器的基数以及药品基数是否足够等。

（4）护理单元布局与设施：患者床位的安排是否合理、加床是否适当、护士站离重患者的距离有多远等。

（5）各种规章制度的制定及执行情况，有无各项工作质量标准及质量控制标准。

（6）护理质量控制组织结构：可根据医院规模，设置不同层次的质控组织，如护理部质控小组、科护长质控小组、护士长质量控制小组。

2. 环节质量评价

主要评价护理活动过程中的各个环节是否达到质量要求，其中包括以下几方面。

（1）是否应用护理程序组织临床护理活动，向患者提供身心整体护理。

（2）心理护理，健康教育开展的质量。

（3）是否准确及时地执行医嘱。

（4）病情及治疗效果的观察情况。

（5）对患者的管理如何，如患者的生活护理、医院内感染等。

（6）与后勤及医技部门的协调情况。

（7）护理报告和记录的情况。

此外，也可按三级护理标准来评价护理工作的质量。在环节质量的评价中，还常用定量评价指标来评价护理工作质量，其具体内容如下。

（1）基础护理合格率。

（2）特护、一级护理合格率。

（3）护理技术操作合格率。

（4）各种护理表格书写合格率。

（5）常规器械消毒灭菌合格率。

（6）护理管理制度落实率。

3. 终末质量评价

终末质量评价是评价护理活动的最终效果，是从患者角度评价所得到的护理效果与质量，是对每个患者最后的护理结果或成批患者的护理结果进行质量评价。终末评价的选择和制定是比较困难的，因为影响的因素比较多，有些结果不一定能说明护理的效果，如伤口愈合率与治愈率的高低不一定完全是护理的结果。根据现代医学模式，护理结果的评价应当包括患者的生理、心理、社会、精神等各个方面。

将上述三个方面相结合来进行评价，即综合评价，能够全面说明护理服务的质量。评价结果所获的信息经反馈纠正偏差，达到质量控制的目的。

三、护理质量的评价方法

（一）建立健全质量管理和评价组织

质量管理和评价要有组织保证，落实到人。

（二）加强信息管理

信息是计划和决策的依据，是质量管理的重要基础。护理质量管理要靠正确与全面的信息，因此应注意获取和应用信息，对各种信息进行集中、比较、筛选、分析，从中找出影响质量的主要的和一般的、共性的和特性的因素，再从整体出发，结合客观条件做出指令，然后进行反馈管理。

（三）采用数理统计指标进行评价

建立反映护理工作数量、质量的统计指标体系，使质量评价更具有科学性。在运用统计方法时，应注意统计资料的真实性、完整性和准确性，注意统计数据的可比性和显著性。应按照统计学的原则，正确对统计资料进行逻辑处理。

（四）常用的评价方式

常用的评价方式有同级间评价、上级评价、下级评价、服务对象评价（满意度）、随机抽样评价等。

（五）评价的时间

评价的时间既可以是定期的检查与评价，也可以是不定期的检查与评价。定期检查可按月、季度、半年或一年进行，由护理部统一组织全面检查评价。但要注意掌握重点问题、重点单位。不定期检查评价主要是各级护理管理人员、质量管理人员深入实际，随时按质量管理的标准进行检查评价。

四、临床护理服务评价程序

评价工作是复杂的活动过程，也是不断循环的活动过程。一般有如下步骤。

（一）确定质量评价标准

1. 标准要求

理想的标准和指标应详细说明所要求的行为或成果，将其存在的状况、程度和应存在的行动或成果的数量写明。制定指标的要求：①具体（数量、程度和状况）；②条件适当，具有一定的先进性和约束力；③简单明了，易于掌握；④易于评价，可以测量；⑤反映患者需求与护理实践。

2. 制定标准时要明确

①建立标准的类型；②确定标准的水平是基本水平或最高水平；③所属人员参与制定，共同确定评价要素及标准；④符合实际，可被接受。

标准是衡量事物的准则，是医疗护理实践与管理实践的经验总结，是经验与科学的结晶。只有将事实与标准比较之后，才能找出差距，评价才有说服力。

（二）收集信息

收集信息可通过建立汇报统计制度和制定质量检查制度来进行。对护理工作数量、质量的统计数字应及时准确，做好日累计、月统计工作。除通过统计汇报获得信息外，还可采用定期检查与抽查相结合的方式，将检查所收集到的信息与标准对照，获得反馈信息，计算达标程度。

（三）分析评价

应反复分析评价的过程，如分析：①评价标准是否恰当、完整，被评价者是否明确；②收集资料的方式是否正确、有效，收集的资料是否全面，能否反映实际情况；③资料与标准的比较是否客观；④所采用的标准是否一致，等等。

（四）纠正偏差

将执行结果与标准对照，分析评价过程后找出差距，对评价结果进行分析，提出改进措施，以求提高护理工作的数量与质量。

五、评价的组织工作

（一）评价组织

在我国，医院一般是在护理部的组织下设立护理质量检查组，作为常设机构或临时组织。由护理部主任（副主任）领导，各科、室护士长参加，分项（如护理技术操作、理论、临床护理、文件书写、管理质量等）或分片（如门诊、病区、手术室等）检查评价。多采用定期自查、互查互评或上级检查等方式进行。

院外评价经常由上级卫生行政部门组成，并联合各医院评价组织对医院工作进行评价。其中护理评审组负责评审护理工作质量。

（二）临床护理服务评价的注意事项

1. 标准恰当

制定的标准恰当，评价方法科学、适用。

2. 防止偏向

评价人员易产生宽容偏向，或易忽略某些远期发生的错误，或对近期发生的错误比较重视，使评价结果发生偏向，应对此加以克服。

3. 提高能力

为增进评价的准确性，需提高评价人员的能力，必要时进行培训，学习评价标准、方法，明确要注意的问题，使其树立正确的评价动机，以确保评价结果的准确性与客观性。

4. 积累资料

积累完整、准确的记录以及有关资料，既能节省时间，便于查找，又是促进评价准确性的必要条件。

5. 重视反馈

评价会议前准备要充分，会议中应解决关键问题，注意效果，以达到评价目的。评价结果应及时、正确地反馈给被评价者。

6. 加强训练

按照标准加强对护理人员的指导训练较为重要。做到平时按标准提供优质护理服务质量，检查与评价时才能获得优秀结果。

（翟世柳　蔡天蕊）

第十节　医院安全

医院安全不容忽视，是我们每个医务人员应尽的责任，不但要注重传统的消防、人身安全，而且要了解如何降低风险，如何应对各种突发性事件发生。所以我们需要熟知医院的各项安全措施，如消防设施放置位置和使用方法、各种突发事件的应急预案等。

一、消防安全

灭火器的使用方法：①粉灭火器：拉下铅封拉环→打开喷嘴→一手持喷管，另一手下压手柄→对准火源根部喷洒干粉灭火；②壁式消火栓：打开或打碎玻璃门→按下消火栓报警按钮→接上水带，接水枪→拉至火源处，一人扶水枪，一人开启水阀门→放水灭火。

火灾紧急突发事件的处理：根据火源、火势大小、危险性进行处理。日间：当班护士应及时向护士长、科护士长、护理部、医务处报告。夜间及节假日：当班的医生、护士及时向总值班报告。护理部、医务处在接到重大紧急报告后，除积极组织人力实施救护工作外，立即向分管院长报告，实施逐级上报制度。

（一）火灾撤离时

1. 火势小时

用灭火器就近水源灭火。

2. 火势大时

（1）当班护士切断氧源、电源，撤离就近易燃易爆物品、贵重仪器，打开消防通道。

（2）安抚患者及家属，切忌跳楼、乱跑。

（3）轻患者由一位护士协助或指引患者用湿毛巾捂口鼻，保持低姿势经安全通道紧急撤离，停止使用电梯；重患者由责任护士负责将患者身上引流管妥善安置好，协助家属用大单或被套作为搬运工具，运送患者。

（4）有监护仪的暂时撤除或启用蓄电池；带呼吸机者更换简易呼吸器。

（5）一位护士保护患者资料安全转移。

（二）火灾无法撤离时

（1）大火或烟雾已封锁前后出口时，应退守病房，用毛巾、被子等堵塞门缝，并泼水降温，靠墙躲避，等待营救。

（2）指挥轻患者用应急逃生绳或被单、窗帘等结成牢固的绳索，牢系在窗栏上顺绳滑至安全区域（确保安全）。

（3）轻患者由主任及护士安排工作人员带领成批撤离。重患者由责任护士负责，调动病房所有人力（包括患者家属）用大单、被套、棉被护送。

（4）有监护仪的暂时撤除；吸氧者接氧气袋；带呼吸机者更换简易呼吸器。

（5）如在夜间，值班护士指导轻患者，另一名护士与值班医生负责转移重患者。

（6）转移到广场、空地时，注意维持秩序，安慰患者，减少患者的恐惧。

注意事项如下。

（1）撤离按照先轻患者后重患者的顺序。

（2）灾情出现时，护士应做好患者及家属的安抚工作，稳定大家的情绪。

（3）避免大声呼喊，防止有毒烟雾进入呼吸道。

（4）按部署有秩序地撤离。

（5）带婴儿逃离时，可用湿布轻轻蒙在婴儿脸上，注意保持呼吸道通畅。

（6）病房如断电，主任、当班护士可以使用应急灯、手电照明引导患者撤离。

（7）离开房间，一定要随手关门，使火焰、浓烟控制在一定的范围内。

（8）科室日常准备应急逃生绳、简易防烟面具、应急灯或手电筒，放于固定位置并交班。

二、地震紧急突发事件

医护人员立即打开消防安全通道；关闭电源、气源、水源、热源。白天由科主任、病房护士长统一指挥。夜间由值班的医生、护士指导安全转移患者。

1. 轻患者

由护士指导其寻找有支撑的地方或狭小空间（如床旁墙角处或卫生间）蹲下或坐下，用枕头或软垫子保护头部。

2. 重患者

由责任护士负责，将患者身上引流管妥善安置好，迅速转移到床下，如带呼吸机患者应接简易仪器，连床推到紧挨承重墙的墙根处，远离外墙。

（1）震后组织患者有秩序从安全通道撤离，停止使用电梯。

（2）白天由科主任、病房护士长指挥。

（3）轻患者由主任及护士安排工作人员带领成批撤离。重患者由责任护士负责，调动病房所有人力用大单、被套、棉被护送。

（4）有监护仪的暂时撤除；吸氧者接氧气袋；带呼吸机者更换简易呼吸器。

（5）夜间值班护士指导轻患者，另一名护士与值班医生负责转移重患者。

（6）转移到广场、空地时，注意维持秩序，安慰患者，减少患者的恐惧。

三、医院感染暴发与预防控制

医院感染暴发事件已成为威胁患者安全、影响医疗质量和增加医疗费用的重要原因，对医院甚至社会造成重大不良影响，同时使医院感染管理面临巨大的挑战。在新的医疗形式下，医院感染管理工作必须由多部门、多类人员相互协作完成。认真研究不断出现的新问题，进一步加强各环节的管理，及时发现和控制医院感染暴发苗头，防范恶性事件的发生。

（一）医院感染暴发的概念

医院感染暴发指在医疗机构或其科室的患者中，短时间内发生 3 例以上同种同源感染病例的现象。

疑似医院感染暴发指在医疗机构或其科室的患者中，短时间内出现 3 例以上临床症候群相似、怀疑有共同感染源的感染病例；或者 3 例以上怀疑有共同感染源或感染途径的感染病例现象。

我国的医院感染以散发为主，但也常出现暴发。医院感染暴发流行的常见类型是败血症（20%），胃肠道感染（18%），皮肤感染（13%），肺炎（12%），手术切口感染（10%），肝炎（7%），泌尿道感染（5%），脑膜炎（5%），其他（10%）。不同国家和地区暴发流行的常见病原体有所区别，1984～1995 年美国发生 555 起医院感染暴发，其中细菌 71%（393），病毒 21%（117），真菌 5%（28），寄生虫 3%（15），不明 0.4%（2）。我国医院感染暴发流行微生物中，常见金黄色葡萄球菌、大肠埃希菌、铜绿假单胞菌、鼠伤寒沙门菌、克雷伯菌、结核分枝杆菌、柯萨奇病毒等。

（二）国内历次重大医院感染暴发事件回顾

1. 新生儿细菌性痢疾

事件回顾：1992 年，某医院发生一起由痢疾杆菌引起的新生儿医院感染暴发流行事件。该院 9 月共有住院、出院新生儿 214 例，其中 23 例新生儿发病，发病率为 10.74%；10 例死亡，病死率为 43.48%。23 例新生儿出现发热、拒乳，伴有不同程度的呕吐、黄疸、腹部胀气，皮肤不同部位出现出血点、四肢厥冷等症状。

事件分析：流行病学资料分析，所有病例在婴儿室有相同饮奶、饮水和洗浴史。首例病儿咽部分离到志贺氏痢疾杆菌 C 群 13 型，婴儿室奶粉中发现污染情况，加之发病集中、流行期短、病情凶险，无第 2 代病例等均提示本次流行可能为牛奶污染导致。从第一例患婴及其母亲大便中分离出流行株，考虑母亲系慢性带菌者，通过接触传给其婴儿，婴儿污染了操作台，进而污染了牛奶。因此本次暴发的传染源即为此母亲。

2. 某市妇儿医院发生医院感染事件

事件回顾：1998 年 4 月至 5 月，某市妇儿医院共计手术 292 例，发生手术切口感染 166 例，切口感染率为 56.85%，为一起严重的医院感染暴发事件，给患者带来痛苦和损害，造成重大经济损失，引起社会各界和国内外的强烈反响。

事件分析：20 份切口分泌物标本，培养出龟分枝杆菌（脓肿亚型）；医院环境和无菌物品细菌学检测合格；2% 戊二醛是杀灭龟分枝杆菌的常用消毒剂，但检测医院使用中和未启用的戊二醛，经作用半小时不能杀灭金黄色葡萄球菌、1 小时不能杀灭龟分枝杆菌，测定的戊二醛浓度为 0.137%。故得出结论本次手术切口感染的原因是由于戊二醛浓度错配，致使手术刀片污染了龟分枝杆菌。

3. 吉林省某市人民医院经输血传播艾滋病事件

事件回顾：2005 年 9 月 28 日，吉林省卫生厅接待了该省某市 1 名艾滋病患者，该患者称是在某市人民医院输血感染的。随后，省卫生厅立即进行了追踪调查。经查发现，给该患者提供手术输血的 3 名供血者中，有 1 名有偿供血者于 2005 年 10 月 20 日经省疾控中心艾滋病筛查实验室确认为艾滋病病毒感染者。该供血者曾于 2003 年 1 月至 2004 年 7 月期间在该医院中心血库有偿供血 15 次，接受其血液的受血者共有 25 人，其中 6 人于调查前死亡；18 人被确认为艾滋病病毒感染者（现已有两人死亡，16 人为艾滋病病毒携带者）；1 人艾滋病病毒抗体阴性。该供血者的两名性伴侣及其中 1 名性伴侣的丈夫也被确认为艾滋病病毒感染者。

事件分析：造成经输血传播艾滋病疫情的主要原因是该市人民医院中心血库在开展采供血工作期间，存在短间隔采血、漏检、未按试剂说明书要求检测、未进行室内质控、工作记录不规范等严重违反有关法律、法规和技术规范的行为和问题，最终导致了此次医源性艾滋病感染事件。

4. 安徽省某市市立医院恶性医疗损害事件

事件回顾：2005 年 12 月 11 日，安徽省某市市立医院眼科为 10 名患者做白内障超声乳化手术。一个原本并不十分复杂的手术，却导致 10 名患者眼部全部被感染，9 位患者眼球被迫被摘除，给患者及家属造成了极大的痛苦和伤害。

事件分析：铜绿假单胞菌是本次感染的重要病原菌。此菌对眼部有严重的危害性，可致角膜溃疡、眼内炎、全眼球炎等，甚至导致失明，在眼部感染中居首要位置。这起严重的医源性感染事件主要是由于该院医院感染管理混乱，医护人员在手术过程中没有严格执行消毒灭菌制度等所造成的。

5. 陕西省某医院发生严重医院感染事件

事件回顾：陕西省某医院新生儿科 9 名新生儿自 2008 年 9 月 3 日起相继出现发热、心率加快、肝脾肿大等临床症状，其中 8 名新生儿于 9 月 5 到 15 日间发生弥漫性血管内凝血相继死亡，1名新生儿经医院治疗好转。

事件分析：发生严重医院感染事件的新生儿科在建筑布局、工作流程、消毒隔离等方面存在明显缺陷。新生儿科建筑布局和工作流程不合理，人流与物流相互交叉；对部分新生儿使用的物品和器具采用了错误的消毒方法；医务人员没有规范地进行手卫生；用于新生儿的肝素封管液无使用时间标识等。据对部分医务人员的手、病房物体表面、新生儿使用的奶瓶和奶嘴、新生儿暖箱注水口等进行检测，发现细菌超标严重，有金黄色葡萄球菌、肺炎克雷白杆菌的明显污染。

以上医院感染暴发事件无一不触目惊心，并付出惨痛代价。通过这些医院感染暴发事件的回顾与分析，希望能警示我们树立牢固的医院感染管理意识和责任意识，将医院感染管理的细节渗透到医疗活动的每一环节，为构建和谐、平安、放心医院而护航。

（三）医院感染暴发的预防与控制

医院感染的暴发消耗医疗资源，致使日常工作的混乱，造成社会不良影响。预防是控制暴发最有力的手段，包括基本的医院感染控制措施；监测是识别暴发早期的问题，以及病例聚集的关键。一旦暴发被证实，应尽早控制传染源、切断传播途径，有效控制暴发。

1. 医院感染暴发的预防

（1）加强管理：依法加强医院感染的管理工作，包括建立和健全医院感染的管理体系，建立和健全医院感染预防的各项规章制度，按预防医院感染的要求设计医院的建筑和病室配置，加强对医护人员的教育，不断提高医院领导和医护人员预防医院感染发生的意识。

（2）加强监测：监测是医院感染暴发预防的重要的常规措施，目的在于早期发现医院感染暴发的苗头或潜在可能性，以便及时采取相应的预防措施，防止暴发的发生。医院感染监测一般包括对医院的消毒灭菌、各种医源性传播因素、各种常规预防措施的执行情况及医院感染发生率的监测。

（3）及时报告：《医院感染管理办法》对医院感染暴发的报告有具体规定。医院感染暴发是急危事件，及时报告、及时启动医院感染暴发调查和控制预案，能争取最大资源尽早控制事态的发展，最大限度地保障患者生命财产的安全。

（4）明确诊断：及时正确的诊断不仅可正确及时救治患者，而且可减少治疗的盲目性。同时对调查感染源和传播途径以及区分易感人群都起到重要作用。这就对医院感染管理专职人员及临床医护人员提出更高的要求：不断加强学习，完善各相关专业理论知识、熟练掌握各项操作规程，不断提高医院感染管理防控水平及诊治水平。

（5）落实措施：①严格分诊制度；②加强住院患者的管理，严格探视制度；③布局合理，避免因加床造成拥挤而致预防措施不到位；④健全隔离制度；⑤严格要求医务人员和探视人员洗手，配备并按要求使用快速手消毒剂；⑥认真做好无菌技术操作；⑦保持室内环境卫生和空气洁净；⑧加强临床使用一次性无菌医疗用品的购入、使用和销毁的管理。

2. 医院感染暴发的措施

（1）隔离患者：对已发生医院感染的患者需立即进行隔离，直至传染期结束方可解除隔离。

（2）检疫：已发生医院感染的相关科室应立即停止收治新患者，并做好随时和终末消毒，对接触者进行医学观察，直至超过该病的最长潜伏期为止。有条件的还可对接触者实施被动免疫，以增强其特异或非特异性抵抗力。

（3）筛查病原携带者：对许多感染性疾病而言，临床患者仅是全部感染者的冰山之巅。因此，要了解准确的感染状况，追查传染源，必须对隐性感染者和病原携带者进行筛查，筛查对象应包括患者、医院工作人员及一些常来医院陪护和探视的人员。尤其在深入的流行病学调查后仍不能找到传染来源时，更应抓紧筛查病原携带者。

（潘雯琦　闻　洋）

第九章

护理管理制度

第一节　组织体系建设

一、行政管理

1. 护理部工作制度

（1）在院长、主管院长的领导下健全护理部管理体制，实行三级管理。

（2）完成医院下达的各项任务，与医院各管理部门、临床科室之间沟通、协作，参与医院管理。

（3）拟定全院护理工作发展规划，经院长、主管院长审批后组织落实。制定年度计划、月计划、按阶段评估总结。

（4）负责全院护士的聘任、培训、岗位调配、奖惩、资质认证等事宜，负责护士长的评聘管理，参与护理职称评审工作。

（5）负责拟定和组织完善修改护理管理制度、各级护理人员岗位职责、护理常规。

（6）建立并逐步完善护理人员的培训体系和考核评价标准，提升各级护理人员的综合素质。负责全院护士继续教育的管理工作，包括计划、组织实施、考核评估及学分认证。

（7）负责全院的护理质量安全管理，包括质量评价标准的制定与修改、组织进行护理质量安全检查、检查结果的评价分析及反馈，提高全院整体的护理质量水平。

（8）领导并支持护理各专业委员会的工作。

（9）护理部负责全院护理教学工作的实施、协调、教学资料存档、带教资质认证。

（10）负责全院的护理科研管理工作，包括科研档案的管理，科研能力的培训，组织各类学术活动，定期组织论文的审阅并推荐参加相应的会议和投稿相关期刊，鼓励优秀论文参加国内国际会议的交流。

（11）负责全院护理信息的报道，包括对外的宣传、院内外信息的上传下达、护理相关数据的审核等。

（12）贯彻落实"三重一大"制度管理要求，建立护理部重大事件、决策监督管理机制，执行并记录。

护理组织管理体系：实行三级管理制度，组织架构图如图9-1所示。

2. 护理会议制度

（1）护理部主任、科护士长、护士长按三级管理组织召集护理管理会议，各级人员应主动参与相关会议并遵守会议纪律。

（2）组织者围绕护理管理工作设定会议主题、时间、地点、议程，并做好会议准备。

（3）会议纪要设专人记录，经审阅后签发。

（4）会议决议涉及人员认真执行，护理部负责督查落实情况。

（5）严格考勤纪律，认真做好会议记录，科护士长/护士长应及时查收会议纪要，并依据会议纪要的内容准确地向管辖区域的护士长/护士传达，科室/病区按规定时间对需反馈的内容及时反馈。

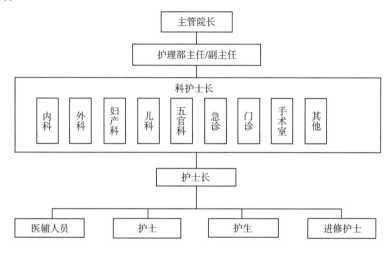

图 9-1 护理组织架构图

3. 护理部与相关科室及职能部门联席会议制度

（1）组建联席会议是为了协调好护理部与职能部门之间的工作，保障信息畅通而提供的交流平台，对医院涉及护理与其他部门之间问题共同商议、决策、实施。

（2）由护理部牵头组织召开，问题涉及相关部门成员参加，必要时邀请有关部门负责人参加。

（3）需要医院内其他部门协助支持的工作，会上征求其意见，进行部署、协调。

（4）针对医院护理工作中的重大、重点、难点问题进行专题讨论，商议解决方案。涉及重大事项或部门之间协调解决不了的事宜，要及时按程序向分管领导请示汇报，不得延误。

（5）每次会议需由护理部指定专人进行记录，及时完成会议纪要发送至所有参会成员及相关部门。

4. 护理规章制度、制度修订

（1）护理规章制度包括护理制度、职责、规定、操作规范、疾病护理常规等与护理工作相关的所有文件。

（2）护理规章制度修订实行护理部、科室、病区三级负责制，每一层级规章制度不得与上一层级规章制度矛盾。

（3）护理规章制度应根据国家及医院的相关规定，结合临床实际工作制定，当发生变化时及时修订。

（4）护理制度、操作常规变的重大更要与医疗管理职能部门做好协调，保持医疗护理一致性，并向全院通报。

（5）定期修订、审核护理规章制度，并注明修订日期。

5. 护理部工作报告制度

（1）护士长、科护士长定期对各病区、科室护理工作进行归纳总结并及时上报动态信息，为护理部了解和掌握各临床科室的护理管理工作情况提供依据。

（2）报表由护士长、科护士长逐级完成，按医院工作报告栏目要求如实填写，数据准确，能反映工作动态。

（3）护理部按医院管理报告要求汇总后，上报医院主管领导。

二、委员会工作管理

1. 护理管理委员会工作制度

（1）护理管理委员会是护理部领导下的三级护理管理组织，负责督导临床具体落实护理部各项护理管理工作。如护理质量管理委员会、护理专科管理委员会、护理教学管理委员会、护理科研管理委员会等。

（2）构建"全员参与护理质量管理模式"，通过护理质量管理委员会下设各护理管理组和专业小组，鼓励与吸纳护士参与临床护理管理及决策。

（3）根据护理部发展战略目标制订各管理组、专业组发展战略目标及年度工作计划，并有效实施。

（4）负责制定、修订相关规章制度、管理要求及考核评价标准，将护理新理念、规范及工作的关键点、薄弱点、风险点纳入护理管理重点，运用管理工具持续改进护理质量。

（5）负责三级护理质量及护理安全培训。

（6）定期组织临床督导，并召开护理管理委员会工作会议，总结检查中存在的问题，分析原因，提出改进方案，推进临床护理工作的持续改进。

2. 护理管理委员会职责

（1）在护理部主任的领导下开展工作，负责医院护理工作的全面监督与管理。

（2）负责全院护理制度的审核工作，根据实际需要定期讨论、完善护理管理制度。

（3）制定护士人力资源管理工作制度，建立全院护士档案资料库，负责护士的岗位设置、岗位培训及动态管理工作，提出护理人员晋升、培养和奖罚的建议。由各病区护士长按能级管理原则负责实施与考评，护理管理委员会负责监督并完善。

（4）讨论制定和不断完善护士分层管理制度，根据护士的学历、年资、职称及工作能力等对护士进行全面评价，并负责对具体执行情况进行监督和管理。

（5）建立全院护士绩效考核评价标准，由各病区具体细化实施。

（6）定期与临床护理人员及科室护士长沟通、交流，及时发现护理工作流程的不足。对出现的问题进行整理、讨论并及时做出优化，同时做好后续跟踪工作。

（7）利用信息系统实现护理质量科学化管理，为持续质量改进、合理配置护理人力和绩效考核提供依据。

3. 护理质量管理委员会职责

（1）在护理部领导下开展工作，建立医院护理质量管理体系，负责医院护理质量和安全的全面监督、控制与管理。

（2）依据有关政策法规，负责讨论制定和不断完善护理质量管理规章制度、护理技术操作规程、护理工作质量标准及护理质量考核评价标准等，建立质量可追溯机制。

（3）负责修改和完善医院护理质量管理方案和护理质量持续改进方案；负责检查各级质控部门落实护理质量管理的执行情况。

（4）按护理质量标准及考核要求，对护理质量实施检查，量化考核结果，对检查结果及时分析、评价、反馈，并提出整改措施，落实整改，体现护理质量的持续改进。

（5）针对临床护理质量存在的问题进行汇总、分析讨论，制订整改措施并通报，以促进护理质量的持续改进与提高。

（6）实行质量改进例会制度，研究、讨论和解决有关护理质量方面的管理问题并提出应对措施，定期传达和反馈质量管理信息。

（7）对全院护理安全实施监控，对护理不良事件、护理缺陷进行分析，及时发现和提出护理工作流程中的不足，提出整改意见，并向护理部提交讨论与处理结果，以保证护理安全的相关制度和措施落实。

（8）开展全院护理质量与安全教育，提高护理人员的安全意识，对全院护理质量实行目标责任制，并将责任落实到科室和个人。

4. 护理教学管理委员会职责

（1）在护理部主任的领导下开展工作，负责医院护理教育培训工作的全面监督与管理。

（2）负责全院护理理论及技能的培训工作，完善护理教育培训制度及护理技能操作标准。

（3）建立、健全临床护理带教教师资格认定标准和体系。

（4）负责组织制定全院护理人员的基础知识、基本理论、基本技能（三基）培训，组织制定医院护士的岗前培训、护士毕业后三年的规范化培训、特殊岗位专业护士核心能力培训计划，制定培训方案，组织实施，并监督执行。

（5）组织安排护理专业实习生（大专、本科、研究生）、护理进修人员的临床带教工作。

（6）组织优秀带教老师、优秀科研论文等评奖工作。

（7）组织护理竞赛评比，表彰先进，树立典型，不断增强护理团队的凝聚力和工作热情。

（8）申办各级继续教育项目。

5. 护理专科管理委员会职责

（1）在护理部主任的领导下开展工作，负责医院各专业组及专科护士工作的全面监督与管理。

（2）负责组织修订、完善各专科相关的规章制度及操作流程。

（3）负责制定护理专科会诊制度及流程。

（4）负责组织全院护士进行各类护理专科相关的理论及技能培训。

（5）负责制定专科护士的培养计划，实施专科护士的培训及考核工作。

（6）负责专科基地学员的组织、培训和管理工作。

三、优质护理服务管理

（1）围绕医院护理理念，落实优质护理服务方案。

（2）逐渐完善优质护理保障体系。

（3）实行责任制整体护理，责任护士对患者进行全面、全程、连续的护理服务。

（4）合理设置护理岗位，执行弹性排班制度。

（5）拓展护理专业内涵，开展项目化管理。

（6）开展多种形式的延伸护理服务。

（7）完善监督检查机制，制定优质护理评价标准，开展阶段性评价。

（8）定期开展患者、护士及医生的满意度调查。

（9）护理部根据科室及个人落实优质护理服务工作情况，树立典型并推选其参加各级优质护理服务先进的评选。

（10）落实优质护理绩效考核方案，体现护士劳动强度、岗位风险及技术含量等。

四、质量管理

1. 护理质量安全管理制度

（1）加强全院护理人员的医德医风教育，建立健全各项规章制度，增强法律意识。

（2）明确岗位职责及工作标准，并根据情况及时加以调整和补充，实行规范化、标准化管理。

（3）加强对全院护理人员的业务培训，制定明确的继续教育培训计划，并执行严格的督导制度。

（4）建立健全督查制度，应用质量评价标准进行全院的质控，及时反馈检查结果；定期督导落实情况，及时发现和解决临床工作中存在的问题，提出改进措施。

（5）建立通畅的沟通、投诉渠道，护理部定期进行满意度调查，及时调整工作，改进不足，力争零投诉。

（6）检查时发现工作中有违规、违纪不符合标准时，按规定扣除质量安全分值或积分，特殊情况提交护理管理委员会讨论。

（7）对护理质量检查中普遍存在或需要警示的问题须在护士长会上进行案例分析，提出防范及改进措施。

（8）对纠纷或投诉类的问题处理按医院相关制度，分析原因，确定问题，制定措施，提交全体护士长会公布。

（9）加强对患者安全管理的评估，采取措施，消除安全隐患；告知患者及家属，做好自我管理，确保患者安全。

2. 护理质量管理工作制度

（1）护理部主任、科护士长、护理部质控护士长组成的护理质量管理委员会负责全院《护理质量考核评价标准》的制订和督导检查。

（2）临床科室由科护士长、护士长、护理骨干组建科室护理质量管理小组，全面落实各级护理质量管理。

1）质量控制小组是护理部设立的质量检查机构，由护理部工作人员及护士长组成，主要负责全院护理工作质量的检查、督导工作。

2）制定和完善与护理质量有关的各项制度、考核标准、疾病护理常规、各级护理人员岗位职责和护理质量标准，制定质控计划及临床护理工作考核内容并实施检查和考核。

3）定期对全院进行护理质量检查，分析并量化考核结果，在护士长会上反馈质控结果，指出在检查中发现的问题，并制定改进措施。

4）参与临床科室护理质量问题的讨论、分析，提出改进措施，负责质量监控。

5）各级护理质量管理人员应经常深入临床了解情况，准确、完整地保留与质量及质量管理有关的各种原始记录。

（3）定期进行质量分析反馈，突出问题，进行质量跟踪。

（4）不良事件案例在会议上进行分析和讨论，提出持续改进措施。

3. 护理质量持续改进工作制度

（1）强化三级护理管理体系，落实各级护理管理者的岗位责任制，护理管理者应针对护理工作中潜在的、安全隐患或已发生的有关护理服务、安全、质量等方面问题，进行护理质量缺陷持续改进。

（2）护理部、科护士长、护士长应按照护理质量相关规定，定期对所管辖病区的护理服务、安全质量等工作进行指导及监督检查，做到有记录、有反馈。按照三级护理管理体系持续改进要求，对本单元存在问题进行持续改进并记录。

（3）病区在制定整改措施后积极进行整改，按时完成自查。

（4）各层级根据护理质量问题的性质进行追踪、评价和记录。

（5）定期对护理安全事件进行汇总、分析，督导落实和培训。严重不良事件及时召开会议通报警示。

（6）每年度统计质量安全持续改进工作的项目。

（高翠华　金玉婷）

第二节　人力资源管理

一、人力资源

1. 准入与注册

（1）由医院人力资源部门、护理部共同制定护理人力资源发展规划和年度计划，包括招聘、培训、评聘、职业发展等方面，做好人才发展的长期规划和持续发展。

（2）护理部建立人力资源档案，动态掌控全院各病区的人力资源配置情况，在全院范围动态调配人力。

（3）护理人员从事临床护理工作，必须按《中华中民共和国护士条例》《护士执业注册管理办法》的要求取得中华人民共和国护士执业证书，并完成注册。

（4）完善人才退出机制，做好人才发展的长期规划和持续发展。

2. 培训与考核

（1）新护士上岗前须经过医院、护理部及科室新护士岗前培训及考核，考核通过者方可上岗。建立新护士规范化培训制度，并按计划完成培训及考核。

（2）特殊岗位护士（如急诊科、监护室、手术室等）应通过科室专业培训考核方可独立工作。

（3）健全护理教育管理组织架构，完善继续教育管理制度，积极组织各级护理人员培训，统筹安排并督导各科室、病区完成规定的继续教育内容。

（4）结合临床工作开展多种形式的人才评估，做好护士职业定向发展和专科护士培养，不断挖掘护理人才并开展针对性的培训，使护士专业水平不断提升。

（5）护理部、科室、病区定期对护理人员进行能级评定及绩效考核，做到合理配置人力、同工同酬。

3. 员工发展

（1）鼓励并支持护理人员参加学术活动、发表文章，参与各类科研、教学活动，定期开展院内学术活动，支持开展新技术、新项目。

（2）建立合理的休假制度，确保护士享有法定节假日、病假、婚假、产假、丧假、工伤假等休假权利。

二、人员配置

1. 配置依据

依据《三级综合医院评审标准实施细则（2022 年版）》和《全国护理事业发展规划（2021—2025 年)》要求，护士人力应根据医院功能定位、服务半径、床位规模、临床工作量等科学合理配置。其中，到 2025 年，三级综合医院、部分三级专科医院全院护士总数与实际开放床位比达到 0.85：1，病区护士总数与实际开放床位比达到 0.65：1。

2. 配置原则

按照岗位要求和科室具体护理工作内容、工作量合理配置。

（1）护理管理岗位的人员应当具有临床护理岗位的工作经验，具备护理管理知识和能力；通过公开竞聘，选拔符合条件的护士从事护理管理岗位的工作。

（2）临床护理岗位的人员配置应当按照临床护理岗位的分类、要求并结合工作量、技术难度、专业要求、工作风险等要素，合理、动态地配置相应资质的护理人员。

3. 具体要求

（1）病区护理人员配备原则应符合国家卫生主管部门的要求。

1）普通病区：病房护理人员与实际床位比≥0.4：1；床位使用率≥93% 时，病房护理人员与实际床位比不低于 0.5：1；床位使用率≥96%、平均住院日小于 10 天时，病房护理人员与实际床位比不低于 0.6：1；各病区在以上原则的基础上，根据收住患者特点、护理等级比例、床位使用率、患者平均住院日等，按护理人员弹性调配制度进行人员调配，适当地增加护士配比，满足患者需求，确保医疗安全。

2）综合 ICU：护理人员与实际床位比不低于（2.5～3）：1，护士长应具备中级以上专业技术职称；其他监护室参照综合 ICU，根据患者病情及重危患者的数量适当增减护理人员，儿科 ICU 护理人员与实际床位比不低于 1.5：1。

（2）门诊、急诊、手术室、血液透析等部门的人员配置应当根据门（急）诊量、治疗量、手术量、血液透析患者数量等因素合理配置护理人员。

1）急诊科应根据每日就诊人次、病种、急诊科医疗和教学功能等配备护理人员，确保急诊患者的医疗护理安全和质量；护理人员以护师以上职称为主体（在岗≥70%）；固定的急诊护理人员不少于在岗护理人员的75%；护士长应具备主管护师以上职称和5年以上急诊临床护理工作经验。

2）手术室护士与手术间比不低于3：1；工作经历2年以内护理人员数占比≤20%；护士长具备主管护师及以上专业技术职称、5年及以上手术室工作经验。

3）依据血液透析质量控制管理规范及血液净化标准操作规程等相关规定，血液净化室（中心）应当配备具有血液净化从业资质的护士长和护士，护士配备应根据透析机和患者的数量及透析布局等合理安排，每个护士每班次最多负责5台透析机的操作及观察。

（3）各科室根据工作特点、护理工作量、护理人员能级等要素科学排班，合理弹性调配使用护理人员。在护理工作量较大的时间段和科室，适当增加护士数量，保障护理工作规范、患者安全。

（4）全院适当配备机动护理人员，制定护理队伍紧急调配预案，建立机动护士人力资源库，以补充临床护理人员临时性短缺，应对突发事件以及特殊阶段临床护理的紧急需要。

三、人员调配

1. 人员调配制度

（1）护理部整合全院护理人力资源，建立人力资源档案，及时更新。

（2）护理人员需经过培训、考核具有相应岗位胜任力，以便于岗位调配，应对临床临时人力短缺现象。

（3）护理部建立科学的护理工作量评价体系，根据科室工作性质、岗位需求、床位使用情况等客观指标评价各病区的护理工作量，对全院护士进行动态管理，实施弹性调整。

（4）科护士长负责本科室护士人力调配，如出现短期工作量增加、人员临时短缺严重、且科室内弹性调配不能满足需求时，科护士长应及时将科室人力及护理工作量动态变化向护理部汇报，申请护理部协调解决。

（5）护士长负责本病区护士人力调配，如出现短期工作量增加、人员临时短缺严重、病区内弹性调配不能满足需求时，护士长应及时将护士在岗情况及护理工作量动态变化向科护士长汇报，由科护士长在本科室内调配。

（6）如有突发公共卫生事件等紧急情况时，护理部按《紧急情况下护理人力资源调配制度》对护理人员进行调配，科护士长、护士长须配合护理部完成调配工作。

2. 护理排班制度

（1）各病区按照责任制整体护理模式，以患者需求为中心，在满足临床护理工作的基础上，结合护理人员意愿，合理安排班次。

（2）各班护理人员配置结构合理，按照层级和能力配置排班，保证患者护理质量与安全。

（3）排好的班次，原则上不进行更改，特殊情况由护士长安排同级护士调换。

（4）护士长根据病区工作规律、患者病情及数量的动态变化，合理安排各班护理人员，实行弹性排班。

（5）各科室需设置备班，要求备班人员24小时保持手机通讯通畅，接到通知后必须及时到达现场。

（6）无护士执业资格护士不能独立值班，包括独立分管患者和节假日、夜班等。

（7）遇突发事件如重大抢救事件、突发公共卫生事件需增加人力时，病区逐级上报，由科室、护理部统一进行护理人员调配。

3. 紧急情况下护理人员调配制度

（1）为保证紧急情况下迅速调配护理人员，有效应对突发事件，确保临床工作高效、安全、有序的开展，护理部应建立紧急情况下护理人力资源调配制度。

（2）建立以主管院长为领导，护理部主任为组长，科护士长、护士长为成员的护理人力应急调配领导小组；各科室及病区分别成立应急护理小组。

（3）护理部、科室应有计划、有组织、系统地对应急护理小组成员进行业务培训，提高小组成员思想认识、专科理论知识、实践技能及应急反应能力。

（4）遇有突发事件，护理部需根据上级要求集结护理人力应急调配领导小组，统一指挥，对护理人力资源进行调配，各临床科室应急护理小组人员应给予全力配合。

（5）应急护理小组成员需保持通讯畅通，接到紧急调派通知后，应根据指令及时到岗，不得耽搁、推诿。

（6）凡接到紧急事件通知不能及时到岗者或不服从调配者，视情节严重程度按医院或国家相关法规给予相应处理。

（7）护理部按照紧急状态的持续时间和发展进程动态调配，及时分析总结，按需调整参与应急人员，并将所有应急过程记录在案。

四、岗位管理

1. 护士岗位管理制度

（1）根据《卫生部关于实施医院护士岗位管理的指导意见》及《全国护理事业发展规划（2021—2025 年）》，以改革护理服务模式为基础、以建立岗位管理制度为核心、以促进护士队伍健康发展为目标，建立医院护理岗位管理制度。科学设置护理岗位，根据岗位需求，对护士的人力配置、绩效考核、职称晋升、岗位培训等实施科学管理，充分调动护士积极性。

（2）护士岗位管理包括岗位设置、岗位人力配置、岗位培训、岗位绩效考核与分配以及相应的保障机制。

（3）护理部根据医院及科室需求设定相应护理岗位，主要分为护理管理岗位、临床护理岗位及其他护理岗位。各护理岗位需有明确的岗位职责和工作标准，且需根据岗位职责、工作性质、工作任务、责任风险及技术难度明确各护理岗位的任职条件。

（4）护理管理岗位指从事医院护理管理工作的岗位，包括护理部主任、副主任、护理干事及护士长。临床护理岗位指为患者提供直接护理服务的岗位，包括病区、门诊及医技科室的各护理岗位。其他护理岗位指间接为患者提供服务的岗位，包括供应室、医院感染管理科等。临床一线护理人员应当占全院护士总数的 95% 以上。

（5）护士的年资、职称、学历、专业技术职称、技术水平等应与岗位的任职条件相匹配。

（6）护理部根据各病区护理工作量合理配置人力，科室结合各岗位的工作量、技术难度、专业要求和工作风险合理配置护士，动态调整以保证护理质量和患者安全。

（7）以岗位职责为基础、日常工作表现为重点，结合工作业绩、职业道德、业务水平，并以工作质量、数量、技术水平及患者满意度等方面为主要考核依据，建立并实施护士定期考核制度。考核结果与护士的薪酬分配、收入、职称评聘、职务晋升、奖励评优等挂钩，体现同工同酬、多劳多得、优绩优酬。

（8）根据医院护士的实际业务水平、岗位工作需要以及职业生涯发展，建立并完善护士岗位培训制度，制订、实施本医院护士在职培训计划，加强护士的继续教育，包括新护士、专科护理及护理管理培训。以岗位需求为导向、岗位胜任力为核心，定期对相应岗位护理人员进行培训，突出专业内涵，注重实践能力，提高人文素养，以适应临床护理发展的需要。

2. 护士分层管理制度

（1）根据《卫生部关于实施医院护士岗位管理的指导意见》及《全国护理事业发展规划（2021—2025年）》，各医院在改革临床护理模式、落实责任制整体护理的基础上，以实施护士岗位管理为切入点，从护理岗位设置、护士配置、绩效考核、职称晋升、岗位培训等方面制定和完善制度框架，建立和完善能调动护士积极性，激励护士服务临床一线，有利于护理职业生涯发展的岗位制度安排，护理部应建立体现"能级对应"的符合护理工作特点的护士分层及管理制度。

（2）护理部制定护士分层划分原则，建立健全护士层级培训方案、晋升标准并组织实施。

（3）护理部根据护士分层标准和各岗位实际情况，制定各层级护士工作岗位职责。通过临床护士分层管理、全面落实责任制整体护理，充分发挥不同层级护士的作用。

（4）护理部、科室、病区三个层面制订护士层级培训计划，实施培训计划并对培训进行效果评价，定期督导各科室护士分层培训计划落实情况，分析反馈存在的问题，提出改进措施，评价改进效果。

（5）临床科室依据护士分层划分原则，结合专业工作特点、护士工作能力、技术水平、工作年限、职称和学历等综合能力评定护士层级。层级评定主要权重指标为护士临床实际工作能力。

（6）病区合理安排不同层级护士的岗位，护士所在岗位与其级别相匹配，体现能岗对应的原则，并与薪酬分配原则挂钩。

（7）各层级护士应熟悉所属层级的工作职责、能力要求及准入岗位的岗位职责，并在相应岗位上履行责任，同时完成相应层级的培训内容。

3. 护士执业管理制度

（1）护理部负责全院护士执业管理工作。未经执业注册取得《护士执业证书》者，不得从事诊疗技术规范规定的护理工作。

（2）护理人员需通过医院人力资源部门、护理部组织的面试与考核，且体检符合国家卫生主管部门规定的健康标准，具有完全民事行为能力，并通过医院组织的岗前培训，考核合格后方可进入临床工作。

（3）在岗护士注册必须在有效期内，并按规定参加复注册。在护士执业注册有效期届满前30天向当地卫生主管部门申请延续注册。中断护理执业活动超过3年，重新申请注册的，应提交申请执业注册的相关资料，以及在省、自治区、直辖市人民政府卫生行政部门规定的教学、综合医院接受 3 个月临床护理培训并考核合格的证明。

（4）调入护士须持有在注册有效期内的护士执业证书并按规定办理执业地点变更。

（5）护理进修人员必须具有护士执业资格，来医院进修学习需持有在注册有效期内的执业资格证书。

4. 未注册护士管理制度

（1）严格执行《护士条例》规定，没有取得护士执业资格的未注册护士及实习护生，不能独立从事护理工作。

（2）新毕业/未取得执业证书护士上岗前，须接受护理部组织的岗前培训。

（3）各科室认真落实未注册护士临床带教计划，注重培养受伤观念，加强护理技能、理论与实践相结合能力的培养，并做好记录。

（4）护士长负责监督及考核未注册护士的工作，进行阶段性考核、评价并备案，合理安排新护士轮转岗位，专人带教。

（5）未注册护士须在上级注册护士的指导下从事护理工作，不得独立从事诊疗技术规范规定的护理活动，不得独立值班，不得独立签各种给药和有创治疗等执行单。

（6）未注册护士书写的护理记录，必须由上级注册护士审阅并签字。

（7）新毕业/未取得执业证书护士培训期间发生考核不达标、不能胜任本岗位、出现差错事故者视情节轻重，按医院规定给予延迟转正、解除聘任等。

（8）护理部对未注册护士的带教工作进行定期检查监督及反馈。

五、岗位聘任

1. 护理人员聘用制度

（1）护理人员招聘工作由医院人力资源部门、护理部、科室等部门共同进行。

（2）聘用原则。

1）坚持标准、保证质量、全面考核、公正评价、平等竞争、双向选择、择优聘任。

2）坚持按需设岗、按岗计酬、同工同酬。

（3）聘用职位基本要求。

1）具有完全民事能力，在中等职业学校、高等学校完成国家教育主管部门和国家卫生主管部门规定的普通全日制 3 年以上护理专业课程，在三级教学、综合医院完成 8 个月以上临床护理实习，取得相应学历证书。

2）应届毕业生护士执业资格考试合格，非应届护理专业毕业生须持有护士执业资格证书。

3）三级医院原则上聘用大专及以上学历护士。

4）热爱护理事业，具备较高的个人修养和专业素质。

5）身心健康，仪表形象好，沟通能力强。

（4）护理人员的聘用管理。

1）除满足聘用职位基本要求外，护理人员的聘用还需满足医院要求，如英语水平、科研能力等其他条件。

2）通过医院人力资源部门组织的面试、护理部组织的考试（理论、技术操作）且体检合格者，方可签署聘用合同。

3）新聘护理人员应及时完成执业注册或注册地点的变更。

4）护理部负责建立新聘护理人员培训考评档案，指导和监督科室对新聘护理人员实施培训与考评。

5）新聘护理人员所在科室负责具体业务和行政管理，并分别在试用期满、转正定级时完成聘用人员的综合考评。

（5）解除聘用合同的条件，参照医院人力资源部门相关管理规定执行。

2. 护士长任免管理制度

（1）凡符合竞聘条件（工作年限、学历要求、职称要求、选择标准等）的护士均可自愿报名参加竞聘，填写护士长竞聘申请表。

（2）医院人力资源部门与护理部根据制订的相应流程进行资格审核与筛选。

（3）由医院/护理部领导、科主任、科护士长、科室护士对竞聘者的综合能力进行评价，按择优录用原则确定人选，并根据医院相关规定聘任。

（4）符合以下情况者则免除护士长职务：护士长自愿提出免职申请；人员调动、退休等原因；护士长任职期间综合考评不达标或出现严重违纪现象。

六、绩效管理

1. 绩效管理制度

（1）绩效管理目的根据稳定、激励、公平、效益原则，科学构建各病区及护理岗位绩效考评制度，确保高技术、高风险和高工作量的岗位获得高报酬，提高护理质量，稳定及激励护理队伍，体现业绩与报酬之间的公平性。

（2）护理绩效分配原则。

1）依据全院各护理岗位的专业工作内涵、技术难度、风险程度、工作量、工作质量，以及责任权利统一的原则，统筹建立并合理划分全院护理工作的绩效分配原则。

2）建立优先临床的激励机制，实现不同聘任方式护士间同工同酬及多劳多得、优劳优酬的分配机制，充分调动护士积极性，稳定临床一线护士队伍。

（3）护理部、科室、病区对护士全面落实绩效管理，利用科学的方法建立有效的绩效考核方案，并与护士的奖金、评优、晋升等挂钩。

（4）护理部负责对全院病区定期进行绩效考核，包括护理质量、护理工作量、工作性质、岗位风险及护理教学、科研工作等。

（5）护理部负责对全院护士长定期进行绩效考核，制定护士长绩效考核方案，考核内容包括护理部安排的各项管理工作落实情况、科室护理质量和患者安全、患者满意度、参与院内质控工作完成情况、劳动纪律等，护理部定期下发考核结果。

（6）各科室和病区定期对护士进行绩效考核，依据护理部绩效考核原则制定护士绩效考核方案，体现多劳多得、优劳优酬的原则。

（7）年终考核按德、能、绩、勤、廉等方面进行自评，各科室进行综合评估，按要求评出等级。

2. 护理人员评优制度

（1）护理部每年秉承客观、公平、公正的原则评选并表彰在本职岗位做出突出贡献的护理人员。

（2）建立优秀护理人员（含护士、护士长）评价体系，包括评优的项目、标准、流程、奖励方法，并作为制度予以贯彻。

（3）评优范围应覆盖全院所有科室、病区。

（4）评优标准涵盖职业道德、临床工作、教学、科研等方面，评优人员要起到模范及标杆作用。

（5）评优的标准和流程要公开透明，引导护士积极进取，争创评优。

（6）科室严格按护理部制订的评选标准产生优秀护士，并将名单上报护理部，由护理部审批。

（7）医院对评优人员给予奖励。

七、护理员管理

1. 护理员录用

（1）护理部对护理员录用有指导及监管职责。

（2）相关职能部门与承包此项业务的机构密切沟通，对录用人员规定、程序、档案管理实施监管。

（3）护理员工作状况、科室及患方反馈的意见及时与该机构交流，妥善解决问题。

2. 护理员培训

（1）护理员正式上岗前经过规范的岗前培训。

（2）上岗后各病区护士长根据本病区患者的特点，对护理员进行培训；护理部、感控处、保卫处等科室每年对护理员进行培训；持证上岗的护理员培训情况上报给护理部；护理部应按照当地卫生主管部门的要求，定期对培训情况进行评估。

3. 护理员人员管理

（1）护士长根据病区的实际情况，安排护理员的工作时间；护理员应遵守医院及聘用机构的规章制度，并根据其工作职责工作；护理员不得从事工作职责以外的其他工作。

（2）若病区因为各种原因需要增加或减少护理员时，需由病区护士长向护理部递交申请；护理部协调护理员派出机构予以落实。对不能胜任其工作的护理员及时反馈给护理员派出机构，重新派遣。

（3）护理员考勤与请假管理护理员的考勤与请假由各病区护士长及护理员派出机构共同负责。

4. 护理员质量监督管理

（1）护理部负责监管护理员派出机构的工作质量，定期到科室进行现场检查，发现问题及时督导改进。

（2）各病区护士长直接对护理员的工作情况进行监管。

（3）护理部定期向全院护士长发放病区对护理员工作满意度调查问卷并向聘用机构反馈。

（刘明月　王　梅）

第三节 临床护理管理

一、常规制度

1. 分级护理制度

分级护理是指患者在住院期间，医护人员根据患者病情和（或）自理能力进行评定而确定的护理级别。分为特级护理、一级护理、二级护理、三级护理 4 个级别。在住院患者一览表及床头卡上采用不同颜色标识，特级护理用紫色；一级护理用红色；二级护理用黄色；三级护理可不做标识。

（1）特级护理。

1）分级依据。

具备以下情况之一的患者，可以确定为特级护理：

A. 维持生命，实施抢救性治疗的重症监护患者。

B. 病情危重，随时可能发生病情变化需要进行监护、抢救的患者。

C. 各种复杂或者大手术后、严重创伤或大面积烧伤的患者。

2）护理要求。

A. 严密观察患者病情变化，监测生命体征，发现病情变化及时报告医生并积极协助处理。

B. 根据医嘱，正确实施治疗、给药措施、准确测量出入量。

C. 实施安全措施，预防各种护理并发症。

D. 根据患者病情，完成基础护理和专科护理：

a. 做好口腔护理、压疮护理、气道护理及管路护理等，保持床单位整洁、患者清洁、舒适与安全。

b. 协助禁食患者进食/水或注入鼻饲饮食。

c. 协助卧床患者翻身及叩背，促进有效咳嗽、床上移动等，保持患者功能体位及卧位舒适。

E. 了解患者心理需求，提供相关的心理与健康指导。

F. 严格实施危重患者床旁交接班。

（2）一级护理。

1）分级依据。

具备以下情况之一的患者，可以确定为一级护理：

A. 病情趋向稳定的重症患者。

B. 病情不稳定或随时可能发生变化的患者。

C. 手术后或者治疗期间需要严格卧床的患者。

D. 自理能力重度依赖的患者。

2）护理要求。

A. 每 1 小时巡视患者，观察患者病情变化。

B. 根据患者病情，测量生命体征。

C. 根据医嘱，正确实施治疗、给药措施。

D. 根据患者病情及生活自理能力，正确实施基础护理和专科护理：

a. 做好口腔护理、压疮护理、气道护理及管路护理等，保持床单位整洁、患者清洁、舒适与安全。

b. 协助非禁食患者进食/水或注入鼻饲饮食；

c. 协助卧床患者翻身及叩背，促进有效咳嗽、床上移动等，保持患者功能体位及卧位舒适。

E. 了解患者心理需求，提供相关的心理与健康指导。

（3）二级护理。

1）分级依据。

具备以下情况之一的患者，可以确定为二级护理：

A. 病情趋于稳定或未明确诊断前，仍需观察，且自理能力轻度依赖的患者。

B. 病情稳定，仍需卧床，且自理能力轻度依赖的患者。

C. 病情稳定或处于康复期，且自理能力中度依赖的患者。

2）护理要求。

A. 每2小时巡视患者，观察患者病情变化。

B. 根据患者病情，测量生命体征。

C. 根据医嘱，正确实施治疗、给药措施。

D. 根据患者病情及生活自理能力，正确实施护理措施和安全措施。

E. 提供护理相关的健康指导。

（4）三级护理。

1）分级依据。

病情稳定或处于康复期，且自理能力轻度依赖或无需依赖的患者，可以确定为三级护理。

2）护理要求。

A. 每3小时巡视患者，观察患者病情变化。

B. 根据患者病情，测量生命体征。

C. 根据医嘱，正确实施治疗、给药措施。

D. 提供护理相关的健康指导。

2. 查对制度

（1）医嘱查对制度。

1）医嘱处理：医嘱须经双人核对无误后方可执行；如有疑问，必须与医生核实，经确认无误后方可执行。

2）医嘱核对。

A. 当日医嘱核对：下一班查对上一班医嘱，发现疑问和差错及时核实、纠正。

B. 每周全面核对医嘱至少一次，护士长须参与全面查对医嘱。

C. 查对后记录查对时间、查对者姓名。

3）医嘱执行。

A. 除抢救外，口头医嘱不执行；医嘱不全不执行；医嘱不清不执行；用药时间、剂量不准确不执行；自备药无医嘱不执行。

B. 抢救急危重患者需执行口头医嘱时，护士必须复述一遍，医生确认无误后方可执行，必须保留用过的空安瓿，待抢救结束双人核对无误后方可丢弃，并做好相关记录。

（2）用药查对制度。

1）执行用药医嘱时，须严格执行"三查、八对、一注意"。三查：用药前查、用药中查、用药后查；八对：床号、姓名、药名、浓度、剂量、给药途径、给药时间、药品有效期；一注意：注意治疗后的反应。

2）摆药前检查药品质量：无变质、变色，包装无破损、在有效期内，不符合要求或标签不清严禁使用。

3）给药前询问患者有无过敏史，按药品说明书执行药敏试验，药敏试验阴性方可用药。

4）使用多种药物时，注意查对药物配伍禁忌。

5）药物应现用现配，核对无误后加药，粘贴输液标签。

6）给药时，严格查对，核对无误后方可执行。

（3）手术查对制度。

1）接患者时，手术室人员携带手术患者交接登记本/单与病区护士共同至患者床旁，由病区护士查对患者科室、姓名、性别、床号、ID 号/病案号、诊断、手术名称，并让患者自行说出姓名、所患疾病及部位、手术名称进行共同确认；同时查对携带的病历、影像资料、药品、物品，并在手术患者交接登记/单中签字。

2）患者进入手术室后，手术室护士持病历查对患者科室、姓名、性别、年龄、ID 号/病案号、诊断、手术名称、手术部位，并让患者自行说出姓名、所患疾病及部位、手术名称进行确认；同时查看手术同意书，血型和感染筛查结果，并询问患者过敏史、手术史、既往病史、体内有无金属植入物；核查所携带物品、药品。

3）患者进入手术间后执行手术安全核查制度，手术室护士在麻醉前、手术切皮前及患者出手术室前应与麻醉师及手术医生三方共同查对患者信息。洗手护士查对手术使用的无菌用物（器械、敷料和耗材）的有效期，包装完整性、灭菌方式、灭菌时间及灭菌效果。

4）洗手护士及巡回护士在术前、关闭体腔前、关闭切口前执行手术室物品清点制度，清点核对敷料、器械等术中用物的数量和完整性；手术过程中增减器械、敷料，洗手护士与巡回护士随时清点，巡回护士及时补充记录。

5）留取标本时执行手术病理留存制度，须由洗手护士与手术医生共同核对患者科室、姓名、ID 号/病案号、病理名称、数量及病理留存方式等内容。

（4）输血查对制度。

1）输血科交叉配血合格后，由医护人员到输血科取血。

2）取血时查对：取血者和发血者双方须共同查对科室、床号、姓名、性别、ID 号/病案号、交叉配血结果、血型、种类、血量、献血员编码、血液失效日期。检查血袋外观有无破裂、有无凝血块或溶血。双方查对无误后签字方可发出/领取。

3）输血前查对：由两名医护人员共同核对医嘱、发血报告单及血袋标签上各项内容，检查血袋及血液质量，核对无误后在输血治疗单上双签字后方可输血。

4）输血时查对：由两名医护人员共同到患者床旁，核对发血报告单、输血治疗单及血袋标签上的各项信息，同时核对患者信息，核对无误方可进行输血操作，并在输血治疗单上双签字。

5）输血完毕，血袋低温密闭保存 24 小时，以备必要时核查。

（5）母婴查对制度。

1）新生儿娩出后，助产士与产妇进行新生儿性别确认。

2）新生儿腕带须经双人核对无误后方可佩戴。核对内容包括产妇姓名、ID 号/病案号、新生儿性别，并以让产妇自行说出姓名的方式进行确认。

3）产妇转入病区时，须由助产士、病区护士与产妇及家属共同核对产妇及新生儿信息，核对内容包括：产妇姓名、ID 号/病案号、分娩时间、新生儿性别。

4）母婴分离时，责任护士须与产妇或家属及陪同工作人员共同核对新生儿腕带信息，内容包括：产妇姓名、ID 号/病案号、新生儿性别，并由新生儿直系亲属陪同。

5）新生儿出院时，责任护士与产妇或家属共同核对新生儿身份，内容包括：产妇姓名、ID 号/病案号、新生儿性别、分娩时间、出院诊断等，核对无误后方可办理出院手续。

（6）消毒供应中心查对制度。

1）接收器械包时：污染区操作人员接收污染器械，并进行清点、拆分，查对品名、种类、数量、规格、完好性。

2）制作器械包时：清洁区工作人员核对品名、种类、数量、规格、清洁度、完好性。

3）灭菌前：由灭菌员检查待灭菌物品的包装是否完整无破损；物品名称、包装者、灭菌器编号、灭菌批次、灭菌日期、失效日期等追溯标识是否齐全；灭菌器程序选择是否正确。

4）灭菌后：由灭菌员和无菌室护士双人核对灭菌监测的物理参数，合格后方可卸载；确认化学监测、生物监测合格后方可放行。

5）发放时：由无菌室护士核对无菌包物品名称、包装者、灭菌器编号、灭菌批次、灭菌日期、失效日期等追溯标识是否齐全，化学指示胶带变色是否合格、包装是否严密、有无潮湿、有无破损。如不符合要求不能发放。

6）在设置打号机有效日期时、打印标签及追溯条码时、粘贴标签及追溯条码时须查看物品名称、包装者、灭菌器编号、灭菌批次、灭菌日期、失效日期。

3. 医嘱执行制度

（1）医生开具医嘱，主班护士审核医嘱无误后确认，如有模糊医嘱联系主管医师核实。

（2）主班护士打印各类医嘱执行单，与责任护士双人核对无误后签字。

（3）主班护士处理各类检查单及化验单等，与责任护士双人核对，如需打印标签，将其粘贴在相应的检验单和标本容器上。

（4）主班护士处理停止医嘱，双人核对无误后修改各类执行单。

（5）责任护士持各类医嘱执行单，依据查对制度，准确执行相关操作。

（6）医嘱执行后，责任护士再次核对医嘱执行单无误后签字。

（7）口头医嘱。

1）在紧急抢救时，医生下达口头医嘱，护士应向医生复述，双方核对无误后，方可执行。

2）保留药品空安瓿，经二人核对登记后再弃去。执行口头医嘱后督促医生及时补开医嘱。

4. 护理交接班制度

（1）各班护士需在交班前完成交班报告。

（2）白班交班报告由主班护士及责任护士共同书写，夜班交班报告分别由大、小夜班护士书写并签字。

（3）交班护士必须在交班前完成本班的各项护理工作，处理好用过的物品，为下一班工作做好准备。完成交接班后方可离开。

（4）接班护士提前到岗，按各岗位职责要求，阅读交班报告，了解患者病情，做好物品、药品、仪器等清点记录并签名。

（5）接班护士未到岗，交班护士不得离开岗位。接班护士因特殊情况不能到岗，应及时上报护士长，按紧急状态护理人力资源调配制度进行协调，等待应急替代人员到达并完成交接班后，交班护士方可离岗。

（6）交班中发现患者的治疗、处置、药品、物品等不符时，应立即查问，交接班时发现的问题由交班护士负责；接班后发现的问题由接班护士负责。

（7）每日晨8点集体交接班，全体医护人员参加，夜班护士汇报患者病情，医疗护理工作及处置情况。

（8）交接班内容及要求。

1）住院患者总数、出院（转院、转科）、入院（转入）、手术、分娩、病危、病重、死亡人数。

2）当日新入院（转入）、手术前、手术日、分娩、危重、抢救、病情变化、特殊检查等患者的诊断、病情、麻醉和手术名称、分娩方式、管路、特殊用药、治疗、护理等情况，以及心理、情绪异常等患者的情况。

3）床旁重点交接危重、新入院、术前、术后、病情有特殊变化、特殊治疗、检查前后，以及心理、情绪异常等患者的病情及护理。根据患者具体情况，查看生命体征、意识、皮肤、各种管路、治疗等，以及实施护理措施后的效果，注意保护患者隐私。

4）对剧毒、麻醉、急救药品及物品重点交接。

5）交班报告书写要求：眉栏填写齐全，叙述内容准确、简明扼要、重点突出、顺序正确，运用医学术语，用蓝黑签字笔或钢笔书写，字迹工整、清晰。

6）护士长对交接班质量、上一班工作情况进行综合评价，并给予指导。

5. 患者转交接制度

（1）护士接到转科医嘱，与转入科室联系，双方做好转科准备，确认转科时间。

（2）转出科室完成患者病历资料书写，物品、药品准备等工作，并填写患者转科护理交接单。

（3）应根据患者病情确定转运人员，危重患者需由医务人员陪同。

（4）转运过程中严密观察患者病情变化，如需紧急抢救，应以就地抢救为原则，最近的病区给予配合抢救。

（5）转运过程中注意保护患者隐私。

（6）转出与转入双方应严格执行查对制度，核对患者信息，当面交接患者情况及治疗护理等重点内容，完成交接记录，双方确认签字。

（7）转出与转入双方科室完成医嘱系统转交接。

（8）新生儿转交接。

1）新生儿转运由护士及家属共同转运，危重者需由医生陪同。

2）转出、转入双方及家属共同核对母亲姓名、新生儿性别及出生体重。

3）完成交接记录，双方确认签字。

（9）急诊患者转交接。

1）医生开具转科医嘱，向患者及家属交代转运途中注意事项及转运途中的风险，并填写急诊患者转运风险告知书。

2）转出科室护士与转入科室联系，双方做好转科准备，确认转科时间。

3）责任护士对患者进行病情评估，备好转运时需要的仪器设备如氧气瓶、监护仪、抢救用药等，确保生命体征平稳时，方可转科。

4）由主管医生及责任护士携带病历、交接记录及抢救仪器等，护送患者至转入科室。

5）转运过程中密切观察患者生命体征、病情变化及输液情况，出现病情变化及时采取措施。

6）转出、转入双方进行床旁交接，包括患者信息核对、患者病情及治疗护理等重点内容，移交病历，转入科室核对无误后，完成交接记录，双方确认签字。

7）负责转运的医生和护士将患者所用转运物品带回，使之处于完好备用状态。

（10）手术患者转交接。

1）手术室护士负责准确填写手术患者交接登记本/单内手术患者相关信息，双人核对，签字确认。

2）医辅运送人员与责任护士共同至床旁交接，双方根据手术查对制度核对患者身份，逐项核对手术患者交接登记本/单内容，清点病历、影像资料、术前带药及物品等，核对无误后双方签字。

3）责任护士认真核实术前准备情况。

4）患者进入手术室后，医辅运送人员与手术室护士进行交接，双方共同核对患者身份，核对手术间，清点患者所有资料及物品。

5）手术医生、麻醉医生和手术室护士三方按手术安全核查制度进行手术安全核查。

6）手术结束后，手术室护士评估患者情况，准确填写手术患者交接登记本后签字确认。

7）手术室运送人员送患者回相应的科室（如麻醉恢复室、ICU、病区等），相应科室的责任护士同手术室护士共同按照手术患者交接登记本核对患者身份，清点物品，交接患者的病情、术中特殊情况和重点观察要求等，并签字确认。

8）转运过程中要密切观察患者的情况，防止意外事件发生。

6. 危重患者护理管理制度

（1）为保障急危重症患者得到及时有效的抢救治疗，医院实行绿色通道，以先入院抢救，同时办理入院手续为原则。

（2）当急危重患者需立即急诊住院时，由相关科室医生、急诊护士携带抢救药物、设备，直接护送至相应科室。

（3）严密观察患者病情变化，根据病情选择合适的评估工具。根据评估结果采取相应的护理措施，并观察实施后的效果，记录在一般护理记录单/病重（病危）患者护理记录单。

（4）普通病区危重患者应安排在抢救室，情况不允许时应尽量安排在离护士站近的房间，便于治疗与病情观察。

（5）进行床旁交接班，交接患者的神志、生命体征、皮肤、管路、安全和用药情况。

（6）危重患者需由经过危重患者护理理论与技术培训的护士主管。接到重病通知医嘱后，责任护士应及时完成重病护理计划。

（7）制订个体化的危重患者护理计划。护理措施量化、系统化、规范化，减少因各种原因导致的护理措施执行不统一，甚至疏漏的情况。

（8）按时巡视，患者病情有变化及时通知医生，做好抢救准备工作。

（9）危重患者风险评估。

1）危重患者均需进行风险评估，科室对危重患者的管理应责任到人。

2）护士要全面掌握危重患者的病情及治疗护理方案，及时、准确执行各类治疗处置。

3）严密监测患者的生命体征，如有病情变化，及时通知医生。

4）加强患者的基础护理和专科护理，预防相关并发症。

5）危重患者风险包括病情变化风险、并发症风险、压力性损伤风险、跌倒坠床风险、管路滑脱风险，设备设施及意外伤害风险等可能给患者造成不良后果的情况。

6）应根据危重患者各种安全风险的评估结果，积极采取相应措施，预防跌倒、坠床、压力性损伤、管路滑脱等不良事件发生。对躁动、意识不清的患者遵医嘱予以适当约束。

7）对已存在的风险，需严格交接班，积极采取防范措施，告知患者及家属并记录。

（10）危重患者的抢救。

（11）危重患者访视。

1）各病区对危重疑难病历及时上报护理部，并注明上报日期。

2）各病区护士长须对危重患者的护理情况进行查房，了解护理计划的落实情况并记录。

3）责任护士向护士长或护理部派出的访视人员汇报病历，提供相关病历资料，并做好访视记录。

4）护理部统一访视排班，有专人负责此项工作安排和资料整理。

5）派出人员对危重患者护理质量进行专业技术性的指导和风险评估并做好记录，对存在的质量安全问题提出防范措施，需要持续改进的向病区做好交班，有查房价值的病例推荐组织全院护理查房，访视后将记录交回护理部整理保管。

6）特殊情况和节日长假的访视工作由护理部安排，以保证工作落实。

7）访视人员遇特殊情况不能参加访视时须提前向护理部请假。

7. 护理会诊制度

（1）凡本科室不能独立解决的临床疑难护理问题，需要其他科室进行专业指导的均可申请院内护理会诊。

（2）护理会诊由护理部负责组织，并协调相关专业组符合资质要求的护理人员进行会诊。

（3）护理会诊申请单应写明患者病情及会诊目的，被邀请科室应及时前往会诊科室。

会诊结束后认真填写会诊记录。

二、患者安全

1. 病区安全管理制度

（1）人员管理。

1）评估患者安全危险因素，向患者、家属/陪伴人员进行住院期间风险安全教育，使其参与风险管理，遵守各项管理规定，维护病区秩序。

2）医务人员在保护自身安全的同时，有责任和义务保护患者在院期间人身安全。

3）对于儿童、老人、沟通障碍、环境辨别能力差等无自主行为能力的患者禁止单独离开病房，外出检查、治疗时应有人陪伴。

4）加强患儿、危重患者及有自杀、自伤、伤人、逃跑等倾向患者的安全管理，防止意外事件的发生。

（2）环境管理。

1）全员参与环境安全管理，降低医院环境潜在安全风险（如跌倒、坠楼等），各病区设专人对环境、设施、设备等定期检查，发现安全隐患应立即采取措施，通知相关部门进行维修并上报。

2）公共区域应设有明显标志，保持地面干燥，防止患者跌倒。

3）值班人员应坚守岗位、定时巡视，夜间重要工作场所（如治疗室等）、空房间、消防楼梯、连接走廊等加强管理，防止非值班人员随意进入或滞留，如发现可疑人员应及时处理或上报保卫部门。

4）做好防火、防盗、防损伤的安全管理工作，消防通道通畅无障碍，消防设备齐全，标志醒目，专人管理并放于固定位置，有火灾事故的应急预案。贵重物品应妥善保管。

5）教育患儿远离危险物品，锐器玩具、易碎物品不能带入病房，做好患儿的安全保护工作，避免意外发生。

6）发生人身伤害及财产损失时，及时按不良事件上报并通知相关部门协调处理。

（3）设施设备。

1）氧气做到"四防"（防火、防油、防震、防热），室内禁止吸烟，易燃、易爆等危险物品要定点存放、妥善保管。

2）病房设施应定位放置，处于安全良好状态，发现问题应及时处理。

3）有停电的应急措施，病房应备应急灯或其他照明设施。

4）无菌耗材及药品等重要医疗物资按要求存放，发现状态异常不得使用并及时上报。

5）护士长作为病房管理人员，负责协调、督促设备管理、物业后勤等相关部门及时完成保洁、检测、维护、维修等工作，并做好部门间沟通。

2. 外出检查安全管理制度

（1）护士接到检查通知后，应通知患者及家属，告知检查目的，讲解注意事项，按要求做好检查前准备。

（2）陪检人员在患者出科检查前，应与责任护士认真核对患者身份、检查申请单及相关医疗资料。

（3）根据病情选择合适的运送方式。

（4）陪检人员不得将所携带的病历等医疗资料交给患者或家属，检查完毕带回交还护士。

（5）携带引流管的患者在外出检查前应由护士妥善固定，并告知相关注意事项。

（6）重症患者需经主管医生实行综合评估，告知家属转运风险，必要时签署知情同意并做好相关记录。

（7）运送患者过程中，应随时观察患者的反应，保证患者安全。

（8）患者因病情需要行院外检查者，应通知患者家属陪同，必要时由医护人员陪同。

3. 患者身份识别制度

（1）应对就诊患者实行唯一标识，如门诊 ID 号/病案号、住院 ID 号/病案号、医保卡号、新型农村合作医疗卡编号、非医保患者医联码等。

（2）接诊室护士接到住院单时必须依据患者的身份证、医保卡等有效证件仔细核对患者的身份信息，与病历首页及入院须知一并送至相应科室。

（3）病区护士接待新患者时，核对腕带上打印的信息与患者本人身份准确无误。

（4）所有患者住院期间须全程佩戴腕带，如患者腕带丢失、损坏、字迹不清等，需及时更换。

（5）在为患者进行各种操作、治疗、护理、检查、转科、转运及手术前，必须严格执行患者身份识别制度，至少同时使用两种患者身份识别方法。核对时应由患者或家属陈述患者姓名。

（6）在急诊、重症监护室、手术室、麻醉恢复室等特殊科室及意识不清、语言障碍、新生儿等患者，重点流程如手术、有创操作、采血、输血、给药等，必须使用腕带识别患者身份。

三、风险管理

1. 护理风险评估制度

（1）建立风险管理的环境，统一全院护理风险管理的模式和运行方法，定期组织相关培训，提升风险防范意识。

（2）严格规范地落实风险评估，内容包含但不限于压力性损伤风险评估、跌倒风险评估等。

（3）对于评估为高风险的患者，需要有针对性地提供护理安全措施。

（4）各级护理管理者应对护理风险评估的规范落实，及对识别出的高风险患者防范措施落实情况有定期的督导。

（5）各级护理管理者应定期组织护理人员安全警示教育培训，对发生的护理安全事件案例有分析、讨论，并持续改进。

2. 护理不良事件管理制度

（1）上报原则。

1）护理不良事件报告依据保密性、自愿性和非惩罚性原则，鼓励护士主动报告。

2）报告人可报告自己发生的问题，也可以报告所见他人发生的问题，应遵循真实、本人亲身经历的原则陈述事件，严禁虚假、诽谤，否则将按照相关规定严肃处理。

3）当事人及所在科室，不得瞒报漏报不良事件。

（2）管理规程。

1）发生护理不良事件后，当事人立即报告主管医师和护士长，采取补救措施，避免或者减轻对患者身体健康的损害。

2）护士长接获信息后，立即同时向科护士长及护理部报告发生不良事件，24 小时内对不良事件经过、采取措施及后果等完成书面记录。

3）发生不良事件后的各种有关记录及造成不良事件的药品、标本、器械均应妥善保管，不得擅自涂改、销毁，以备鉴定。因抢救急危患者，未能及时书写病历，有关医务人员应当在抢救结束后 6 小时内据实补记。

4）护理部在接到报告后，立即组织调查、核实，根据事件的伤害等级、性质进行处理。

5）当事人需在 24 小时内，据实记录事件发生的经过上报护士长。

6）相关管理人员及时组织护理人员进行讨论，分析事件发生的原因、性质并提出可执行的改进措施；依据 PDCA 的原则进行改进。

7）根据护理部分层管理体系，各层级动态监测本区域内护理不良事件管理情况。

8）护理部每季度汇总分析全院不良事件数据，对于不良事件趋势、共性高危因素、典型案例等进行全院警示；对不良事件漏报情况进行核查。

（3）伤害等级同医疗部分。

3. 跌倒/坠床管理制度

（1）对新入院、手术后、转科后、病情变化的患者，进行风险评估。

（2）对评估为高风险的患者，应做好警示标识及针对性的护理措施，同时做好相关的健康指导，将风险告知患者及家属。

（3）患者发生跌倒/坠床后，积极采取应对措施，减少患者的损害。

（4）患者发生跌倒/坠床后，责任护士应依照护理不良事件报告制度，及时上报不良事件，并报告护士长。科室针对事件原因进行分析改进，在规定时限内完善并提交上报表单。

4. 压力性损伤管理制度

（1）对入院/转入患者 8 小时内完成压力性损伤风险首次评估。

（2）对有压力性损伤风险的患者应制定具体评估频次。

（3）预防压力性损伤护理措施与上报。

1）熟悉压力性损伤产生的原因、高发部位，对于年老体弱、长期卧床和危重患者应采取有效方法预防压力性损伤发生。

2）根据患者的情况，合理使用预防压力性损伤敷料、压力缓解或压力再分布设施（如减压气垫）。

3）注意预防医疗器械对皮肤带来的伤害。

4）指导患者及家属掌握预防压力性损伤的知识，告知其皮肤检查和自我护理方法、有效减压的措施。

5）手术室护士进行术前访视时，需评估患者压力性损伤风险，针对高风险患者手术室护士应在术前访视后及时告知病区责任护士，为患者准备适宜的预防压力性损伤敷料，作为术中预防性使用。术中科学、合理摆放体位，做好压力性损伤的预防。

6）发生压力性损伤应按照护理不良事件报告制度和程序，及时上报。

四、病区管理

1. 病区管理制度

（1）病区实行护士长负责制，在科主任和科护士长指导下完成日常管理工作。

（2）保持病区整洁、舒适、安全、安静。

（3）病区内设备及物品管理参照安全管理制度、病区物品管理制度。

（4）病区内床位要定位摆放整齐，床头桌物品放置整齐，屋内不悬挂杂物。

（5）各类标识设置符合医院要求，位置固定，不擅自改动。

（6）护士站台面保持整洁，不放置与工作无关的物品。及时整理，用物放回原位。

（7）医疗文件妥善保管，病历不能带出病区。

（8）住院患者统一着病员服，妥善保管自己的物品，严禁携带危险品。

（9）病区内禁止吸烟、饮酒。

（10）病区定期召开工休座谈会，听取患者对医疗、护理、饮食、服务态度及管理工作的意见和建议，持续改进工作质量。

2. 病区物品管理制度

（1）专人负责病区的物品管理、器材的领取、保管、报损，并建立账目明细，分类保管，定期检查，做到账物相符。

（2）病区物品应根据需要固定品种、数量，定点放置。

（3）一次性使用无菌物品使用及管理应遵守院内感染控制相关规定。

（4）大型及贵重的医疗器械专人负责，定期清洁，保持功能状态。

（5）相关职能部门定期对物品、账目进行检查。

3. 患者入院、出院管理制度

（1）入院制度。

1）患者入院由本院门（急）诊医师根据病情决定，凭医师开具的住院证，按制度办理入院手续，由住院处通知病区。急危重患者可以由急诊科电话通知病区或手术室，直接进入病区或手术室进行抢救、治疗或手术后，再补办有关手续。

2）在护送危重患者时应密切观察病情，确保安全。

3）病区护士接到住院处通知后，立即准备床位和用物，对急诊手术或危重患者，须立即做好术前准备或抢救工作。

4）患者到病区后，双人核对患者身份，确认无误后及时为患者佩戴腕带。

5）由护士通知负责医师检查患者并及时执行医嘱。必要时协助医生做紧急处理，并做好记录。

6）护士完成各项护理评估，包括生命体征、日常生活自理能力、跌倒/坠床风险、压力性损伤风险等。根据入院护理评估结果及患者的病情实施护理措施。

7）医护人员共同根据病情和（或）自理能力确定患者护理级别。

8）做好入院介绍，介绍医院及病区的人员、制度、设施使用方法。了解患者的病情和心理状态，生活及饮食习惯等。对病重患者入院介绍内容要简要，待病情平稳时再做详细介绍。

9）及时提供适宜的心理护理，帮助患者树立战胜疾病的信心。

10）做好各种入院登记，填写护理记录，根据医嘱和护理评估实施治疗和护理。通知营养室，及时为患者安排就餐。

11）入院 24 小时内做好患者个人卫生，保持"六洁"（头发、口腔、皮肤、会阴、指/趾甲、床单位）。

（2）出院制度。

1）患者出院由主治医师以上负责医师决定，并开具出院医嘱和出院通知单，护士或医师提前通知患者及其家属做好出院准备。

2）医生开具出院医嘱后，护士进行核对，核对无误后，进行出院登记。停止出院患者的所有医嘱，整理住院期间病历并协助患者办理出院手续。

3）做出院指导工作，包括：办理流程、出院后注意事项、自我护理项目、突发病情处理、咨询电话、门诊随访。

4）患者办理出院手续后，护士将出院后需服药品的处方、出院证明书交给患者或家属。责任护士确认出院手续办理完毕，协助其整理物品，并清点收回患者住院期间所用的医院物品。

5）病情不宜出院而患者或家属要求出院者，医师应加以劝阻，如说服无效，应报上级医师和科主任批准，并由患者或其家属签字。应出院而不出院者，通知有关部门或其所在单位接回或送走。

6）及时更换床单、被褥，清洁患者床位物品，传染患者用物需进行终末消毒，注销各种卡片，整理病历。

4. 陪伴及探视制度

（1）陪伴管理。

1）在住院期间由病区医护人员根据病情及生活自理情况决定。陪伴者换班时一律在病区外进行。

2）向家属解释陪伴的原因及必要性，如家属拒绝陪伴且坚持将患者留于病区治疗，由此导致的一切后果由家属承担。

3）陪伴者必须是成年人，患有发热、上呼吸道感染、肠道感染等传染性疾病和精神疾病者不得陪伴。

4）需全天 24 小时陪护的患者，陪伴者应陪在其身边，不得自行离开单独休息。若有事需要离开患者，须向医护人员告知，得到许可后方能离开。

5）陪伴者须遵守医院的规章制度，服从医护人员的管理，不得自带陪床椅及家用电器进入病区。

6）积极协助患者配合治疗和护理。在查房、治疗、护理进行期间，请陪伴者于病室外等候，结束后再了解患者相关情况。若对治疗、护理有疑问和建议，可向医护人员咨询和协商。

7）为了保证医院内电子仪器、设备免受干扰，不得在特定区域内使用移动通讯工具。

8）若患者病情缓解，经医生评估不需要陪伴时，陪伴者应配合离开病区。

（2）探视管理。

1）为确保患者安全，探视者必须遵守医院探视时间，普通病区每位患者同一时间内允许 2 人探视，超过 2 人时可轮流替换分次入内。监护病区每位患者每次限 1 人探视。

2）传染病患者、危重患者或疾病特殊要求，住院期间不能探视时，探视者应听从管理，取消探视。医护人员做好解释工作。

3）患上呼吸道感染等流行性疾病者、酗酒者及学龄前儿童不得进入病区，探视者不得携带宠物进入病区，不得坐、卧在患者床上，以免影响患者休息。

4）探视者禁止携带危险品进行探视。

5）探视者需遵守医院规章制度，不得在病区内大声喧哗、吸烟、饮酒、乱扔杂物、超时逗留等。如有违反管理制度、影响医院安全、扰乱诊疗秩序的行为，病区医务人员有权停止其探视。必要时交保卫处、警务部门处理。

6）特殊情况下（如手术或危重患者），医生需找家属协商事宜时，需由主管医生或护士确认后方可进入病区。

五、门诊管理

（1）落实以患者为中心，尊重患者、关怀患者，为患者提供优质的服务，做到主动观察，主动询问，主动巡视，耐心倾听，耐心解释，热情帮助。

（2）管理诊区患者候诊/就诊秩序，做好患者就诊流程告知工作。

（3）向患者进行门诊就诊相关健康指导，配合临床科室专科业务开展门诊护理工作。

（4）保持诊区环境整洁、安静，督导保洁人员做好诊区及公共责任区域卫生工作。

（5）对患者突发病情变化及时按门诊突发应急事件处理流程上报处理，并积极协助处理及患者转运。

（6）根据医院管理对诊室资源统一调配的原则合理安排诊室，配合、落实各项门诊管理工作。

（7）护士负责本诊区诊室、治疗室、检查室的管理，执行医院各项相关规章制度，做好仪器设备、家具设施、药品耗材等管理，并按要求记录。

（8）为医生提供出诊前、出诊时、出诊后的服务，协助临床科室做好出停诊管理。

（9）配合完成每天登记专科、专家门诊出诊时间，做好工作量及其他统计工作。

（10）及时收集患者对医院各级各类医务人员的意见，处理好医患关系，随时为患者提供方便。

（11）工作中执行标准预防的原则，严格执行消毒隔离制度。

（12）下班之前必须关好各诊室、候诊室的电脑、电灯、电风扇、空调、门窗及各种电器。

（13）按规定使用门诊公章，严格使用管理。

（14）三无人员就诊按照相关上报制度及流程处理。

六、药品管理

（1）病区根据专业特点，确定药品种类和基数，品种数量不宜过多，病区不得存放其他非基数药品。

（2）病区应设专人管理药品，负责定期领药、退药、检查、保管等工作。

（3）药品应定位放置，标识清晰。

1）按药品种类摆放，标识醒目、字迹清晰，药品与标签相符。

2）听似、看似、一品多规的药品应分开放置并有明显警示标识。

3）药品标签模糊或有涂改不得使用。

4）变更药品名称、存放地点/位置，须通知病区所有护士。

（4）药物存放遵循"近效期先用"的原则，按药品有效期先后顺序摆放；即将过期的药品，应做好标记，尽快使用或与药剂科更换。

（5）依据药品说明书要求正确存放药品，如冰箱保存、避光保存等。

（6）内用药与外用药分开放置，静脉药与口服药（含胃肠营养液）分开放置，易燃易爆、强腐蚀性等危险性药品单独存放并有警示标识。

（7）药品应每日清点、每月清查，并有记录；护士长定期抽查药品的管理。

（8）各种基数药品使用后应及时补齐。

（9）口服药基数（散片）应使用统一药瓶存放，瓶签清洁、规范；药瓶内不能混放不同规格、颜色的药片，严禁回收患者剩余药品；按医院要求统一更换，并注明有效期。

（10）麻醉药、第一类精神药品使用。

（11）高警示药品管理。

（12）急救药品管理。

1）抢救药品配备满足科室抢救需要，工作人员不能擅自取用。

2）抢救药品齐全，标签清晰，在有效期内，用后及时补充。

3）抢救药品管理做到四定：定人管理、定位放置、定品种数量、定期检查。

4）抢救车药品清点及封存状态检查有记录。

5）急救药品使用后及时补充，不能补充部分做好记录及交班，按照开封状态要求班班清点。

（13）特殊、贵重药品应专人专用，药品应注明床号、姓名，单独存放。

（14）含氯消毒剂、器械消毒剂、福尔马林（35%～40%用醛水溶液）等专柜保存，保持房间通风、远离火源。

（15）护理部、科室定期组织检查，督导病区药品管理的落实。

（16）药品使用后按照医疗废物处理规定进行处理。

（17）药品过期失效、变质，需按规定报废处理。

七、临床用血

1. 输血管理制度

（1）护士须掌握临床输血相关护理技术规范，遵守输血相关规章制度和工作流程，病区、科室应定期进行输血相关知识培训并记录。

（2）申请输血须经医生按规定向患者家属说明输血相关告知事项、签写输血治疗同意书，逐项填写临床输血申请单，由主治医生核准签字。

（3）确定输血后遵照采集交叉配血标本流程进行血样采集。护士须持输血申请单和贴/写好标签的采血管，到患者床旁核对患者姓名、性别、年龄、病案号、科室、床号、血型，按照静脉采血操作规程采集血标本，配血试验血标本必须输血前3天之内采集。

（4）由医护人员或专项配送人员将患者血样及输血申请单送交输血科，双方进行逐项核对。

（5）配血合格后，由医护人员或专项配送人员到输血科（血库）取血。双方根据输血查对制度进行核对，准确无误时、双方共同签字后方可取回。

（6）血袋有下列情形之一，不得领取。

1）标签破损、字迹不清。

2）血袋有破损、漏血。

3）血液中有明显凝块。

4）血浆呈乳糜状或暗灰色；血浆中有明显气泡、絮状物或粗大颗粒。

5）未摇动时血浆层与红细胞的界面不清或交界面上出现溶血。

6）红细胞层呈紫红色。

7）过期或其他需查证的情况。

（7）领取血液使用专用取血箱，取回的血制品应30分钟内输注，病区不得自行贮血。

（8）血液需室温复温，不可人为加温，防止血浆蛋白凝固变性；输用前将血袋内的成分轻轻混匀，避免剧烈震荡。

（9）输血前由两名医护人员核对交叉配血报告单及血袋标签各项内容，检查血袋有无破损渗漏，血液颜色是否正常。准确无误方可输血。

（10）输血时，由两名医护人员带输血申请单、发血报告单、输血治疗单共同到患者床旁核对患者姓名、性别、年龄、病案号、科室、床号、血型、血液成分、用血量、血袋号、交叉配血实验结果等，确认与配血报告相符，再次核对血液后，用符合标准的输血器进行输血。

（11）输血过程严格遵守无菌技术操作规程及输血操作规程。

（12）输血前后使用注射用生理盐水冲洗输血管道；连续使用不同供血者的血液时，两袋血之间用注射用生理盐水充分冲洗输血器管道。输血器需4小时更换。

（13）血液内不得加入其他药物。

（14）全血或成分血从出库领取到输注的最长时限是4小时。

（15）输血过程应先慢后快，再根据病情和年龄调整输注速度，并严密观察受血者有无输血不良反应。如出现异常，按照输血反应应急预案及时处理，并由经治医生填写输血不良反应报告单，报告上级医生及输血科等部门。

（16）输血开始、输血15分钟、输血结束及输血不良反应记录在护理记录单中。

（17）输血完毕后，将输血记录单（交叉配血报告单）粘贴在病历中，将血袋封闭保存24小时。

2. 输血反应登记报告制度

（1）发生输血反应后，立即启动输血反应护理应急预案，将患者的身体损害降到最低程度。

（2）各种有关记录、未输完的血袋及检验报告应妥善保管，不得擅自涂改、销毁，以备鉴定。详细记录患者生命体征及抢救记录。

（3）护士立即向护士长报告并按不良事件管理相关要求及流程上报护理部。

八、健康教育

（1）健康教育是医护人员的责任和义务，医务人员应根据患者的病情、心理状况、接受能力等为其提供个性化的专业健康指导。

（2）健康教育应贯穿临床护理全过程，并分阶段实施健康教育。

（3）健康教育要求

1）入院教育需在患者入院后 24 小时内完成。责任护士为住院患者制订个体化健康教育计划，健康教育实施贯穿住院全过程并有记录。

2）根据住院时间按时完成住院阶段的健康教育内容。

3）出院指导需在患者办理出院手续前完成。

（4）健康教育内容

1）住院患者健康教育内容。

A. 入院教育：包括病区环境及设施，医院规章制度（如作息制度、探视陪住制度等），标本留取方法，订餐方法及饮食要求，人员介绍（主管医师、主管护士、护士长）等。

B. 住院教育：包括饮食、活动、用药、疾病相关知识、手术前后相关知识、安全（跌倒/坠床、烫伤、走失等）、压力性损伤防范及管路自护、康复指导等教育。

C. 出院教育：包括出院手续办理方法，出院带药的服用方法，复诊方法，出院后饮食、运动、康复的注意事项等。

2）门诊患者健康教育内容。

A. 一般指导：个人卫生、公共卫生知识、常见及多发病、季节性传染性疾病知识等。

B. 生活方式方面的指导：休养环境、良好心态、适当锻炼、营养饮食、伤口观察及就诊、按时复查及专科指导等。

C. 常见药物的使用知识等。

3）社区健康教育内容：医护人员根据出院患者需要进行出院患者随访和患者院外康复相关内容进行健康教育。

（5）健康教育形式

1）个别指导　内容包括一般卫生知识如个人卫生、公共卫生、饮食卫生，常见躯体、精神疾病的知识，简单的急救知识等。可在护理患者时结合病情、家庭情况和生活条件随时进行具体指导。

2）集体讲解确定主题。门诊利用患者候诊时间，病区则根据工作情况及患者作息制度选择时间进行集体讲解。讲解同时可配合幻灯、图片等，以加深印象。

3）文字宣传利用宣传栏编写短文、图画等，标题要醒目，内容要通俗易懂。

4）座谈会在患者病情允许的情况下，护理人员组织患者对主题进行讨论并回答患者提出的问题。

5）视听教材利用幻灯、录像、广播等视听设备在候诊大厅及住院患者活动区域进行宣教。

6）网络信息平台教育利用网络信息平台将科普知识、健康教育等内容通过视频、图片、文字等方式对患者进行健康教育。

九、文书与信息管理

依据《电子病历应用管理规范（试行）》《医疗机构病历管理规定》《关于在医疗机构推行表格式护理文书的通知》《病历书写基本规范》等。

1. 护理文件书写管理制度

（1）护理病历书写遵守客观、真实、准确、及时、完整、规范的原则。

（2）电子病历与纸质病历具有同等效力。

（3）禁止以非医疗、教学、研究目的泄露患者的病历资料。

（4）不得随意涂改病历，严禁伪造、隐匿、销毁、抢夺、窃取病历。

（5）护理文件书写要求。

1）护理病历包括体温单、手术清点记录、病重（病危）患者护理记录。疼痛、日常生活自理能力、护理风险等评估结果需在护理病历中体现。

2）文字工整，字迹清晰，表达准确，语句通顺，标点符号正确。无代书、代签名，注册护士签全名。

3）体现专科特色，使用医学术语、通用的外文缩写。对于无正式中文译名的症状、体征、疾病名称等可以使用外文。

4）按照护理级别要求正确记录，重点观察病情变化、患者主诉、阳性体征，突出专科疾病特点，记录内容与其它记录内容相符。

5）电子护理记录因归档等需要打印，护士应及时手工签名。有条件的医疗机构电子病历系统可使用电子签名进行身份认证，可靠的电子签名与手写签名具有同等的法律效力。

（6）护士长有审核修改的责任和义务，非电子版护理记录修改时注明修改日期及签全名。

（7）各级管理人员对护理病历书写进行质量检查，提出持续改进意见。

2. 各种护理记录书写规范

（1）体温单。

1）体温单一般项目栏包括：日期、住院天数、手术后天数。生命体征绘制栏包括：体温、脉搏、呼吸，记录内容还包括，入院、转入、手术、分娩、出院、死亡等。特殊项目栏包括：血压、身高、体重、大便次数、入量、出量等需观察和记录的内容。

2）眉栏中年龄均为实际年龄。

3）入院当日完成首次生命体征的测量与记录。

4）入院后血压和体重每周至少测量记录1次。＜3岁患者常规不测量血压；非常规部位测量注明部位。

5）身高、体重无法测量时记录为"卧床"。

6）无发热患者每日至少测量1次，发热患者每日测量4次，连续三天无发热改为每日1次；发热患者根据医嘱给予相应处理后，按要求复测体温，及时记录在体温单上。

7）多次大便时，按要求记录为"＊"，灌肠后大便记录格式为"E"，分子记录大便次数，例如：1/E表示灌肠后大便1次。造口患者有排便记录为"☆"，无排便记录为"0"。

（2）护理记录单。

1）病重（病危）患者护理记录至少每天记录一次，病情变化及护理措施和效果变化随时记录，病情应为护理所能观察的症状、体征的动态变化。记录时间应当具体到分钟。

2）非病重（病危）患者护理记录按要求书写，项目包含日期、时间、观察记录内容、护士签名，分列显示。可对护理所能观察的症状、体征、护理措施和效果记录，要求简洁、规范。

3）护理记录应体现相应的专科护理特点。

A. 监护室病重（病危）患者护理记录表格内容至少包含监测指标、出入量、用药执行、基础护理、病情观察、护理措施和效果。监测指标至少包含生命体征、瞳孔、意识、仪器参数；出入量应包含每个人出途径的详细记录；用药执行写明药物名称、剂量。

B. 手术患者要有术后护理情况的记录，包括患者麻醉方式、手术名称、返回病区时间，伤口出血情况、各种管路情况及引流液的性质、量等。手术当天及术后按要求书写交接记录，病情变化时随时记录。

C. 已有压力性损伤的患者应记录损伤部位、分期及大小（长×宽×深）、渗出液情况、处理措施及转归。

D. 执行输血医嘱后记录输血过程、输血种类、数量，以及有无输血反应。

E. 因疾病或治疗而出现某种症状时，记录患者主诉、临床表现、处置及护理措施，观察效果并记录。

4）抢救患者随时记录病情变化，因抢救未能及时书写护理记录的在抢救结束后6小时内据实补记，并加以注明。

5）及时打印重病护理记录并签名。

（3）手术清点记录。

1）巡回护士对手术患者术中所用血液、器械、敷料等的记录，应当在手术结束后及时完成。

2）手术清点记录应当另页书写，分为眉栏和清点两部分。

3）清点时机包含手术开始前、关闭体腔前、关闭体腔后、缝合皮肤后，每个清点时机即刻完成清点记录。

4）清点记录分列显示，逐项记录各种器械和敷料的名称、数目的清点核对结果。术中加数需在相应位置清晰记录。

5）参与清点的巡回护士和洗手护士签名，没有洗手护士时由巡回护士和手术者签名。

十、仪器设备

1. 仪器设备护理管理制度

（1）日常管理。

1）各科常用仪器在科内应有登记，各种仪器、设备应有使用说明，有日常检查及维护记录。

2）各种常用仪器应放置在相对固定、易于取放的位置，标识明显，不得随意挪动。

3）各科常用仪器应由专人负责保管，所有护理人员均需掌握其使用方法，并能识别和处理主要报警信息。

4）所有仪器要进行定期检查，以保证性能良好呈备用状态并记录。如发现损坏或故障要及时送检、维修，并记录。

5）各科室常用仪器定期清洁、消毒。

6）常用仪器使用流程：使用前检查仪器、设备是否处于备用状态——根据使用说明正确使用——使用后清洁、消毒、归位。

7）每日交接班时清点各种仪器并记录。

（2）常规维护。

1）使用后切断电源，热源，气源等，整理管线、定位放置。

2）做好清洁、消毒工作，采取防尘措施。

3）长期不用的设备仪器要定期检查；再次使用前先检查电线、配件有无老化、漏电，试运行正常方可用于患者。

4）节假日前须再次检查停用的设备仪器是否已断电。

（3）发生故障时的处理原则。

1）发现仪器设备异常现象，应该立即通知设备管理员和相应职能科室。

2）立即停止使用并加以故障标识，避免其他人员误用。

3）禁止仪器设备带故障运行。

4）因违规操作造成仪器设备损坏或丢失附件等情况，按照医院的有关规定处理。

（4）培训与考核。

1）病区/科室定期对医护人员进行常用仪器设备使用培训及考核，并记录。

2）新入职/转科医护人员，须接受病区常用设备操作培训，掌握操作规程/流程，未经培训的人员不得擅自使用或独立操作仪器设备。

3）高危险性医疗仪器设备操作者必须受过正规培训，通过国家有关部门考试，获得上岗资格证；操作者须严格按照高危险性医疗仪器设备的使用及应用指南进行设备操作和维护。

4）专人管理：病区/科室设"设备管理员"负责管理仪器设备，"设备管理员"须遵守设备管理员工作职责。

2. 抢救车管理制度

（1）日常管理。

1）专人管理抢救车，放置于固定位置，保持清洁、整齐。

2）抢救车内物品及药品分开放置，其名称、数量与抢救车示意图及清点本相符。

3）抢救车药品按照有效期的先后顺序摆放及取用。

4）抢救车内不同给药途径药品分开放置，药品标识清晰可辨。

5）班班交接，交班护士和接班护士双人核对。

6）凡出现药品标签模糊、破损或过期等，及时更换。

7）抢救物品均处于备用状态，血压计有质检合格证并在有效期内。无菌物品在有效期内，外包装无潮湿、破损。

8）每次抢救完毕，及时清点抢救车内物品和药品，并补充完整。

9）护士长负责监督检查，记录时间并签全名。

10）护士长对抢救车内物品和药品的使用进行培训及考核，并记录。

（2）封闭管理。

1）各病区根据科室抢救车使用频率情况，可以对抢救车进行封闭管理。

2）抢救车必须经清点、检查后，药品、物品处于完好备用状态方可进行封闭。

3）抢救车封闭后注明封闭日期、时间和封闭人姓名。

4）定期检查抢救车封闭情况，一次性锁或封条处于完好状态，并记录签字。

5）抢救车封闭周期不得超过1个月。每月必须开封、清点、检查药品、物品处于完好备用状态后再封闭。

 6）抢救车一旦开启使用后，应重新清点、补齐药品、物品后再封闭。

 7）护士长每月对抢救车封闭、检查和清点进行抽查，发现问题及时改进并记录。

十一、职业防护

1. 职业暴露管理制度

参见第五章医院感染管理制度。

2. 化疗药物配制防护

（1）强化职业安全意识：进行岗前培训、加强在职教育。化疗药物配置应由经过培训的专业配置人员进行，护理人员应了解常用化疗药物的剂量及途径，不良反应及外渗处理措施。

（2）遵守化疗药物配置操作规程，规范防护操作。

（3）化疗药品按照专业标准进行保管及使用，且应现用现配。

（4）正确使用个人防护设备，如防护服、手套、目镜、一次性帽子、口罩。配药前应穿防渗透防护服，戴口罩、帽子，戴聚氯乙烯手套，其外套一副乳胶手套。

（5）出现药物外溢时，能按照应急预案及处理流程正确处理。

（6）操作前先用75%酒精对操作台进行擦拭，操作台铺涂有塑料背膜的吸收衬垫以吸附偶然溢出液。

（7）戴上手套之前或脱出手套后应用肥皂及流动水彻底洗手，有条件者可以进行沐浴，减轻其毒性作用。手套和制服若被污染应立即更换。

（8）操作人员不得将个人防护器材穿戴出配置间。

（9）重视操作人员预防保健，定期体检：包括肝肾功能、白细胞及血小板等指标测定，至少一年一次。建立体检档案，一旦出现化疗毒副反应征象，立即进行人员调整。

3. 药物意外溢出紧急处理

（1）化疗病区应设有化疗防护箱，内置防护口罩1个、防溅护目镜1副、手套≥2双、吸附物足量（可以是纱布、纸巾或吸水小棉垫）、清扫碎片的小扫把及簸箕1套。

（2）抗肿瘤药物溢出或外溅后应立即标明污染范围，避免其他人员接触。

（3）护士必须带有隔离作用的口罩、帽子、手套等，做好个人防护后方可处理污染区。

（4）如果药物溢出到桌面或者地面上，液体应用纱布吸附；若为药粉则利用湿纱布轻轻擦抹，以防药物粉尘飞扬，污染空气。将污染纱布置于密闭化疗专用医疗垃圾箱内。

（5）有药物溢出的地方用肥皂和清水擦洗污染表面，再用75%酒精擦拭3遍。

（6）如不慎药液溅到皮肤上或眼睛内，立即用大量清水或生理盐水反复冲洗，必要时按化疗药外漏处理。

4. 化疗废物安全管理

（1）配制过程中产生的医疗废物如安瓿、密封瓶、一次性注射器（不需分离针头和毁形）及多余的药液等及时放入专用的附有厚垃圾袋的防漏防刺容器内，贴上专用警示标识，然后放入可封口的聚乙烯或聚丙烯袋中，再贴上警示标签。

（2）所有一次性个人防护用具脱卸后直接丢入化疗专用医疗废物桶，废物桶要封闭，以防蒸发污染室内空气。

（3）当盛装的医疗废物达到垃圾箱的 3/4 时，由专业的保洁人员及时将废物密闭式运送至医院定点存放处，再转运至医疗废物定点处理单位按规定进行处理，使细胞毒药物灭活。

（4）化疗患者呕吐物及排泄物均含有抗癌剂，因此在处理患者化疗后尿液、粪便、呕吐物或分泌物时，必须戴双层手套以免沾染皮肤，水池、马桶用后反复冲洗。

（刘明月　王　梅）

参考文献

［1］杨琳，王琳琳，熊燕．实用临床护理操作技术［M］．南昌：江西科学技术出版社，2020.

［2］谢小华．急诊急救护理技术［M］．长沙：湖南科学技术出版社，2020.

［3］钟印芹，叶美霞．基础护理技术操作指南［M］．北京：中国科学技术出版社，2020.

［4］郭锦丽，王香莉．专科护理操作流程及考核标准［M］．北京：科学技术文献出版社，2017.

［5］曾夏杏，岳利群，谢小华．护理技术操作流程图解［M］．北京：科学出版社，2016.

［6］赵佛容，温贤秀，邓立梅．临床护理技术操作难点及对策［M］．北京：人民卫生出版社，2016.

［7］吴惠平，付方雪．现代临床护理常规［M］．北京：人民卫生出版社，2018.

［8］张连辉，邓翠珍．基础护理学［M］．北京：人民卫生出版社，2019.

［9］葛艳红，张玥．实用内分泌科护理手册［M］．北京：化学工业出版社，2019.

［10］刘素霞，马悦霞．实用神经内科护理手册［M］．北京：化学工业出版社，2019.

［11］唐英姿，左右清．外科护理［M］．上海：上海第二军医大学出版社，2016.

［12］黄人健，李秀华．妇产科护理学高级教程［M］．北京：科学出版社，2018.

［13］李亚敏．急危救治护士临床工作手册［M］．北京：人民卫生出版社，2018.

［14］吴惠平，付方雪．现代临床护理常规［M］．北京：人民卫生出版社，2018.

［15］叶文琴，王筱慧，李建萍．临床内科护理学［M］．北京：科学出版社，2018.

［16］李庆印，陈永强．重症专科护理［M］．北京：人民卫生出版社，2018.

［17］李艳梅．神经内科护理工作指南［M］．北京：人民卫生出版社，2016.

［18］赵艳伟．呼吸内科护理工作指南［M］．北京：人民卫生出版社，2016.

［19］郎红娟，侯芳．神经外科专科护士实用手册［M］．北京：化学工业出版社，2016.

［20］胡祖斌．产科临床护理与健康教育［M］．武汉：湖北科学技术出版社，2016.

［21］沈翠珍．内科护理［M］．北京：中国中医药出版社，2016.

［22］孟共林，李兵，金立军．内科护理学［M］．北京：北京大学医学出版社，2016.

［23］翁素贞，叶志霞，皮红英．外科护理［M］．上海：复旦大学出版社，2016.

［24］刘梦清，余尚昆．外科护理学［M］．北京：科学出版社，2016.

［25］刘玲，何其英，马莉．泌尿外科护理手册［M］．北京：科学出版社，2015.